面向人民健康
提升健康素养

十万个健康为什么丛书

面向人民健康
提升健康素养

十万个健康为什么丛书

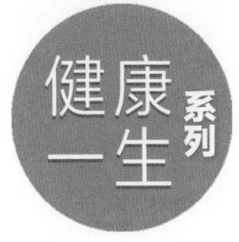

健康一生系列

睡眠的健康密码

主编 陆 林

人民卫生出版社
·北京·

丛书专家指导委员会

丛书工作委员会

本书编委会

主　　编　　陆　林

副 主 编　　黄志力　唐向东　赵忠新

编　　者　（按姓氏笔画排序）

王　赞　吉林大学第一医院

王育梅　河北医科大学第一医院

师　乐　北京大学第六医院

刘晓星　北京大学第六医院

孙洪强　北京大学第六医院

时　杰　北京大学

汪　凯　安徽医科大学第一附属医院

张　斌　南方医科大学南方医院

张克让　山西医科大学第一医院

张继辉　广州医科大学附属脑科医院

陆　林　北京大学第六医院

周新雨　重庆医科大学附属第一医院

赵忠新　海军军医大学第二附属医院（上海长征医院）

荣润国　香港中文大学

胡志安　陆军军医大学

贾福军　广东省人民医院

唐向东　四川大学华西医院

黄志力　复旦大学

宿长军　空军军医大学第二附属医院

詹淑琴　首都医科大学宣武医院

潘集阳　暨南大学附属第一医院

学术秘书　　师　乐　刘晓星

陈竺院士
说健康

总　序

人民健康是现代化最重要的指标之一，也是人民幸福生活的基础。党的二十大报告明确到 2035 年建成健康中国。社会各界，尤其是全国医疗卫生工作者，要坚持以人民为中心的发展思想，把保障人民健康放在优先发展的战略位置，加快推进健康中国建设，全方位全周期保障人民健康，为实现"两个一百年"奋斗目标、实现中华民族伟大复兴的中国梦打下坚实健康基础，为共建人类卫生健康共同体作出应有的贡献。

为助力健康中国建设，提升人民健康素养，人民卫生出版社（以下简称"人卫社"）联合相关学（协）会、平台、媒体共同策划，整合各方优势、创新传播途径，打造高质量的纸数融合立体化传播健康知识普及出版物《十万个健康为什么丛书》（以下简称"丛书"）。丛书通过图书、新媒体、互联网平台等全媒体，努力为人民群众提供全生命周期的健康知识服务。在深入了解丛书的策划方案、组织管理和工作安排后，我欣然接受了邀请，担任丛书专家指导委员会主任委员，主要基于以下考虑：

建设健康中国，人人享有健康。党的十八大以来，以习近平同志为核心的党中央一直高度重视、持续推动健康中国建设。2016 年党中央、国务院印发的《"健康中国 2030"规划纲要》指出，推进健康中国建设，是全面建成小康社会、基本实现社会主义现代化的重要基础，是全面提升中华民族健康素质、实现人民健康与经济社会协调发展的国家战略。健康中国的主题是"共建共享、全民健康"，共建共享是基本路径，

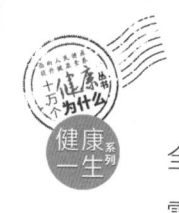

全民健康是根本目的。人人参与、人人尽力、人人享有，实现全民健康，需要全社会共同努力。党的二十大对新时代新征程上推进健康中国建设作出新的战略部署，赋予了新的任务使命，提出"把保障人民健康放在优先发展的战略位置，完善人民健康促进政策"。丛书建设抓住了健康中国建设的核心要义。

提升健康素养，需要终身学习。健康素养是人的一种能力：它能够帮助个人获取和理解基本的健康信息和服务，并能运用其作出正确的判断和决定，以维持并促进自己的健康。2008 年 1 月，卫生部发布《中国公民健康素养——基本知识与技能（试行）》，首次以政府文件的形式界定了居民健康素养，我很高兴签发了这份文件。此后，我持续关注该工作的进展和成效。经过多年的不懈努力，我国健康素养促进工作蓬勃发展，居民健康素养水平从 2009 年的 6.48% 上升至 2021 年的25.4%，人民健康状况和基本医疗卫生服务的公平性、可及性持续改善，主要健康指标居于中高收入国家前列，为以中国式现代化全面推进中华民族伟大复兴奠定了坚实的健康基础。健康素养需要持续地学习和养成，丛书正是致力于此。

健康第一责任人，是我们自己。2019 年 12 月，十三届全国人大常委会第十五次会议通过了《中华人民共和国基本医疗卫生与健康促进法》，该法第六十九条提出"公民是自己健康的第一责任人，树立和践行对自己健康负责的健康管理理念，主动学习健康知识，提高健康素养，加强健康管理。倡导家庭成员相互关爱，形成符合自身和家庭特点的健康生活方式。"从国家法律到健康中国战略，都强调每个人是自己健康的第一责任人。只有人人都具备了良好的健康素养，成为自己健康的第一责任人，健康中国才有了最坚实的基础。丛书始终秉持了这一理念，能够切实帮助读者承担起自己的健康责任。

接受丛书编著邀请后，我多次听取了丛书工作委员会和人卫社的汇报，提出了一些建议，并录制了"院士说健康"视频。我很高兴能以此项工作为依托，为人民健康多做些有意义的工作。丛书工作委员会和人卫社的同仁们一致认为，这件事做好了，对提高国民特别是青少年健康素养意义重大！

2022 年 11 月，在丛书启动会议上，我提出丛书建设要做到心系于民、科学严谨、质量第一、无私奉献四点希望。2023 年 9 月，丛书第一个系列"健康一生系列"将正式出版！近一年来，丛书建设者们高度负责、团结协作，严谨、创新、务实地推进丛书建设，让我对丛书即将发挥的作用充满了信心，也对健康科普工作有了更多的思考。

一是健康科普工作需把社会责任放在首位。丛书为做好顶层设计，邀请一批院士担任专家指导委员会的成员。院士们的本职工作非常繁忙，但他们仍以极高的热情投入丛书建设中，指导把关、录制视频，担任健康代言人，身体力行地参与健康科普工作。全国广大医务工作者也要积极行动起来，把社会责任放在首位，践行习近平总书记提出的"科技创新、科学普及是实现创新发展的两翼"之工作要求，把健康科学普及放在与医药科技创新同等重要的位置，防治并重，守护人民健康。

二是健康科普工作应始终心系于民。健康科普需要找准人民群众普遍关心的健康问题，有针对性地开展工作，方能事半功倍。丛书第一个系列开展的健康问题征集活动，收集了两万余个来自大众的健康问题，说明人民群众的健康需求是旺盛的，对专家解答是企盼的。丛书组织专家对这些问题进行了认真的整理、分析和解答，并在正式出版前后组织群众试读活动，以不断改进工作，提升质量，满足人民健康需求，这些都是服务于民的重要体现。丛书更是积极尝试应用新技术新方法，为科

普传播模式创新赋能，强化场景化应用，努力探索克服健康科普"知易行难"这个最大的难题。

三是健康科普工作须坚持高质量原则。高质量发展是中国式现代化的本质要求之一。健康科普工作事关人民健康，须遵从"人民至上、生命至上"的理念，把质量放在最重要的位置，以人民群众喜闻乐见的方式，传递科学的、权威的、通俗易懂的健康知识，要在健康科普工作中塑造尊重科学、学习科学、践行科学之风，让"伪科学""健康谣言""假专家"无处遁形。丛书工作委员会、各编委会坚持了这一原则，将质量要求落实到每一个环节。

四是健康科普工作要注重创新。不同的时代，健康需求发生着变化，健康科普方式也应与时俱进，才能做到精准、有效。丛书建设模式创新也是耳目一新，比如立足不同的应用场景，面向未来健康需求的无限可能，设计了"1+N"的丛书系列开放体系，成熟一个系列就开发一个；充分发挥专业学（协）会和权威专家作用，对每个系列的分册构建进行充分研讨，提出要从健康科普"读者视角"着眼，构建具有中国特色的国民健康知识体系；精心设计各分册内容结构和具有中华民族特色的系列 IP 形象；针对人民接受健康知识的主要渠道从纸媒向互联网转移的特点，设计纸数融合图书与在线健康知识问答库结合，文字、图片、视频、动画等联动的全媒体传播模式，全方位、全媒体、全生命周期服务人民健康等。

五是健康科普工作需要高水平人才队伍。人才是所有事业的第一资源。丛书除自身的出版传播外，着眼于健康中国建设大局，建立编写团队组建、遴选与培养的系列流程，开展了编写过程和团队建设研究，组建来自全国，老、中、青结合的高水平编者团队，且每个分册都通过编写过程的管理努力提升作者的健康科普能力。这项工作非常有意义。希望未来，越来越多的卫生健康工作者能以高度的社会责任感、职业使命感，以无私奉献的精神参与到健康科普工作中，以更多更好的健康科普精品，服务人民健康。

衷心希望，通过驰而不息的建设，丛书能让健康中国、健康素养、健康第一责任人的理念深入人心，并转化为建设健康中国的重要动力，成为国民追求和促进健康的重要支撑。

衷心希望，能以大型健康科普精品丛书为依托，培养一支高水平的健康科普作者队伍，增强文化自信的建设力量，从而更好地为中华民族现代文明贡献健康力量。

衷心希望，读者朋友们积极行动起来，认真汲取《十万个健康为什么丛书》中的健康知识，把它们运用到自己的生活里，让自己更健康，也为健康中国建设作出每个公民的贡献！

中国红十字会会长
中国科学院院士
丛书专家指导委员会主任委员

2023 年 7 月

十万个健康为什么丛书

出版说明

　　健康是幸福生活最重要的指标，健康是 1，其他是后面的 0，没有 1，再多的 0 也没有意义。提升健康素养，是提高全民健康水平最根本、最经济、最有效的措施之一。党的二十大报告要求，加强国家科普能力建设，深化全民阅读活动。习近平总书记指出，科技创新、科学普及是实现创新发展的两翼，要把科学普及放在与科技创新同等重要的位置。在这一重要指示精神的指引下，人民卫生出版社（以下简称"人卫社"）努力探索让科学普及这"一翼"变得与科技创新同样强大，进而助力创新型国家建设。经过深入调研，团结广大医学科学家、健康传播专家、学（协）会、媒体、平台，共同策划出版《十万个健康为什么丛书》（以下简称"丛书"）。

　　为了帮助读者更好地了解和使用丛书，特将出版相关情况说明如下。

一、丛书建设目标

　　丛书努力实现五个建设目标，即：高质量出版健康科普精品，培养优秀的健康科普团队，创新数字赋能传播模式，打造知识共建共享平台，最终提升国民健康素养，服务健康中国行动落实和中华民族现代文明建设。

二、丛书体系构建

　　1. 丛书各系列分册设计遵从人民至上的理念，突出读者健康需求和

视角。各系列的分册设计经过多轮专家论证、读者健康需求调研，形成从读者需求入手进行分册设计的共识，更好地与读者形成共鸣，让读者愿意读、喜欢读，并能转化为自身健康生活方式和行为。

比如，丛书第一个系列"健康一生系列"，既不按医学学科分类，也不按人体系统分类，更不按病种分类，而是围绕每个人在日常生活中会遇到的健康相关问题和挑战分类。这个系列分别针对健康理念养成，到人生面临的生、老、病问题，再到每天一睁眼要面对的食、动、睡问题，最后到更高层次的养、乐、美问题，共设立 10 个分册，分别是《健康每一天》《健康始于孕育》《守护老年健康》《对疾病说不》《饮食的健康密码》《运动的健康密码》《睡眠的健康密码》《中医养生智慧》《快乐的健康密码》和《美丽的健康密码》。

2. 丛书努力构建从健康知识普及到健康行为指导的全生命周期全媒体的健康知识服务体系。依靠权威学（协）会和专家的反复多次研究论证，从读者的健康需求出发，丛书构建了"1+N"系列开放体系，即以"健康一生系列"为"1"；以不同人群、不同场景的不同健康需求或面临的挑战为"N"，成熟一个系列就开发一个系列。目前已初步策划了"主动健康系列""应急急救系列""就医问药系列"和"康养康复系列"等多个系列，将在"十四五"期间陆续启动和出版。

3. 丛书建设有力贯彻落实"两翼论"精神，推动健康科普高质量创新发展。丛书除自身的出版传播外，还建立编写团队组建、遴选与培养的系列流程，开展了编写过程和团队建设研究，组建来自全国，老、中、青结合的高水平编者团队，并通过编写过程的管理努力提升作者的健康科普能力。丛书建设部分相关内容还努力申报了国家"十四五"主动健康和人口老龄化科技应对重点专项；以"《十万个健康为什么丛书》策划出版为基础探索全方位、立体化大众科普类图书出版新模式"为题，成功获得人卫研究院创新发展研究项目支持。

三、 丛书创新特色

1. 体现科学性、权威性、严谨性。为做好丛书的顶层设计、项目实施和编写出版工作，保障科学性，成立丛书专家指导委员会、工作委员会和各分册编委会。

第十二届、十三届全国人大常委会副委员长，中国红十字会会长陈竺院士担任丛书专家指导委员会主任委员，国家卫生健康委员会副主任李斌、中国计划生育协会常务副会长王培安、中华预防医学会名誉会长王陇德院士、中国健康促进基金会荣誉理事长白书忠等担任副主任委员，二十余位院士应邀担任委员。专家们积极做好丛书顶层设计、指导把关工作，录制"院士说健康"视频，审阅书稿，甚至承担具体编写工作……他们率先垂范，以极高的社会责任感投入健康科普工作中，为全国医务工作者参与健康科普工作树立了榜样。

人民卫生出版社、中国健康促进基金会、中国计划生育协会、中华预防医学会、中国科普研究所、全国科学技术名词审定委员会、健康报、新华网客户端《新华大健康》等机构负责健康科普工作的领导和专家组成了丛书工作委员会，并成立了丛书工作组，形成每周例会、专题会、组建专班等工作机制，确保丛书建设的严谨性和高质量推进。

来自相关学（协）会、医学院校、研究机构等 90 余家单位的 200 余位在相关领域具有卓越影响力的专家组成了"健康一生系列" 10 个分册的编委会。专家们面对公众健康需求迫切，但优秀科普作品供给不足、科普内容良莠不齐的局面，均以极大的热忱投入丛书建设与编写工作中，召开编写会、审稿会、定稿会等各类会议数十次，对架构反复研究，对

内容精益求精，对表达字斟句酌，为丛书的科学性、权威性和严谨性提供了可靠保证。

2. 彰显时代性、人民性、创新性。习近平总书记在文化传承发展座谈会上发表重要讲话，强调"在新的起点上继续推动文化繁荣、建设文化强国、建设中华民族现代文明，是我们在新时代新的文化使命"。丛书以"同中国具体实际相结合、同中华优秀传统文化相结合"理念为指导，彰显时代性、人民性、创新性。

丛书高度重视调查研究工作，各个系列都会开展面向全社会的问题征集活动，并将征集到的问题融入各个分册。此外，在"健康一生系列"即将出版之际专门开展试读工作，以了解读者的真实感受，不断调整、优化工作思路和方法，实现内容"来自人民，根植人民，服务人民"。

在丛书整体设计和 IP 形象设计中，力求用中国元素讲好中国健康科普故事。丛书在全程管理方面始终坚持创新，在书稿撰写阶段，即采用人卫投审稿平台数字化编写方式，从源头实现"纸数融合"。在图书编写过程中，同步建设在线知识问答库。在图书出版后，实现纸媒、电子书、音频、视频同步传播，为不同人群的不同健康需求提供全媒体健康知识服务。

3. 突显全媒性、场景性、互动性。丛书采取纸电同步方式出版，读者可通过数字终端设备，如电脑、手机等进行阅读或"听书"；同时推出配套数字平台服务，读者可通过图书配套数字平台搜索健康知识，平台将通过文字、语音、直播等形式与读者互动。此外，丛书通过对内容的数字化、结构化、标引化，建立与健康场景化语词的映射关系，构建场景化知识图谱，利用人们接触的各类健康数字产品，精准地将健康知识推送至需求者的即时应用现场，努力探索克服健康科普"知易行难"这个最大的难题。

四、 丛书的读者对象、内容设计和使用方法

参照《中国公民健康素养 66 条》锁定的目标人群，丛书读者对象定为接受九年义务教育及具备以上文化水平的人群，采用问答形式编写，重点选择大众日常生活中"应知道""想知道""不知道"和"怎么办"的问题。丛书重在解决"怎么办"，突出可操作性，架起大众对"预防为主"和"一般健康问题"从"为什么"到"怎么办"的桥梁，助力从"以治病为中心"向"以健康为中心"转变。

丛书是一套适合普通家庭阅读、查阅和收藏的健康科普书，覆盖日常生活中会遇到的常见健康问题。日常阅读，可以有效提升健康素养；遇到健康问题时查阅对应内容，可以达到答疑解惑、排忧解难的目的。此外，"健康一生系列"还配有丰富的富媒体资源，扫码观看视频即可接收来自专家针对具体健康问题的进一步讲解。

《庄子·内篇·养生主》提醒我们："吾生也有涯，而知也无涯，以有涯随无涯，殆已！"如何有效地让无穷的医学知识转化为有限的健康素养，远远不止"授人以渔"这么简单，这需要以大型健康科普精品出版物为依托，培养一支高水平的健康科普作者队伍；需要积极推进相关领域教育、科技、人才三位一体发展，大力弘扬科学精神和科学家精神；还需要社会各界积极融健康入万策，并在此基础上努力建设健康科学文化，增强文化自信的建设力量，从而更好地为中华民族现代文明建设贡献健康力量。

衷心感谢丛书建设者们和读者们的大力支持，让我们共同努力，为健康中国建设和中华民族现代文明建设作出力所能及的贡献。

丛书工作委员会

2023 年 7 月

前　言

　　健康是人生最宝贵的财富，它有着无数种定义和形式，而占每日1/3 时间的睡眠在其中更是扮演着至关重要的角色。睡眠不仅是每个人生活的重要组成部分，也是身体功能重整的良方，睡眠的时候是身心的充电时间，是清理代谢废物、调整生理功能、强化学习记忆的神秘时间。因此，我们需要深入了解睡眠，探寻睡眠与健康之间千丝万缕的联系。

　　首先，睡眠期间是身体修复和重建的关键期。因为在清醒状态下，身体各个系统运行过程中会产生各种损伤，而身体自我修复就是在睡眠期间进行的。比如，免疫系统会在睡眠期间增加某些免疫细胞的数量，进而增强身体对于疾病的抵抗力；再比如，睡眠还能帮助细胞修复基因损伤，增加皮肤弹性，有助于延缓衰老。

　　其次，睡眠对于大脑的正常运转也具有不可或缺的作用。清醒状态下，大脑活动会产生大量的代谢废物，如果不及时清理，这些代谢废物会对大脑造成损害，增加罹患神经精神疾病的风险；睡眠期间，大脑的清洁系统会加速运转，清除代谢废物。同时，睡眠期间也是大脑对一天的信息进行整理的关键期，所以睡眠还可以帮助我们提高学习效率和增强记忆力。

　　然而，良好的睡眠并非简单易得。现代社会的压力及电子设备的普及使得越来越多的人开始面临睡眠问题，既有睡眠时长问题，也有

陆林院士
说健康

睡眠质量问题，长期睡眠不足或睡眠质量差都会对人的身心健康产生严重影响。长期的睡眠不足会增加罹患心脏病、糖尿病和肥胖症的风险，甚至可能会降低人的预期寿命。同时，睡眠质量差会导致认知功能的下降和情绪异常，增加罹患抑郁症和焦虑症的可能性。

所以，维护良好的睡眠是保持健康不可忽视的环节。睡眠如同一个沉默又尽职的守护者，每晚为我们的身心健康付出努力。然而，这个守护者也需要我们的关怀和呵护。我们只有重视并保护好自己的睡眠，才能真正地从中获取力量，从而积极地面对生活的挑战。那么，我们如何才能获得良好的睡眠呢？首先，我们要保证足够的睡眠时间，其次要维持稳定的作息规律。此外，舒适的睡眠环境也有助于我们提高睡眠质量。至于其他更多的方法，则有待读者在这本书中继续探寻。

在现今这个快节奏的社会中，我们不要忘记停下脚步，来细细倾听自己内心的需求——认真工作，认真休息，睡个好觉。只有保持充足的和高质量的睡眠，我们才能够保持健康，才能够有力量去追求梦想，去点亮更好的生活！

2023 年 7 月

目 录

第一章　敲开睡眠的大门

四　梦里梦外知多少　　87

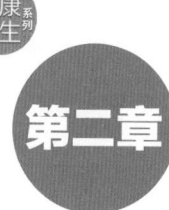

第二章 睡眠是一门技术

四　睡得好，中医也能帮不少　　227

五 睡不好，调节方法很重要

第三章 | 睡眠疾病的防与治

五 身体生病了，睡眠还好吗 403

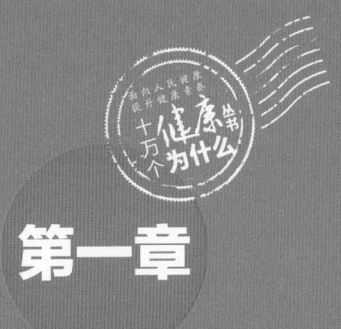

第一章

敲开睡眠的大门

一

健康睡眠的
意义

1. 人为什么要**睡觉**

有人可能以为进入睡眠后身体是处于"离线状态"的，但实际上，身体正在准备恢复和调节不同的身体功能。睡觉时，大脑会忙于整理和处理白天的信息，清除脑中的"废物"。晚上睡个好觉，可以让我们的身体恢复活力，在支持学习和记忆能力，调节情绪、食欲和性欲方面发挥着重要作用，让我们在醒来后能精神抖擞地迎接新一天的挑战。

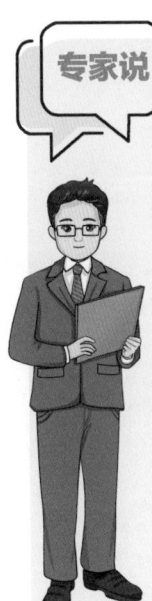

专家说

　　（1）**睡眠与能量**：如果睡眠不足，我们的注意力和效率会降低，能量水平也会下降。当注意力不集中时，我们会开始犯错误。随着能量水平下降，我们在做事时变得不那么积极主动，减少了对事情的控制。这就意味着，本来就困难、紧张的情况可能会变得更糟，所以需要我们花费更多的精力来控制局面。

　　（2）**睡眠与机体修复**：我们在睡觉时，会处理体内的两种特殊化学物质——糖原和腺苷。糖原有助于大脑储存能量，当我们清醒时会不断消耗这些能量。糖原通常会在我们睡觉的时候得到补充，如果我们睡眠不好，糖原水平就会下降，这就是我们经常在睡眠不好之后感到昏昏沉沉和精疲力竭的原因。腺苷正好起到相反的作用，在我们醒着的时候积累，一天结束后使我们感到困倦。

能量　机体修复　感官休息

（3）睡眠与感官休息：明亮的灯光、电脑屏幕和背景噪声，无论是在办公室还是在社交通话中等，都会让我们的感官过度工作，而睡眠则可以弥补过度刺激事件造成的损害。

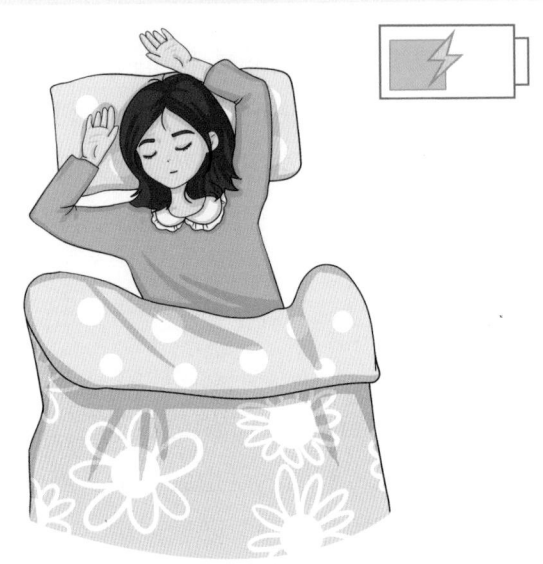

（陆 林 周新雨）

2. 如果睡眠不足，我们的身体会发生哪些变化

关于睡眠，我们目前还有很多不知道的领域——为什么我们有睡眠周期？为什么我们会做梦？为什么我们需要睡眠？……关于这些问

题，科学家仍在不停地寻找确切答案。但能确认的是，当我们睡得好的时候，我们的身体和精神都会感觉更好，白天的表现也会更好。长期睡眠不足，会增加我们的患病风险，如肥胖症、心脏病和糖尿病等。睡眠不足还会导致我们的身体产生更多的"压力激素"。

专家说

（1）**睡眠不足与情绪**：睡眠不足的人容易表现出更多的消极情绪。睡眠不足还可能增加一些情绪障碍的患病风险，甚至助长这种情绪障碍的发展。睡眠结构的改变可能导致大脑活动过多，使我们感到烦躁不安，并恶化心理健康问题，如焦虑、抑郁等。

（2）**睡眠不足与免疫功能**：睡眠质量差或睡眠不足的人在接触病原体后更容易生病，睡眠不足也会影响生病后的恢复速度。睡眠期间，体内会释放抗感染或抗炎的保护性细胞因子，睡眠不足则会减少保护性细胞因子的产生。

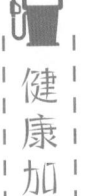

健康加油站

当大脑无法在较长时间内得到足够的休息时，心智能力会急剧下降。充足的睡眠对于人们保持清醒、集中注意力和学习是非常必要的，它也会影响我们解决问题的能力，以及调节情绪和做决定的能力，睡眠能让大脑有时间组织恢复，充足的睡眠对记忆至关重要。

（陆　林　周新雨）

关键词

睡眠不足　情绪　免疫功能

3. 为什么说**健康睡眠**
是最好的**免疫力**

睡眠与免疫系统密不可分，免疫系统负责抵御感染和疾病，良好的睡眠对于保持免疫系统功能和健康大有裨益。睡眠不足会损害免疫系统，使人更容易生病。睡眠不足有什么风险呢？研究表明，每晚睡眠少于 5 小时会增加 15% 的死亡风险，还会增加患肥胖症、糖尿病和高血压等慢性疾病的风险。

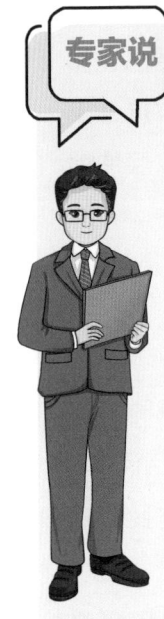

专家说

（1）**睡眠与感染：**睡眠期间体内释放的细胞因子是调节免疫系统所必需的成分。当受到病原体攻击或处于压力下时，细胞因子的需求量就会增加。因此，缺乏睡眠将影响人体对抗感染的能力，这也是我们在遭受感染时往往睡得更多的原因。

（2）**睡眠与病原体：**睡眠期间，免疫细胞会从血液中迁移到淋巴器官，而淋巴器官是病原体进入人体后经常累积的地方。如果没有得到足够的睡眠，免疫细胞的这种迁移就会被打乱，这可能是睡眠不好与疾病风险增加有关的原因。

（3）**睡眠与过敏反应：**睡眠可以缓解过敏反应。过敏反应是由免疫系统触发的另一种反应形式，研究表明，睡眠会影响人体对特定变应原（又称"过敏原"）的严重反应。人体昼夜节律的紊乱可能会增加过敏反应发生的可能性和严重程度。

（4）睡眠时免疫系统如何发挥作用

1）升高体温：通过将体温升高到不适合病原体繁殖的水平来抵抗感染。这需要更多的能量，充足的睡眠可以提供更多的能量。

2）释放细胞因子：睡眠过程中产生和释放的细胞因子参与许多免疫反应，起到保护机体的作用，在我们生病的时候，睡眠就会变得尤其重要。

3）增加免疫细胞数量：免疫细胞的数量在夜间睡眠早期达到峰值，良好的睡眠有助于免疫细胞更有效地杀死被感染的细胞。

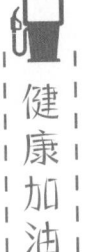

健康加油站

睡眠不足与癌症的发生有关

睡眠能促进体内激素皮质醇的平衡，这种激素在低水平时会导致乳腺癌。更有研究表明，患有失眠症的男性发生前列腺癌的风险是拥有健康睡眠的男性的2倍。美国癌症治疗中心的数据显示，每晚睡眠少于6小时的人患大肠癌的风险增加了50%。

（陆　林　周新雨）

4. 为什么**睡不好**
会影响**记忆**

　　睡眠不仅能让我们的身体有时间休息和充电，而且对我们的大脑学习和记忆能力也至关重要。睡眠期间，大脑忙于处理一天的信息并形成记忆。如果睡眠不足，我们学习和储存新信息的能力可能会受损。同时睡眠不足会使大脑变得混沌不清，降低判断能力，就连精细操作能力也会受到影响。

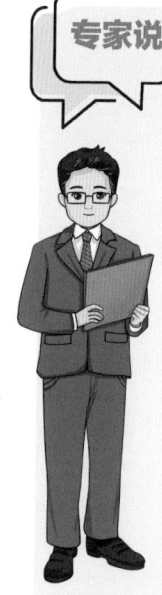

专家说

　　（1）**睡眠与记忆改善：**睡眠可以提高 20%~40% 的记忆能力。深睡眠可能对改善记忆特别重要。研究发现，深睡眠期间产生的脑电波充当了信使的角色，将记忆从大脑短期记忆储存部位——海马传输到其他能更长久存储的位置，有助于改善长期记忆。

　　（2）**睡眠与学习能力：**学习是将新知识储存在记忆中的过程。睡眠对学习很重要，因为睡眠有助于巩固记忆，缺乏睡眠使得有效学习变得困难。睡眠不足会降低注意力和专注力，获取信息因此变得更加困难。没有得到充足的休息，过度劳累的神经元也无法有效地组织信息，使回忆能力受到阻碍。

（3）**睡眠与废物清除：**深睡眠阶段是记忆存储过程的关键时期，也是清除大脑代谢废物的重要阶段，大脑代谢废物在白天因正常活动而自然累积，属于有毒的"副产品"，当睡眠没有发生或者没有获得足够睡眠的情况下，清除这些"副产品"的过程都会被打断，因此思考和记忆也会受到影响。

（4）**醒来疲惫的原因**

1）**闹钟：**生物钟使体内释放激素让我们自然醒来，这段时间为轻度睡眠。如果闹钟在此前的深睡眠阶段把我们吵醒，那我们可能会感觉头昏昏沉沉的，而且这种感觉久久都挥之不去。

2）**睡眠惰性：**睡眠惰性是指从睡眠中醒来后出现的暂时性的昏昏沉沉、不够清醒的状态，这是自然现象，通常会在我们醒来后 15~60 分钟消失。

3）**潜在的睡眠问题：**比如失眠。

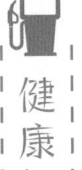
健康加油站

缺乏深睡眠可能引发阿尔茨海默病

阿尔茨海默病又被称作老年性痴呆，是一种持续性的认知功能障碍。研究显示，深睡眠期间，大脑会清除可以增加阿尔茨海默病患病风险的废物。另一项研究也发现，深睡眠时间较短的人，比那些深睡眠时间长的人更有可能丧失脑细胞，脑细胞的缺失也与阿尔茨海默病有关。

（陆　林　周新雨）

5. 为什么**睡眠不足**
会对**情绪**产生影响

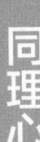

关键词

负性情绪 情绪调节 同理心

睡眠不足会导致情绪变化，使大脑更难稳定地处理情绪波动，导致对日常情况的情绪反应加剧。良好的睡眠有助于心理健康和情绪恢复，使大脑更好地处理情绪信息。长期睡眠不足可能会为消极思维和情绪脆弱创造条件，反过来，不同程度的心理问题又会相应地影响睡眠状态。

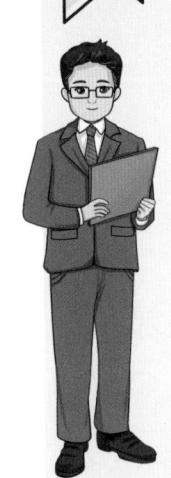

专家说

（1）**睡眠与负性情绪**：研究发现，每晚睡眠时间限制在 4.5 小时以内的受试者一周后会感到更加紧张、愤怒、悲伤和精神疲惫。当受试者恢复正常睡眠时，他们的情绪有了显著改善。情绪和精神状态也同样影响着睡眠。情绪障碍会增加焦虑和兴奋，使人难以入睡，压力升高会提高警觉性从而影响睡眠。

（2）**睡眠与情绪调节**：睡眠不足也会影响情绪处理的调节，使我们对压力刺激和事件更加情绪化和敏感。研究发现，睡眠对于我们处理日常生活中情绪压力的能力似乎是至关重要的，然而，当日常压力没有得到适当调节时，它可能会导致精神健康问题和／或睡眠障碍。睡眠不足也会改变体内生理调节机制，使人在面对厌恶情景时的反应更加强烈，导致情绪失调。

（3）睡眠与同理心：同理心是理解他人的感受、想法和经历的能力。当睡眠不足时，我们不太能对他人表现出同理心。这意味着我们很难从他人的角度出发看问题，也很少能够认识和想象他人的感受。研究表明，睡眠不足会削弱人们准确感知他人情绪的能力。

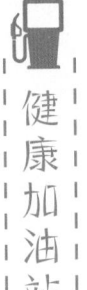

健康加油站

长期睡眠不足更容易出现精神障碍或有自杀倾向

患有精神疾病的人更有可能经历慢性睡眠问题，反过来，这些睡眠问题还可能会加剧精神症状，甚至增加自杀的风险。好消息是有很多方法可以改善睡眠质量、增加睡眠时长，因此，发现和解决睡眠问题对于减轻精神疾病的严重程度至关重要。

（陆　林　周新雨）

6. 为什么睡不好会有黑眼圈

睡眠不足会导致外表疲惫，面部区域往往最容易先受影响，表现为皮肤苍白、眼睛肿胀、黑眼圈和眼内红血丝等。长期睡眠不足则会加重皱纹和眼睑、嘴角下垂。出现黑眼圈的可能原因如下：

关键词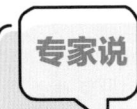

色素沉着 眼部水肿 血液循环

（1）**睡眠与色素沉着**：研究发现，黑色素是眼眶周围黑眼圈严重程度的主要相关因素，在黑眼圈中检测到的总黑色素和真皮黑色素含量高于正常皮肤。不恰当的夜间休息会使机体释放"压力激素"，这些激素刺激人体产生更多的色素细胞，从而导致眼部皮肤色素沉着。

（2）**睡眠与血氧饱和度**：研究发现，血氧饱和度与黑眼圈的轻重程度有着密切关系，眼部静脉血氧饱和度越低，黑眼圈就会越明显。良好的睡眠可以保障血液循环的通畅，使得流向皮肤的血量增加，让皮肤获得更多的氧分和营养，以保证体内血氧饱和度处于正常范围，从而帮助改善容貌状态。

（3）**睡眠与皮肤松弛**：眼睛周围的皮肤十分薄弱，这意味着眼部血管更靠近皮肤表面。经常睡眠不足则会破坏体内激素平衡，进而导致胶原蛋白水平下降和皮肤弹性丧失。随着时间推移，眼睑皮肤会失去脂肪，从而变得更薄，皮肤下面的血管也就会变得更加明显。

专家说 如何减轻黑眼圈？

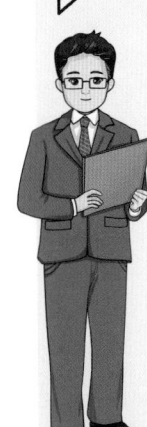

（1）**把枕头撑起来**：睡觉时头稍微抬高有助于防止睡眠时眼睛周围的液体积聚。

（2）**冷敷**：如用新鲜黄瓜切片或冷茶包外敷，可以帮助消减水肿。

（3）**做好保湿**：皮肤做好保湿就会有更好的屏障，可以防止刺激物质和/或过敏原进入皮肤。

（4）**补水并控制饮酒**：脱水会使眼周的皮肤松弛，而饮酒过多则可能会导致脱水。

睡眠不足与其他眼部疾病

就像大脑和身体一样，我们的眼睛会在睡眠中自我修复。睡眠不足会导致眼睛干涩、发痒或充血。睡眠不足还可能导致泪液分泌减少，这有可能引起眼部感染。睡眠不足时我们可能会出现眼部肌肉抽搐或痉挛，眼睛对光线更敏感，或者视力模糊。随着时间的推移，睡眠不足可能导致严重的眼部问题，如青光眼。

（周新雨　师　乐）

7. 为什么说睡眠是最好的**美容方式**

当我们睡得好的时候，身体将必需的营养物质输送给器官和组织，排出多余的液体和毒素，我们醒来后会精神焕发，皮肤自然而然地"发光"。如果我们睡眠不足，则会导致出现眼袋并释放"压力激素"，这可能会引起炎症，恶化皮肤状态，如出现痤疮、牛皮癣（银屑病）等。

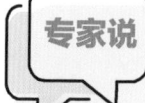

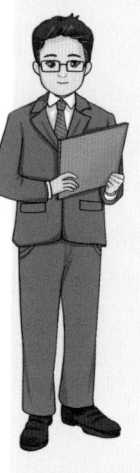

皮肤修复 皮质醇水平 胶原蛋白

（1）**睡眠与皮肤修复**：睡眠期间，我们的皮肤会忙于自我修复白天由紫外线或污染造成的损伤。研究表明，新生皮肤细胞在睡眠期间生长得更快。

（2）**睡眠与皮质醇**：皮质醇也被称为"压力应激激素"，是我们在面对压力时体内分泌出来的物质。体内的皮质醇水平会在我们睡觉时下降，所以如果不睡觉，它将始终保持在高水平，可能会干扰伤口愈合，促进早衰，甚至引起痤疮。研究表明，皮质醇水平升高可能导致患牛皮癣的风险增加，使伤口愈合时间减慢的风险高达 20%。

（3）**睡眠与胶原蛋白**：胶原蛋白是保持皮肤丰满和光滑的关键物质。睡觉时身体会分泌一种激素，能确保皮肤产生足够的胶原蛋白，有助于皮肤保持紧致和有弹性，并修复基础皮肤状态。胶原蛋白不仅有益于皮肤，而且还有助于改善头发和指（趾）甲的状态。

（4）**充足睡眠的其他作用**

1）睡眠有重新平衡皮肤水合的作用，所以睡眠充足会减缓出现眼袋。

2）充足的睡眠可以减少黑眼圈。

3）睡眠不足会使皮肤出现脱水现象，自然地使皮肤细纹变得明显，特别是在眼睛下面，因为皮肤很薄，细纹会更加明显。所以充足的睡眠对延缓皮肤衰老很重要。

4）睡觉的时候皮肤的血流量会增加，使皮肤减少脱水，所以充足的睡眠会让我们容光焕发。

5）睡眠可以帮助我们的皮肤更好地汲取美容产品中的有效成分，达到美容护肤效果。

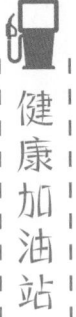

健康加油站

良好的睡眠有助于排毒

睡觉时，流向皮肤的血液会增加，这可以让皮肤获得更多的氧分和营养，还可以帮助我们改善外表状态，增加的血流量也有助于排出毒素。睡眠中的这些过程对我们的健康至关重要。

（周新雨　师　乐）

8. 睡眠不足对不同年龄段人群的影响有什么不同

我们有时会因为工作、家庭需求，甚至是为了看一部好看的电视节目而减少睡眠时间，第二天可能会出现困倦、心情不好、工作效率低下等。但睡眠不足对我们的影响还远不止于此，它的影响也许比我们想象的还要大。对于不同年龄阶段的人群，睡眠不足的影响会有所不同。

专家说

（1）**年龄与睡眠时间**：随着年龄的增长，我们需要的睡眠时间开始减少。每天婴儿（4~12月龄）需要睡眠12~15小时，幼儿（1~2岁）需要睡眠11~14小时，学龄前儿童（3~5岁）需要睡眠10~13小时，学龄儿童（6~12岁）需要睡眠9~12小时，青少年（13~18岁）需要睡眠8~10小时，18~64岁成年人需要睡眠7~9小时，65岁以上人群需要睡眠7~8小时。当然，睡眠需求因人而异，也受身体活动水平、健康状况和其他个人因素的影响。

（2）**睡眠不足对儿童青少年的影响**：睡眠在儿童青少年生长发育中起着至关重要的作用，与注意力、学习能力、记忆力、控制情绪的能力以及良好的身心健康密切相关。对于蹒跚学步的婴幼儿来说，午睡对于巩固记忆、集中注意力和发展运动技能是必要的。对于儿童青少年来说，睡眠不足会严重损害儿童青少年的身体功能，导致健康状况不佳、免疫功能减弱。在情绪调控方面，儿童青少年时期长期睡眠不足会增加其在以后的生活中患焦虑症和抑郁症的风险。

（3）**睡眠不足对成年人的影响**：对于成年人来说，睡眠是巩固记忆、调节情绪和整体健康的关键。睡眠不足时，成年人可能会整天打哈欠、想睡觉、做事拖拉等。成年人长期每天睡眠不足7小时，可能导致健康状况不佳甚至恶化，增加患糖尿病、高血压、心脏病、脑卒中、抑郁症等的风险。

（4）睡眠不足的信号：醒来后感觉没有精神；白天嗜睡、白天突然睡着；记忆困难；很难集中精力，反应迟钝；难以控制情绪，出现易怒、抑郁或焦虑等。

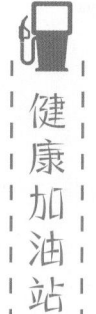

健康加油站

长期睡眠不足可能使预期寿命减少

睡眠期是身体清除毒素和自我修复以保持健康运作的关键时期。睡眠不足的时间越长，身体、思想和情绪受到的影响就越大。睡眠不足的影响是广泛的，从反应迟钝到发生事故的风险增加，再到患心脏病、肥胖症等慢性疾病的风险增加。睡眠不足同时与预期寿命减少有关。研究显示，每晚睡眠少于 5 小时会使各种原因导致的死亡风险增加约 15%。

（周新雨　师　乐）

9. 为什么**睡眠不足**的孩子个子**长不高**

除了基因、营养和环境之间的复杂相互作用外，睡眠也在一定程度上影响着孩子的身高，这一因素支配着大约 25% 的自然身高增长。如果想让孩子长高，除了让孩子摄入充足的营养和进行适量的运动外，还要鼓励孩子早睡，让孩子每天获得充足的睡眠。

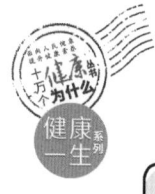

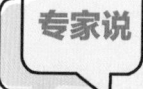

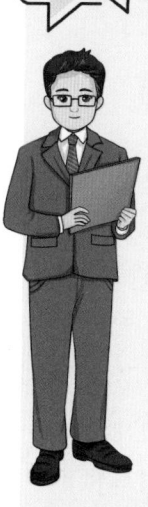

关键词

生长激素　新陈代谢　骨骼生长

（1）睡眠与生长激素：生长激素对孩子的生长发育起着关键作用。营养、压力和运动都会影响生长激素的产生。对于孩子尤其是幼儿来说，睡眠是重要的因素。生长激素最强烈的释放期是晚上 11 点到凌晨 1 点的深睡眠阶段，睡眠不足的孩子不能自然产生足够的生长激素。

（2）睡眠与新陈代谢：生长是一个复杂的过程，是涉及多组织、多器官、多系统的多种生物事件。睡眠时，我们的身体进行新陈代谢，合成机体发育所需的营养物质。

（3）睡眠与骨骼生长：平卧睡眠时骨骼系统不再承受直立时那么大的重量压力，关节、骨骼得以舒展，在深睡眠时，软骨在激素及营养物质作用下逐渐生长，变成更坚硬的骨质，所以孩子的骨骼在充足睡眠时生长较快。

（4）如何确保孩子获得充足的睡眠？

1）设定一个固定的就寝时间，促进孩子有规律地入睡。

2）确保孩子的房间黑暗、安静，有利于睡眠。

3）周末和假期的就寝时间要和平时一致，在周末改变就寝时间会让孩子更难保持正常的工作日作息时间。

4）培养孩子良好的睡眠习惯，如睡前远离刺激性的电子设备，鼓励孩子参与放松活动。

睡眠不足不仅影响孩子身高，还影响认知、学习能力的发展。

长期睡眠不足的孩子可能会表现出认知缺陷，出现学习能力、注意力和反应力方面的问题。一项研究测试了 15 月龄的幼儿在白天小睡 30 分钟和没有小睡的情况下的记忆力，结果显示有小睡的幼儿记忆力会更好，也能够学习更多抽象概念。没有适当的睡眠，孩子的语言学习能力等可能会发育延迟，从而导致其他可能的认知问题。

（周新雨　师　乐）

10. 为什么熬夜会导致
体重增加

很多人都有过这样的体验，工作、生活压力比较大，频繁熬夜，并不会因为疲劳辛苦而瘦下来，相反地，还会慢慢长胖。研究发现，每晚只睡 2~4 小时的人，发生肥胖的概率要比正常睡眠的人高73%。同时，每晚睡 5 小时的人与每晚睡 8 小时的人相比，瘦素的分泌要减少 15.5%。而当人们将睡眠从少于 6 小时调整到 7~8 小时后，体重平均可减少 2.4kg。所以说，熬夜导致肥胖最根本的原因是人体内分泌失调。另外，熬夜会使人体代谢减慢，同时，熬夜还会伴

随更多的进食现象，次日也会较多出现多卧床、少动的情况。长此以往，胖是迟早的事。

专家说

（1）**体重和激素的关系：**熬夜时，刺激食欲的胃促生长素水平会升高，而抵制饿感的瘦素水平会降低。胃促生长素与瘦素作用的叠加，会使熬夜的人觉得空前的饥饿，进而增加进食量，导致体重增加。

（2）**熬夜会影响新陈代谢：**熬夜会影响生物钟运转，改变新陈代谢。经常熬夜，新陈代谢会减慢，热量消耗减少，形成易胖体质。

（3）**熬夜会导致肠道菌群失调：**熬夜影响肠道微生物组成，增加膳食脂肪酸的摄取以及脂肪的储存，从而诱发肥胖。

（4）**如何避免熬夜长胖**

1）首先要说的是应尽量避免或减少熬夜，因为熬夜会导致睡眠不足和节律紊乱，从而引发脂代谢紊乱。

2）在不得已熬夜时，要控制食物摄入量和种类，尽量少进食高热量的食品。

3）在不得已熬夜后，需要尽快补一个短觉。如，下夜班的人先小睡后再安排白天的活动，有助于整个白天的精力恢复，以及夜晚的正常睡眠。

熬夜不仅会导致肥胖，还会增加青少年 2 型糖尿病的发生风险。

在 2 型糖尿病患者中，"夜猫子"们的糖化血红蛋白（可以反映近 2~3 个月内平均血糖水平的一项指标）水平较高。一项研究表明，青少年中昼夜节律紊乱者的胰岛素分泌量和葡萄糖耐量减少，这可能增加生命早期发生 2 型糖尿病的风险。养成良好的睡眠习惯可逆转 2 型糖尿病年轻化的趋势。

（周新雨　荣润国　刘晓星）

11. 为什么熬夜会加速衰老

当我们仔细看镜子中的自己时，可能会发现皮肤状态不再像以前那样年轻了，额头上开始出现皱纹，眼睛下面皮肤的颜色也加深了一些，这就是衰老的一些表现。但这一切都只是表象，在表象之下，我们的身体也在衰老，而糟糕的睡眠更会加速生理衰老。

（1）熬夜与炎症：睡眠不足时，与炎症反应密切相关的细胞因子会增加，推动细胞衰老。养成良好的睡眠习惯，保证充足的睡眠时间和睡眠质量，可以减少与衰老相关的炎症过程，延缓衰老。

（2）**熬夜与端粒变短**：端粒是位于染色体末端的基因结构，是细胞衰老的生物学标志，其长度是反映生物年龄的重要指标，端粒长度变短代表细胞再生能力下降，当达到一定长度时，体内的细胞会停止分裂进入衰老状态。越来越多的研究表明，睡眠时间与端粒长度之间存在联系。长期熬夜、睡眠不足的人端粒的长度更短。

（3）**熬夜与活性氧**：活性氧是机体内产生的由氧组成或含氧且性质活泼的一类物质，可嵌入到细胞的各种成分中，加速细胞衰老。熬夜与许多内分泌和代谢过程的改变有关，包括交感神经系统的激活和糖皮质激素的增加，这些过程间接增加活性氧的释放。

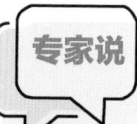

专家说 健康的睡眠会让你更年轻

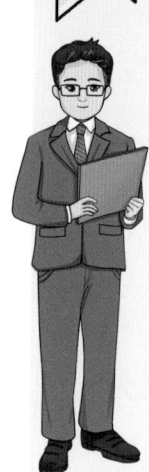

（1）在睡眠期间，身体会修复受损细胞，并启动新细胞的生长。

（2）脱水和局部水肿是引起明显疲劳和衰老迹象的重要原因。睡眠有助于保持身体水分，同时避免过多的液体潴留而造成局部水肿。

（3）血液循环不畅和动脉老化是皮肤和头发老化的主要原因。良好的睡眠可以帮助降低血压，促进血液流动，为皮肤带来充足营养和健康肤色。

（4）良好的睡眠能帮助缓解压力。压力会使体内的自由基（细胞产生的一种氧化、破坏人体细胞，使人生病、衰老和死亡的有害物质）增加，削弱身体的自我修复能力，从而导致衰老。

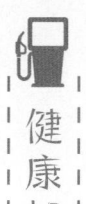

长期熬夜增加猝死风险

熬夜可引起生物钟紊乱、交感神经兴奋，身体器官和细胞会出现问题，长期熬夜可引起室性心动过速和心室颤动等发生，严重时还可引起心源性猝死，或脑血管破裂。如在心动过速时出现头晕、恶心等症状，一定要调整作息，保证充足的睡眠。如果出现胸闷、胸痛、肩痛、胃灼痛等原因不明且无法缓解的疼痛，这可能是熬夜引起心脏血液供应不足而出现心肌梗死的前兆。

（周新雨　荣润国　刘晓星）

睡眠的
真正面目

12. **人类**的睡眠和**动物**的睡眠有什么不同

关键词

睡眠是进化过程中高度保守的行为，迄今为止，所有被研究过的动物，从低等的昆虫到爬行动物，再到高等的哺乳动物，均有睡眠或与之类似的行为。但是各物种之间睡眠模式差异性很大，其中最明显的差别就是睡眠时长不同。成年人每天的睡眠时长应为 7~9 小时，相比之下，长颈鹿和大象等大型食草动物每天睡眠时间大概只有 2~3 小时，而老虎、狮子等大型食肉动物每天睡眠时间超过 15 小时。

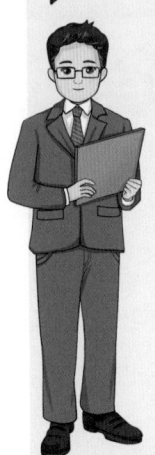

（1）睡眠时间最短和最长的动物是哪种？睡眠时间最短的动物是长颈鹿，每天只睡 0.5~2 小时；睡眠时间最长的动物是树袋熊（考拉），每天要睡眠 20~22 小时。

（2）除了睡眠时长，人类和动物的睡眠还有哪些不同？人类在成年之后，睡眠模式就会变成单相，睡眠时间主要集中在晚上。然而，很多其他动物的睡眠模式都是多相的，它们会在 24 小时内进行多次短暂的小睡。例如，猫每天合计能睡 13 小时，但每次平均睡眠却只有七八分钟。此外，不同动物的睡眠姿态也各有不同，海豚等海洋哺乳动物能做到边游动边睡觉，一些海鸟还能够在飞行中打个盹，它们一半大脑在打瞌睡，另一半大脑却能保持清醒，可以继续维持飞行。

人类睡眠　动物睡眠　差异

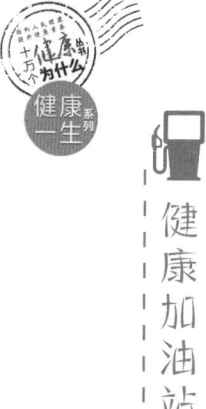
不同动物睡眠时长差异的原因是什么?

一般来说,捕食者和睡眠时相对安全的动物睡眠时间较长,而在睡眠中可能遭到攻击的动物睡眠时间较短。通常来说,被捕食动物的睡眠时间较短,是因为它们需要花费更多的时间来躲避天敌,进行自我防卫。还有一种理论认为,睡眠与节省耗能有关系。体形较小的动物大脑新陈代谢较快,需要更多的睡眠,而体形较大的动物大脑新陈代谢较慢,需要的睡眠则较少。此外,动物的睡眠时长还与生存环境、进食习惯、是否群居等生活习性有关。

（张继辉　封红亮　张丽清）

13. 为什么会有**昼夜节律**

各种生物体都会有昼夜节律,昼夜节律俗称"生物钟",是由生物体内源性的昼夜节律中枢调控,并受外界环境影响而出现以约 24 小时为周期的生理、心理、行为和生物化学等层面的生命活动的振荡变化。昼夜节律使物种能够在一天的适当时间呈现适当的生命活动状态,它调控睡眠 - 觉醒周期、认知表现、褪黑素、皮质醇、核心体温和血压等的昼夜节律,其中以睡眠 - 觉醒周期最为明显。因此,昼夜节律对于生命体的正常生命活动至关重要。

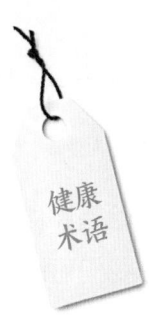

授时因子

授时因子指来自机体内环境和外界环境中能够作用于昼夜节律调节中枢，并使之与外界环境24小时周期变化保持同步的因素。常见授时因子包括光照，工作、学习和社交等社会活动，就餐时间，环境温度等，其中，光照被认为是最重要的授时因子。

关键词

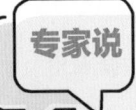

（1）昼夜节律不仅仅是被动适应的过程：既往人们认为，生物体的昼夜节律是对外界昼夜环境变化被动适应的生理现象。然而，随着近年来研究的不断深入，人们已认识到虽然生物体的昼夜节律与外界环境变化相适应，但生物体的昼夜节律主要由机体的生物钟主动调控，并且受外界环境因素和体内褪黑素等因子的调节，而不单纯是适应外界环境变化的被动过程。

（2）生物钟受什么因素影响？

生物钟主要受到调控中枢和输入信号的调节。人类等哺乳动物的昼夜节律调控中枢（又称起搏点）位于下丘脑的视交叉上核。视交叉上核会发出信号进一步调控脑组织、心脏、肝脏、肌肉、卵巢、肾脏等许多组织和器官的昼夜节律。然而，有研究发现，人体昼夜节律调控中枢的时长往往不是24小时整，且具有个体差异，这就可能造成体内的生物钟与外界昼夜周期不同步。因此，为了使内源性生物钟与外界24小时

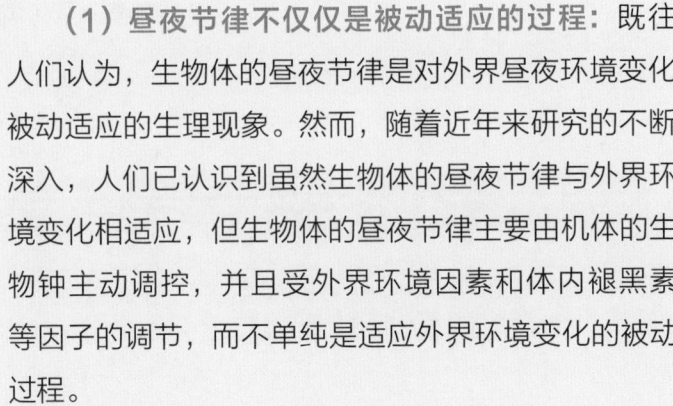

生物钟　昼夜节律

周期变化相适应，需要授时因子（又称时间给予者）这一信号来辅助调控昼夜节律。

（3）如何评估昼夜节律？ 暗光褪黑素释放试验是评估昼夜节律时相的"金标准"（需在医院进行）。此外，我们可以通过填写 7~14 天的睡眠日记或者通过清晨型 - 夜晚型量表来评估睡眠 - 觉醒昼夜节律。临床常用的方式还有体动记录仪，它可以客观、长时程、便携地测量睡眠 - 觉醒昼夜节律模式。

（张继辉　封红亮　张丽清）

14. 早睡早起是不是比晚睡晚起更健康

实际上，睡眠时相的早晚具有明显的个体差异。通常来讲，老年人更倾向于早睡早起（即"清晨型"），而青少年更倾向于晚睡晚起（即"夜晚型"）。衡量健康睡眠的标准主要有 4 个：

（1）足够的睡眠时长。

（2）入睡没有障碍，如入睡困难、不宁腿综合征等。

（3）睡着后睡眠的连续性良好，不容易醒来。

（4）白天的功能（如注意力、情绪状态、记忆力等）恢复较好。

因此，无论"清晨型"还是"夜晚型"，如果没有影响我们的睡眠质量，日常学习、工作等社会功能，均属于健康的睡眠模式。

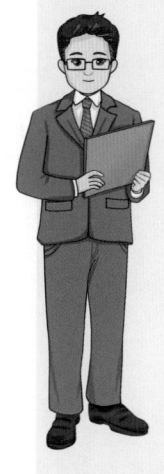

（1）早睡早起或晚睡晚起也可能是疾病：如果早睡早起或晚睡晚起的情况比较严重，并因此对日常工作、学习等社会功能产生负面影响，那么一般要考虑可能患有昼夜节律相关睡眠障碍，应及时去相关机构就诊。睡眠 - 觉醒时相延迟常见于青少年，而睡眠 - 觉醒时相提前常见于老年人。

（2）每晚10点到11点之间入睡，对心脏更健康：科学研究表明，最佳入睡时间是每晚 10 点到 11 点之间，这是相对固定的，晚于 11 点入睡会导致心血管疾病发生风险增加，每晚 12 点之后入睡对心脏健康最为有害，这在女性中更加明显。

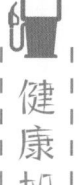

健康加油站

不同人生阶段的睡眠模式会有不同吗？

研究发现，人一生中不同阶段的睡眠模式有所不同。总的来说，随着年龄的增长，人对睡眠的需要越来越少。此外，随着个体的生长发育，青少年的睡眠时相会也有一定的延后（即晚睡晚起），中老年人晚睡晚起的倾向性消失，深睡眠减少，老年人睡眠时相提前（即早睡早起）。

（张继辉　封红亮　张丽清）

关键词 早睡早起　晚睡晚起　睡眠时相

15. 所有人都应该
晚上 **11点**睡觉吗

答案是否定的。虽然晚上 11 点睡觉是许多人的习惯，传统上也主张早睡早起，但 11 点睡觉不一定适合所有人的作息和睡眠习惯，相对固定的起床时间比上床时间更重要，睡眠时间适合自己的生物钟就好，当然也要注意最好符合社会一般的作息规律。

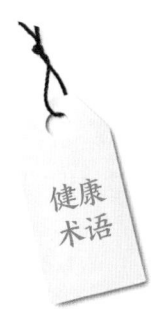

健康术语

时间型

时间型又称"生物钟型""昼夜节律类型"，是指人类活动和睡眠的时段偏向性。根据早晚偏好型特征，表现为早睡早起的特征常被称为清晨型或百灵鸟型，表现为晚睡晚起的特征常被称为夜晚型或夜猫子型，处于两种类型之间的为中间型。

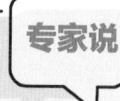

专家说

（1）如何了解自己的睡眠觉醒节律？ 清晨型 - 夜晚型量表为睡眠觉醒节律自然趋向的分型工具，可以全面评估个体惯常的睡眠 - 觉醒行为及意愿，以利于正确诊断及作出治疗决策。该量表将昼夜节律类型划分为绝对清晨型、中度清晨型、中间型、中度夜晚型和绝对夜晚型。

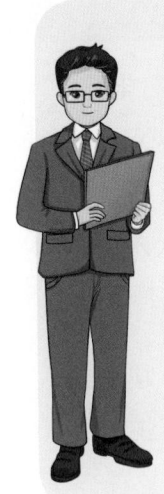

（2）不要随意破坏自身的生物钟：睡觉时间的不同是每个人生物钟不尽相同的表现之一。每个人的生物钟都有一个自己的时刻表，包括在什么时间做什么事情。最好的方式，就是顺着自己的时刻表来作息。

如果我们的生物钟是晚睡晚起，只要能保证正常的睡眠时间和睡眠质量，休息的时间较晚也是可以的。关键是不要破坏生物钟节奏，如果长时间处于作息不规律的情况，各种急性、慢性病都会逐渐出现。

（张继辉　封红亮　张丽清）

16. 为什么**睡前玩手机**
会影响睡眠

现代社会，手机已成为不可缺少的电子通信设备之一，睡前玩手机更是不少人习以为常的入睡模式，刷短视频、微博、朋友圈、看电视剧……一拿起手机就难放下。据中国睡眠研究会发布的《2020全民宅家期间中国居民睡眠白皮书》显示：疫情期间，国人睡眠时间整体延迟2~3小时，61%的人会在睡前玩手机。睡前玩手机不仅会加剧原本失眠的严重程度，而且还会增加患癌症、抑郁、认知障碍（痴呆）等疾病的风险，危及身体健康。

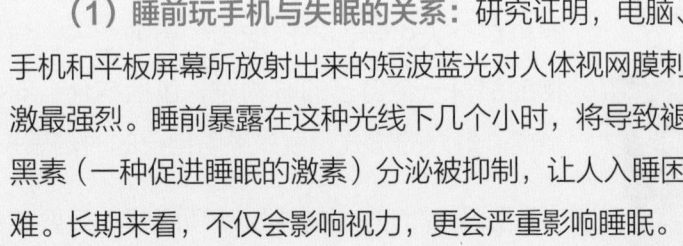

专家说

（1）睡前玩手机与失眠的关系：研究证明，电脑、手机和平板屏幕所放射出来的短波蓝光对人体视网膜刺激最强烈。睡前暴露在这种光线下几个小时，将导致褪黑素（一种促进睡眠的激素）分泌被抑制，让人入睡困难。长期来看，不仅会影响视力，更会严重影响睡眠。

（2）睡前玩手机，可能会增加抑郁风险：睡前长时间玩手机或者夜间光暴露会对健康和心理产生消极影响，显著增加失眠、焦虑和抑郁的发生风险。

（3）睡前玩手机，可能增加糖尿病和癌症等疾病的发生风险，以及部分人甲状腺患癌风险：夜间光源包括小夜灯、室外灯光、手机和电脑等电子产品产生的蓝光等，可引起人体内分泌紊乱，导致糖尿病和内分泌腺肿瘤的发生。

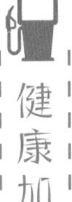

健康加油站

睡前忍不住玩手机，不妨做到以下几点：

（1）尽量不要在床上或卧室里玩手机，做与睡眠无关的事情。

（2）尽量在打开室内灯光的情况下使用手机，关灯就放下手机立刻睡觉。

（3）不要侧躺或俯卧玩手机：左右侧卧，很容易造成左右眼睛视力偏差；而俯卧则易对手肘、脑部的血液循环产生影响。

（4）每天玩手机时间尽量不要超过1小时，并且在睡前减少手机的使用。

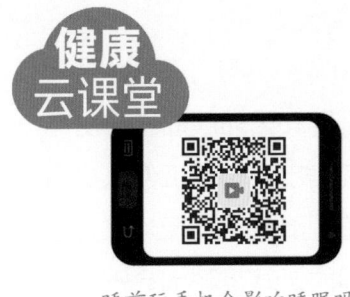

健康云课堂

睡前玩手机会影响睡眠吗

（张继辉　封红亮　张丽清）

17. **昼夜颠倒**如何调整

你是否体验过在作息昼夜颠倒时，即使睡足 8 小时，也感觉精神不济、身体沉重呢？这是因为生物钟被干扰了！当我们无法白天在阳光下活动、晚上在黑暗中睡觉时，我们的生理系统会感到不知所措，因而无法正常运转。

昼夜颠倒是指生物钟被打乱，作息时间与正常情况不同，通常发生在需要进行夜班工作或因为时差等原因导致身体调节不过来的情况，这不仅会损害大脑，甚至可能引发各种疾病。

专家说

（1）昼夜颠倒与大脑的关系：昼夜颠倒的生活会使我们的专注力下降并影响学习能力。研究显示，生物钟紊乱与神经组织的损伤有直接的关联。昼夜颠倒也会促使睡眠不足，并导致体内的 β 淀粉样蛋白增加，而 β 淀粉样蛋白不仅会导致体内炎症和神经损坏，也与阿尔茨海默病的发生有一定关联。

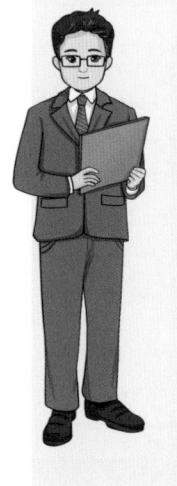

（2）昼夜颠倒与内分泌失调、肥胖的关系：昼夜颠倒也会导致内分泌失调和肥胖，因为胰岛素分泌与生物钟是紧密相关的。有研究指出，轮班工作人员有胰岛素分泌增加及胰岛素敏感性降低的现象，并指出这可能也是糖尿病的先兆。同时，昼夜颠倒会干扰瘦素的分泌，使"夜猫子"的食欲大增，导致肥胖。

（3）长期昼夜节律紊乱导致代谢状态改变，患癌风险更高，肿瘤负担更重：一项动物研究发现，昼夜节律紊乱的小鼠，相对于正常昼夜节律的小鼠来说，出现了一定程度的代谢紊乱且更容易出现代谢疾病。在小鼠肿瘤发生后，慢性昼夜节律紊乱的小鼠肿瘤体积更大，恶性程度也更高。

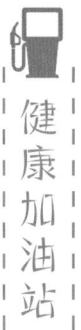

健康加油站

昼夜颠倒如何调整？

（1）加强睡眠卫生管理：设定固定的起床时间，避免夜间强光的暴露，规律作息和饮食时间等睡眠卫生管理均有助于建立良好的昼夜节律，减轻昼夜颠倒。

（2）早上强光暴露：早上起床后立即暴露于强烈的自然光线下，可有助于将生物钟提前。

（3）药物治疗：在医生指导下使用药物来调整生物钟。

（4）生活习惯调整：合理安排饮食、运动和睡眠等，使身体逐渐适应新的作息时间。

（张继辉　封红亮　张丽清）

18. 什么是
"星期一综合征"

"星期一综合征"指在星期一上班时，总出现疲倦、食欲缺乏、周身酸痛、注意力不集中等症状。一项调查发现，近八成的人星期一起床后情绪低落，而星期一也是职员请假的高峰日。双休日过后，放松的身心很难切换到工作状态，星期一就变成了一个"过渡期"。人们感觉事情堆积如山，注意力和记忆力都跟不上，大脑仿佛罢工了。

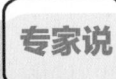

专家说 **为什么会出现"星期一综合征"？**

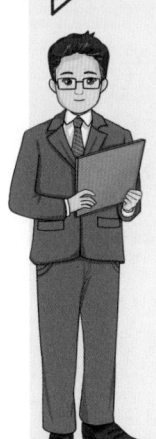

"星期一综合征"出现的原理，被认为是巴甫洛夫学说的"动力定型"。动力定型是指人长期生活、劳动、反复重演某种活动，逐渐在大脑皮质高级神经系统中建立的巩固的条件反射活动模式，其外在表现即为动作（工作）习惯。

简单来说，在工作日，人们聚精会神于工作，形成了与工作相适应的动力定型。到了周末，平时被置之度外的事被提上议事日程，就把原来建立的工作相关的动力定型破坏了。待到星期一，必须全身心重新投入于工作就难免出现或多或少的不适应现象，即所谓"星期一综合征"。

人们对单调工作的厌倦和对美妙的假日生活的留恋导致了"星期一综合征"的出现。此外，有很多单位都是在星期一做工作相关的决定，牵涉的个人会感觉到周一比平时的压力要大一些，精神也相对紧张一些。而从人的生理上来看，尤其是脑力劳动者，大脑松弛后，一下子紧张起来也要有个适应过程。

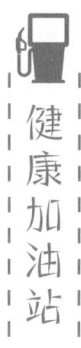

如何摆脱"星期一综合征"？

（1）制订并严格执行时间计划。

（2）学会自我调节心理压力。

（3）多与朋友们和同事们沟通，以获得提高工作效率和改善心态的经验。

（4）坚持运动，多散散步，在清爽而安静的环境中度过周日。

（5）在周日的晚上好好地洗一个热水澡，在柔和的音乐声中安眠。

（6）周日尽量早些就寝，多做一些放松训练。

（7）减少食物中的胆固醇含量，减少身体代谢负担。

（8）千万不要因为抗拒"星期一综合征"，而大量地喝咖啡或是牛磺酸饮品，这只能让身体变得更加疲惫。

（9）整洁的仪容和清新的衣着也许能帮我们在星期一早晨振奋精神。

（张继辉　封红亮　张丽清）

19. 为什么**倒班族**经常出现**睡眠问题**

倒班工作通常是指在社会常规工作时间以外的工作，工作者经常在应该睡眠的时间工作，尤其是夜间工作。倒班工作在特定的人群中十分常见，如医生、护士等，其中部分人会因此出现倒班工作相关的睡眠问题，称为倒班相关睡眠障碍，影响身心健康，成为个人及公共安全隐患。

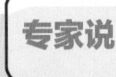

（1）倒班工作为什么会引起睡眠障碍？ 倒班相关睡眠障碍主要与两个独立的调节睡眠和觉醒的生物过程受到干扰有关。

1）体内昼夜节律：昼夜节律是睡眠觉醒系统重要的调节器。人们通过接触自然光的方式，使生物钟与昼夜相同步。当工作睡眠时间表与体内生物钟的节奏不一致时，倒班工作者通常会经历白天睡眠严重中断和夜间过度困倦，这可能会导致慢性的睡眠问题。

2）睡眠压力：调节睡眠觉醒系统的另一个过程是睡眠压力。睡眠压力会随着觉醒时间逐渐积累，又随着睡眠时间逐渐释放。长时间觉醒导致的睡眠压力积累会导致困倦，而睡眠不足导致的睡眠压力释放不够则会让人难以入睡。由于工作日程的突然改变，倒班工作者的睡眠压力积累节奏难以与工作日程良好吻合，从而影响睡眠的正常进行。

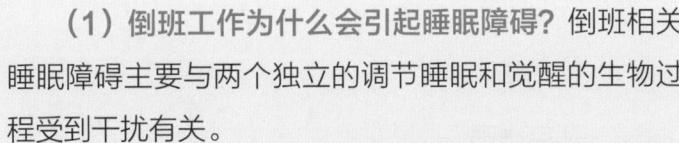

关键词

倒班 睡眠障碍

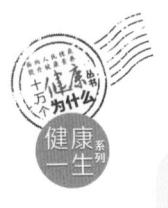

（2）倒班工作者如何调节睡眠？倒班工作者的睡眠调整是个循序渐进的过程，先着重改善日间睡眠，再解决夜班期间残留的嗜睡或功能受损。

（3）要改善日间睡眠，可以做到以下几方面：

1）创造安静舒适的睡眠环境。

2）制定作息表，规律睡眠。

3）进行失眠认知行为治疗。

4）进行适当的光照。

5）在医生的指导下使用短效催眠药或褪黑素。

（4）要改善夜班嗜睡，可以做到以下几方面：

1）饮用咖啡。

2）适度小睡。

3）在医生指导下使用促醒药物。

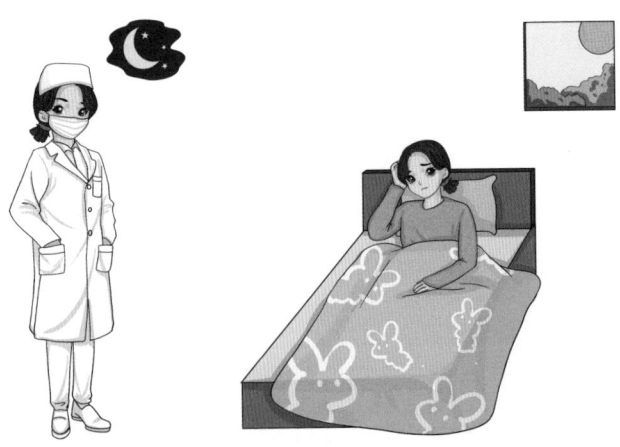

（张继辉　封红亮　张丽清）

20. 如何科学倒时差

当大家有机会出国旅行和工作时，除了满怀对新环境的期待，还会担心一个问题——倒时差。当外界时区在人力干预下迅速发生变化时，人体的生物钟不能及时赶上，两者间的匹配就出现了紊乱，睡眠过程也会相应出现一些问题。所以说，科学倒时差最重要的部分在于使内部生物钟快速适应外部时区变化。在无法改变外界昼夜变化的情况下，可以通过合理服用褪黑素、控制光照、调整睡眠时间等方法着手克服时差。

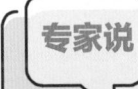

（1）**褪黑素与睡眠的关系：** 褪黑素在黄昏后不久便在视交叉上核的指示下，由大脑深处的松果体释放入血液，帮助调节睡眠的发生。

（2）**为什么向东飞行的时差反应会比向西飞行的更严重？** 乘坐飞机向西飞行时，我们是向比自己所在地时间晚的地方飞行，这意味着我们这一天的时间变长了，因此我们的身体有更多的时间来进行调整。乘坐飞机向东飞行时，我们是向比自己所在地时间早的地方飞行，这意味着我们这一天的时间变短了，因此我们的身体需要更长的时间来调整。

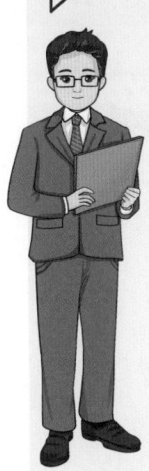

（3）科学倒时差小建议

1）在向东飞行时，根据目的地的时间点，在黄昏时间段补充一定量的褪黑素有助于减轻时差反应引起的睡眠障碍相关症状。

2）定时光照，但应尽量避免在错误时间（与当地不同步）进行。如向东飞行时，抵达目的地后的第 2~3 天早上佩戴太阳眼镜，避免过早（上午 9 点前）强光照射。如向西飞行，为将睡眠时相延迟，应保持日间觉醒，尽可能增加午后及傍晚的光照。

3）如在目的地停留时间长，应逐步调整与当地昼夜节律一致的睡眠觉醒时间。

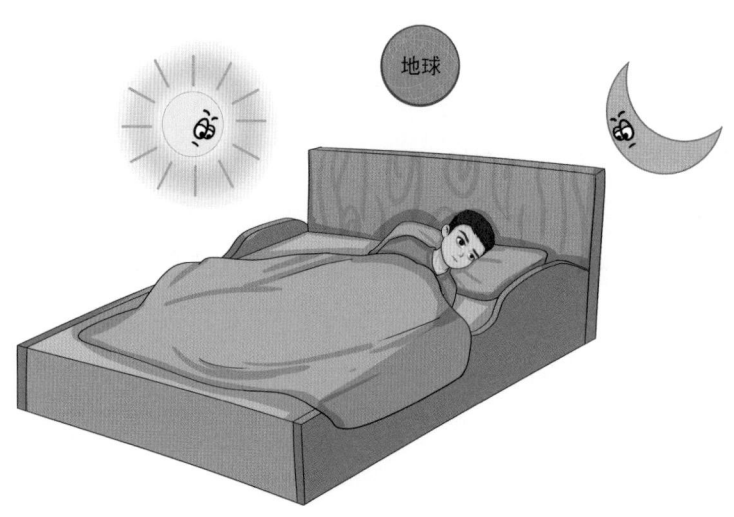

（张继辉　封红亮　张丽清）

21. **晚上失眠**可以通过**白天补觉来**补偿吗

通常当大家经历了一次失眠之后，会想在第二天进行补觉，来弥补自己的睡眠时间和恢复精力，以达到消除困意、使大脑更加清爽的目的。研究发现，睡眠不足后会出现脑子昏昏沉沉的感觉，主要是由于大脑中一种叫作腺苷的化学物质的增多。我们补觉之后，腺苷会迅速恢复至正常水平。但补觉仅对短期睡眠不足有效，无法完全消除长期睡眠不足带来的不良影响。所以说，白天合理地补觉可以一定程度弥补前一晚的睡眠不足，但长此以往仍会导致昼夜节律紊乱并加重失眠问题。

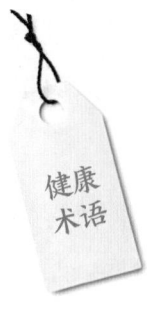

健康术语

失眠认知行为治疗

失眠认知行为治疗是目前公认的治疗失眠的一线疗法。主要包含睡眠卫生教育、睡眠限制、刺激控制、放松训练、认知疗法五大组成部分。其中睡眠限制和刺激控制作为最重要的两部分，在治疗过程中发挥了最为主要的作用。研究表明，相较于药物治疗，失眠认知行为治疗更加安全，副作用极少，并能更为持续地改善失眠问题。因此，当大家面临失眠障碍困扰时，在寻求催眠药的帮助之前，建议先在专业的睡眠医师指导下尝试失眠认知行为治疗。

关键词

失眠　补觉　失眠认知行为治疗

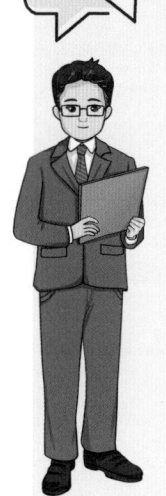

（1）**补觉与昼夜节律紊乱：**日间补觉的入睡时间过晚，时间过长，都可能造成夜间的睡眠压力丧失，且由于没有接触到充分日光，而易导致昼夜节律紊乱的发生。

（2）**昼夜节律紊乱的不良健康结局：**昼夜节律紊乱可能造成多种睡眠障碍，并引发代谢异常、炎症、认知功能障碍等疾病。

（3）**失眠的不良健康结局：**失眠不仅常与多种精神障碍共同发生，慢性失眠障碍还可导致多种心身疾病，如抑郁障碍、心脑血管疾病、内分泌与免疫功能障碍等。

（4）**避免失眠发生的小建议**

1）白天在下午 3 点之后不要睡觉。

2）避免尼古丁、咖啡因等兴奋剂的摄入，睡前避免摄入酒精和大量进食、饮水。

3）晨起后立刻接受充分日光照射，每天至少暴露在自然日光下 30 分钟。

（张继辉　封红亮　张丽清）

22. 人在**睡眠时**
发生了什么

睡眠与觉醒是具有明显昼夜节律交替出现的生理活动，与觉醒状态相比，睡眠时机体功能状态呈现一系列显著变化。睡眠时机体会发生多系统的功能变化，如运动系统、内分泌系统、呼吸系统、心血管系统功能的变化，以及精神心理活动、性功能的变化等。

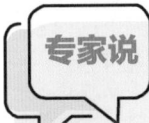

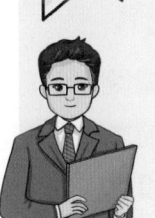

（1）睡眠的主要生理功能

1）睡眠是促进生长发育的关键，且与神经系统的发育密切相关。

2）睡眠时人体可以高效清除白天的代谢废物，恢复脑活力，起到保护大脑的作用。

3）睡眠有助于稳定情绪，提高机体对情绪的控制能力。

4）睡眠时人体各种生命活动水平均相应降低，基础代谢也维持在较低水平，有助于能量的存储。

5）睡眠对于保障人体的免疫功能正常十分重要，有助于人体从感染状态恢复。

6）良好的睡眠有利于延缓机体衰老。

（2）睡眠期内分泌系统也有显著的功能变化

1）生长激素由垂体分泌，其分泌高峰在入睡后很快出现，呈现脉冲式分泌。

2）血浆皮质醇由肾上腺皮质分泌，其分泌水平在早晨期间到达峰值，而后逐渐下降，午夜睡眠时分接近最低值。

3）胰岛素与皮质醇相反，其分泌水平在凌晨 2~3 点睡眠时分达到峰值，而后逐渐下降，早晨期间接近最低值。

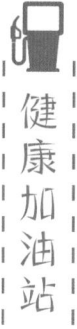

心血管和呼吸系统活动在非快速眼动睡眠期和快速眼动睡眠期有显著的差异

在非快速眼动睡眠期，血压降低、心率减慢，心血管系统比较稳定；在快速眼动睡眠期，大脑兴奋性增加，心率波动明显，呼吸不规则，表现为幅度和频率的突然变化。

（张继辉　封红亮　张丽清）

23. 每个人都必须
睡满 7~8 小时吗

通常来说，一个成年人每日所需的睡眠时长为 7~8 小时，但这并不意味着每个人都必须睡满 7~8 小时。判断睡眠时间是否充足，除了进行详细的临床评估之外，我们可以简单地通过日间状态来进行判断。如果白天精力充足，能正常完成工作、学习和社交活动，那么睡眠时间就是充足的。所以说，只要总的睡眠时长在合理范围内并且白天感觉良好，并不一定要睡满 7~8 小时。

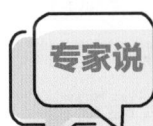

（1）**睡眠时长的年龄特异性**：总的来说，随着年龄的增长，人对睡眠的需要越来越少。

（2）**睡眠时长的个体差异性**：每个人需要的睡眠时长差异很有可能受到基因的影响。短睡者平均所需睡眠时长通常在 6 小时以下，但其并无日间功能损害。

（3）**睡眠时长的适度调节性**：偶尔发生的睡眠时长不足，可以通过合理的补觉进行补充，但此法不宜长期使用。

（4）**辅助判断睡眠是否充足的小建议**

1）如果没有闹钟很容易睡过头，意味着需要更长时间的睡眠。

2）如果早上醒来之后能在上午 10 点或 11 点再次睡着，意味着可能没有达到充足的睡眠时长。此外，如果在其他多种场景（如坐车、开会等）也会控制不住地进入睡眠，提示可能患有中枢性嗜睡，需要到睡眠专科就诊以明确诊断。

3）在学习和工作的过程中，如果面对一段文字需要重复阅读才能理解其意思，意味着大脑正处于疲乏状态，需要更多地睡眠及休息。

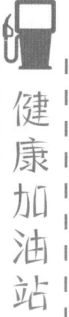

睡眠剥夺与不良健康后果

当我们因为各种各样的原因，使睡眠需求没有得到满足，就称为"睡眠剥夺"。通常认为，24 小时内睡眠少于 6 小时，即存在睡眠剥夺。长期存在睡眠剥夺会对身体健康产生诸多不良影响，会导致身体各个系统不同程度的损害，诸如影响大脑引起情绪失控、专注力下降，影响心脑血管引起血压增高、冠状动脉狭窄和阻塞，影响代谢系统引起糖尿病患病风险增加等。因此，维持充足睡眠是十分重要的。

（张继辉　封红亮　张丽清）

24. **几点睡觉**最合适

在工作日，由于社会日程安排要求，很多人通常需要早早起床参与学习或工作，因此会早些睡觉，到了周末则会报复性地熬夜。那么，到底几点睡觉最好呢？研究表明，在晚上 10 点到 11 点之间入睡与最低的心血管疾病发生风险相关。但实际上，受基因的影响，我们每个人的昼夜节律不尽相同，部分人群表现出"百灵鸟"或"夜猫子"特征，此时间段对他们而言并不是合适入睡的时间。所以说，由于个体性差异，入睡时间并不存在通用的"黄金时间点"，保持适合自己的规律、健康睡眠习惯，才是最为重要的。

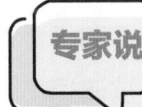

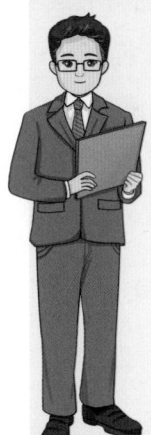

（1）睡眠时间与激素分泌：部分激素的分泌与睡眠节律相适应，表现出相应的节律性。睡眠时间混乱而不规律，会导致激素分泌出现问题，从而引发一系列的疾病。

（2）睡眠时间与高血压：血压变化也存在着显著的昼夜节律性，作息缺乏规律性可能破坏血压的昼夜节律，导致高血压的发生。

（3）保持健康睡眠习惯的小建议

1）维持规律固定的睡眠时间表，在每天同一时间点入睡和醒来。

2）不要躺在床上进行非睡眠相关的活动，如看电视、玩手机、阅读等。

3）昏暗、温度稍低的环境有助于睡眠。

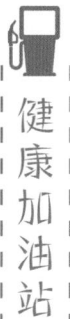

"百灵鸟"和"夜猫子"

在生活中我们有时会遇到一些人睡得早、起得早，我们将这类人称为"百灵鸟"；另一些人则睡得晚，起得晚，我们将其称为"夜猫子"。在睡眠医学领域，如果这两类人群的睡眠习惯影响了日常的社会功能，"百灵鸟"可能会出现睡眠 - 觉醒时相提前，"夜猫子"可能会出现睡眠 - 觉醒时相延迟。当工作和学习必须遵守社会固有时间表时，"夜猫子"常被迫早起，会因睡眠不足及日间症状而十分痛苦，此时则需要将其当作一种睡眠障碍进行治疗。如果"夜猫子"们的工作和生活能够独立于社会固有时间表（诸如作家、画家等自由职业者），那么他们的睡眠通常不会出现问题，亦无须进行治疗。

（张继辉　封红亮　张丽清）

25. 为什么说
晚上 11 点到凌晨 3 点为
黄金睡眠时间

很多人常常会有这样的困惑经历：睡了长长一觉，醒来后却觉得筋疲力尽，这往往是因为没有足够的深睡眠。这提示我们，维持良好的睡眠质量十分重要。深睡眠占整个睡眠时间的 25%，可以缓解人们一天的劳累，促进人体的新陈代谢，对身体大有裨益。晚上 11 点到凌晨 3 点深睡眠占比往往较多，因此这段时间被称为"黄金睡眠时间"。

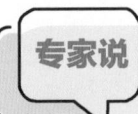

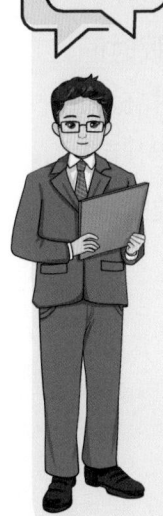

（1）为什么晚上 11 点到凌晨 3 点深睡眠占比较多？ 生物钟是人体内部的一个调节系统，能够控制睡眠、饮食、体温等生理活动。生物钟的调节主要是通过视网膜感受光线来实现的，以保持人体的生物钟与外界环境相协调。大多数人晚上 11 点入睡后，在黑暗环境中，褪黑素开始分泌，2~3 小时后达到分泌高峰，褪黑素能够改善睡眠质量，帮助我们进入深睡眠状态。此外，在晚上 11 点至凌晨 3 点，人体的体温降至较低水平，这对于进入深睡眠十分有利。

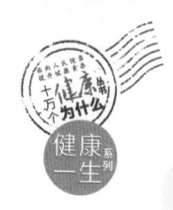

（2）深睡眠有利于清除大脑代谢废物：在深睡眠期，脑细胞活动、心率和血流都会减缓，此时大脑会进行清理和修复，去除多余的代谢产物和毒素，从而保持大脑的健康。

（3）深睡眠可以缓解焦虑：深睡眠能够减少情绪和生理反应，防止焦虑升级。不睡觉，大脑就像是不停地给情绪的油门加速，而又没有足够的刹车。深睡眠不足的人焦虑水平也更高。

（4）深睡眠促进生长发育：生长激素的分泌高峰在入睡后很快出现，且生长激素大多在深睡眠期分泌，因此，保持充足的深睡眠对儿童和青少年的生长发育至关重要。

（5）深睡眠有助于提高学习和记忆功能：深睡眠在记忆的处理加工过程中发挥重要的作用。有研究表明，儿童和老年人深睡眠时间长短与他们学习、记忆功能的好坏有关。

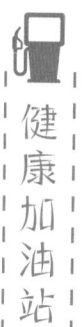

健康加油站

晚上 11 点到凌晨 3 点被认为是黄金睡眠时间，保持规律的作息时间能够更好地恢复精力、维持健康。如果你经常熬夜或者一觉醒来仍感到筋疲力尽，可以尝试调整入睡时间，让自己的睡眠时间涵盖黄金睡眠时间段，让身体得到更好的休息和恢复。

（张继辉　封红亮　张丽清）

26. 每天晚上 11 点到凌晨 3 点，
睡 4 个小时是不是就够了

关键词

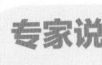

睡眠不足　短睡基因

我们常常听到一些成功人士的例子，晚上只睡 3~4 个小时，但仍然保持着高效的工作状态。然而，这并不是每个人都适合的睡眠模式，也许这些成功人士是因为有"特殊基因"才只需睡 3~4 个小时，而对于大部分人来说，睡 3~4 个小时是不够的。

晚上 11 点到凌晨 3 点是黄金睡眠时间段，这段时间慢波睡眠较多，身体能得到更好的恢复。然而人的睡眠周期约为 90 分钟，好的睡眠应该是平均每晚完成 5 个优质睡眠周期，因此，根据科学与统计学，成年人推荐睡眠时间为 7~8 小时。

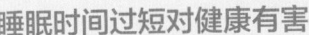

专家说

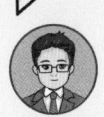

睡眠时间过短对健康有害

睡眠对身体的恢复和学习记忆能力十分重要，睡眠不足会导致白天精神疲倦、注意力不集中、工作效率低下，对外界的反应能力低下以及学习和记忆功能减退，调控情绪的功能下降，容易产生负性情绪；睡眠不足的人体内激素水平紊乱，会更想吃高热量的食物，更容易肥胖。此外，睡眠不足会导致免疫功能低下，增加感染和患癌风险。

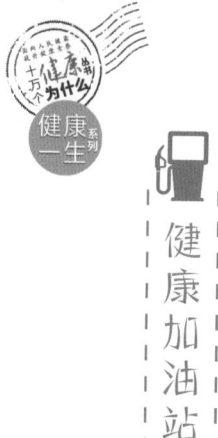
只睡 4 小时仍然精神，这是基因天赋。

那么为什么有些人只睡 4 小时仍然能精神饱满呢？这可能与基因有关系，这些基因上的特定变异，可以使人保持清醒的时间更长，需要的睡眠更少。然而，科学研究表明，在基因影响下，短睡会增加高血压、慢性缺血性心脏病等多种疾病的发病风险。因此，拥有"短睡基因"的人，也会有一定的健康风险。

总之，保证充足的睡眠对我们的身体健康至关重要，即使"短睡"是由基因决定的，多睡一点也会对心血管更好。

（张继辉　封红亮　张丽清）

27. 为什么睡眠分为
深睡眠和浅睡眠

我们由清醒状态进入睡眠状态，身体的活动会逐渐减少，这是因为大脑皮质的活动受到了抑制，此时我们对周围环境的注意力会减弱，但仍然容易被一些外界的刺激（如光照、噪声）唤醒，这一阶段称为浅睡眠期。而进入深睡眠后，大脑皮质活动的抑制达到最深，我们对周围环境的注意力进一步减弱甚至消失，这时则很难被唤醒。

浅睡眠有助于缓解疲劳，保证足够的休息，有助于维持白天大脑的兴奋状态。深睡眠除了缓解疲劳外，更有助于清除大脑代谢废物、保护大脑、促进生长发育、维持情绪的稳定、提高学习和记忆功能，以及提高机体的免疫力。

总之，浅睡眠和深睡眠均发挥着重要的作用，因此，除了保证睡眠时长外，还应注重保持正常的睡眠结构，这对我们的健康大有裨益。

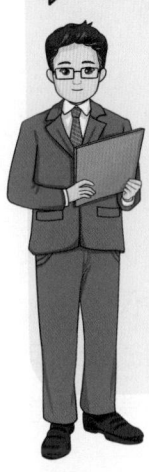

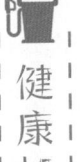

健康加油站

睡眠和睡眠分期的形成是进化的结果

睡眠在脊椎动物中广泛存在。除此之外无脊椎动物，甚至一些无中枢神经系统的生物也存在睡眠这一生理现象。水母是目前已知能够睡眠的最简单的动物，科学家们发现水母在夜间活动减少、对外界刺激的反应也减少，认为水母的这种活动减少就是睡眠。研究表明，在动物进化的早期就出现了从低等动物（如水母、线虫等）到高等的哺乳动物，睡眠分期逐渐复杂，并且不同的睡眠分期也发挥出更加高级的生理功能。

（张继辉　封红亮　张丽清）

关键词

睡眠结构　深睡眠　浅睡眠

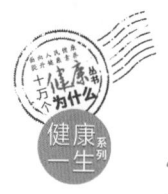

28. 睡眠有哪些**不同阶段**，它们是如何影响我们**认知和身体功能**的

很多人可能会有这样的疑问，人在睡觉的时候大脑活动会有什么变化吗？睡眠根据脑电特征的不同，可以分为两种类型：非快速眼动睡眠和快速眼动睡眠。事实上，睡眠不是一成不变的，也不仅仅是从浅睡眠到深睡眠这么简单，而是非快速眼动睡眠期和快速眼动睡眠期两个不同时相周期性交替的过程。不同的睡眠分期对认知和身体功能的影响也有所不同。

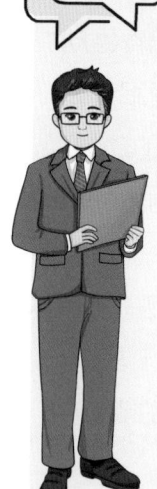

（1）**非快速眼动睡眠和快速眼动睡眠**：其中非快速眼动睡眠包括三期：非快速眼动睡眠一期、非快速眼动睡眠二期、非快速眼动睡眠三期。一般而言，非快速眼动睡眠一期和非快速眼动睡眠二期合称为浅睡眠，非快速眼动睡眠三期为深睡眠，在这期间难以被唤醒。快速眼动睡眠期出现阵发性快速眼动，此期被唤醒的人常报告正在做梦。一个睡眠周期包含以上不同睡眠分期。一般个体睡眠呈周期性变化，一晚睡眠包含 4~6 个睡眠周期。

（2）**睡眠时运动系统活动被抑制**：在睡眠状态下，人的随意运动系统处于静止状态。在非快速眼动睡眠期间，骨骼肌的肌张力轻微降低；在快速眼动睡眠期间，骨骼肌的肌张力大幅下降至最低水平，但在快速眼动睡眠期，个体会出现短暂肌肉收缩现象，比如快速眼球运动、面肌抽动等。

（3）睡眠影响认知功能：睡眠期间，人们也具有获得新信息即学习的能力。睡眠对长期记忆巩固有重要的作用，非快速眼动睡眠与非语义记忆有关，快速眼动睡眠与语义记忆有关。记忆的强化主要归因于非快速眼动睡眠，细化主要归因于快速眼动睡眠。科学研究表明，睡眠障碍会导致认知能力的下降与痴呆。

（4）做梦大多发生在快速眼动睡眠期：睡眠时，躯体与环境感觉信息对人的影响降到最低，睡眠过程中的精神心理活动主要表现为做梦。做梦大多发生在快速眼动睡眠期。在此期间被唤醒后，人们往往可以陈述生动形象的梦境情节。当然也有人在非快速眼动睡眠期做梦，但是梦境通常比较模糊。

总之，睡眠的不同分期对认知和机体功能的影响也不同，成年人睡眠一般有4~6个睡眠周期，维持正常和稳定的夜间睡眠分期结构对健康十分重要。

（张继辉　封红亮　张丽清）

29. 睡觉时**消化器官**
是在休息还是在工作

　　许多人会有吃夜宵的习惯，夜深人静时吃一些烧烤或零食再睡觉，这种感觉很美好，但事实上是一种不太健康的生活习惯。睡觉时，消化系统的工作虽然不会停止，但是会显著减缓，这包括唾液分泌减少、胃肠收缩幅度降低、结肠蠕动减弱等。这是因为胃肠道组织需要在睡眠期间进行自我恢复和重建。因此，睡前进食过多会给消化系统带来莫大的压力，如果长此以往，可能会引起消化系统疾病，反过来也会影响睡眠。

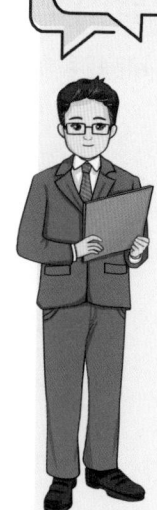

　　（1）**睡眠质量差与胃肠道症状的关系：**低睡眠质量与一系列消化系统症状有关，如腹痛、恶心、吞咽困难、腹泻、稀便和肛门阻塞感等，这些症状会影响人们的生活质量。

　　（2）**睡眠与消化系统疾病的关系：**优质睡眠与消化密切相关。睡眠质量差会导致不同的消化问题，而消化不良又会导致难以获得高质量的睡眠。睡眠的问题与许多消化系统疾病的发病有着密切联系，如胃食管反流、肠易激综合征、胃肠炎、非酒精性脂肪性肝病等。

（3）睡眠与进食

1）以碳水化合物为主的高糖晚餐可使人更快地睡着，并且在睡前 4 小时进食效果最佳。

2）睡前 2 小时内吃晚餐可能会对睡眠产生不利影响，这是因为晚餐后身体需要消化食物，这个过程会影响身体的代谢率和体温，从而影响睡眠。

3）睡觉时消化功能会减弱，若不得已需要吃夜宵时，应尽量控制少吃高热量的食品。

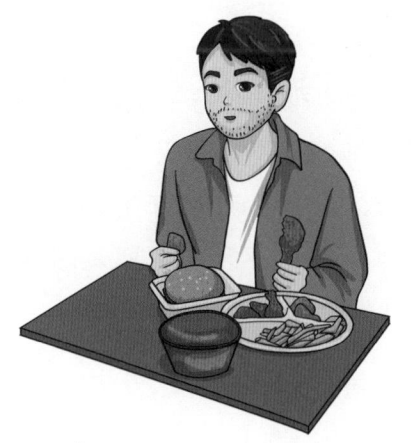 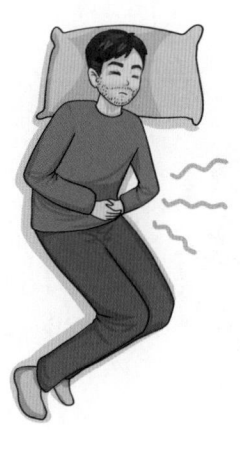

（张继辉　封红亮　张丽清）

30. **白天打盹**正常吗

如果前一天晚上休息不好，第二天可能会出现白天打盹的现象。一般认为，小于 30 分钟的午睡是一种促进健康的行为，能够改善情绪、认知能力和工作效率。但是，频繁的白天打盹可能反映了夜间睡眠不足，存在日间思睡或身体健康状况出现了一些问题。其中，导致日间过度思睡的常见睡眠障碍是阻塞性睡眠呼吸暂停低通气综合征、中枢性嗜睡等疾病。对于白天频繁打盹的现象，我们不应将其视为正常，而应及时向专业人士咨询以寻求帮助。

专家说

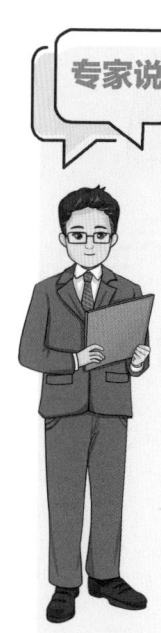

（1）**白天打盹对身心健康的影响：**研究发现，60 岁以上的老年人白天打盹时间越长，发生糖尿病、血脂异常、代谢综合征等疾病的可能性就越大。如果白天打盹经常超过 1 小时，发生心血管疾病的可能性也会增大，但打盹时间小于 30 分钟则不会。另外，白天过长时间的打盹还可能与阿尔茨海默病存在双向联系。

（2）**如何避免频繁的白天打盹**

1）提高夜间睡眠质量，睡前保持室内的温度适宜与黑暗无光。

2）控制白天打盹和卧床时间，一般午休卧床 30 分钟左右即可，除此之外尽可能不打盹。

3）当发现白天打盹非常频繁、无法控制，且影响正常生活时，应及时寻求专业医生的诊治。

"春困"的发生与光照有着密切联系

　　春天到来后，很多人常常出现白天容易犯困（即思睡）的现象。"春困"的发生，和光照有着一定的联系。相比于冬天，春天的白天变长了。增加光照时间会使褪黑素的分泌减少，而褪黑素是一种重要的促进睡眠的神经内分泌激素，其合成和分泌受光周期的控制。褪黑素分泌减少可能导致夜晚入睡困难，使睡眠的质和量难以得到保证，因此白天容易犯困。

（张继辉　封红亮　张丽清）

31. **午睡**是不是有必要

　　午睡是一种可以让人在一天中间休息和恢复精力的方式。许多研究表明，适当的午睡对身体和大脑的健康都有积极的影响，包括增强记忆和学习能力、提高工作效率和创造力、改善情绪和心理健康、降低心血管疾病和其他健康问题的风险。不过，午睡是否有必要也因人而异，不正确的午睡习惯反而会影响晚上的睡眠质量。此外，午睡时间过长也会增加心血管

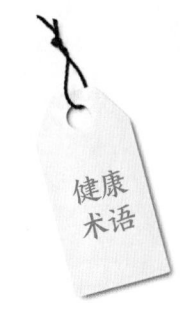

健康术语

发作性睡病

　　Ⅰ型发作性睡病，病因是下丘脑产生的下丘脑分泌素 -1 不足，主要特征是白天过度思睡、猝倒发作、睡眠麻痹（即睡瘫）、入睡幻觉。

疾病风险以及全因死亡风险。如果存在睡眠障碍或其他健康问题，应当及时咨询医生，以确定是否适合进行午睡并调整午睡时长。

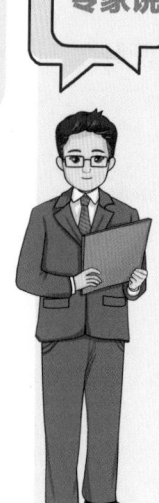

（1）午睡对记忆及认知功能的作用：午睡能给认知功能带来小到中等的益处。年轻人午睡有助于情景记忆的保持，将自己经历的事件或情境记得更牢固。但这种益处随着年龄的增长而减少，对老年人则不出现这种改善作用。多项认知测试结果显示，午睡尤其有助于提高警觉性，还能增强陈述性记忆、程序性记忆和处理速度。

（2）午睡对情绪调节的作用：许多成年人在睡眠不足时会感觉到压力、焦虑甚至轻度抑郁。午睡能够弥补夜间睡眠不足，减少困倦，帮助提高注意力和警觉性，有助于抑制消极情绪。

（3）哪些人群有必要进行午睡？

1）睡眠不足的人：如熬夜工作的打工人、晚睡早起的学生党等。

2）发作性睡病患者：存在日间过度思睡的症状，导致患者难以维持正常的社会功能，因此患者应该充分利用午睡时间以及在条件允许的情况下进行多次的白天小睡。

（张继辉　封红亮　张丽清）

32. 午睡睡多长时间
才能发挥最大功效

关键词

午睡的时长是影响其效果的一个重要因素。关于最佳的午睡时长，目前还存在一定的争议。通常认为，短时间的午睡（20分钟内）局限于很浅的非快速眼动睡眠，醒来后可以迅速投入工作。有研究表明，在5分钟、10分钟、20分钟、30分钟的午睡时长中，10分钟的午睡能起到最佳的恢复精力作用，使晚上入睡得更快，并更大程度地减轻疲劳和犯困的感觉，改善认知表现。也有研究推荐将午睡的时长控制在20~30分钟，这个时间段既可以让人们得到一定的休息和恢复，又不会影响晚上的睡眠质量。不过，午睡的最佳时长因个体差异而有所不同。综合来看，午睡的时长需要根据个人需要和工作安排进行合理的调整。

专家说

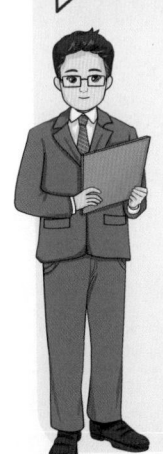

（1）**午睡提高创造力：** 午睡可以使人思想更灵活。相比不午睡的人，午睡后的人更有可能积极回答具有创造性的问题。

（2）**失眠的人白天困倦，适合午睡吗？** 存在失眠症状的患者尤其不适合午睡，因为午睡会导致患者的睡眠驱动力减少，使得更容易发生夜晚入睡困难、睡眠维持困难或早醒。很多患者会因为困倦而选择在沙发上或者床上闭目养神，此做法同样不利于失眠的治疗，甚至可能会加重失眠症状。

午睡 午睡时长 精力恢复

（3）午睡的注意事项

1）根据个人需要合理安排午睡时间，但不应超过 1 小时，避免午睡过多导致夜间睡眠质量下降。

2）午睡的时间应该在饭后 1~2 小时，避免过早或过晚，下午 3 点过后午睡将影响夜间睡眠。

3）创造一个安静、舒适的午睡环境，避免噪声和干扰，这有助于放松身心，更好地进入睡眠状态。

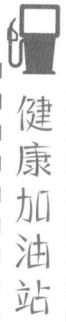

健康加油站

课后睡觉能增强对课堂内容的记忆

睡眠对陈述性记忆有很好的巩固作用，那么，能否用睡眠来巩固上课时学的内容呢？有科学家对 5 年级的学生进行研究，发现相比课后不睡觉的学生，课后睡一阵（大于 30 分钟），会使得学生对课上老师教授的科学和历史课程内容记得更加牢固，少于 30 分钟的睡眠则没有这种效果。这可能会对未来的教育有一定的指导作用。

（张继辉　封红亮　张丽清）

33. 间隔睡眠
是科学的吗

间隔睡眠又叫作多相睡眠，是为了缩短睡眠时间，把完整的睡眠分为碎片式的小睡进行。这种睡眠法的支持者希望通过限制睡眠时长来减少睡眠时间，节省出更多的时间用来工作和学习，但这真的可行吗？事实上，这并不科学。因为睡眠并不是一个单一的过程，而是快速眼动睡眠和非快速眼动睡眠两个不同时相周期性交替的过程，大约每90分钟进行一个小周期，成年人每晚有4~6个睡眠周期。其中，快速眼动睡眠可以促进和巩固记忆活动，恢复精力，而非快速眼动睡眠期则是促进生长、消除疲劳和恢复体力的主要阶段。将睡眠分段的间隔睡眠法会破坏正常的睡眠结构，使得深睡眠和快速眼动睡眠的比例减少，导致精力和体力得不到充分的恢复，生理节律出现紊乱。因此，我们应该尽可能保持睡眠的持续性和完整性。

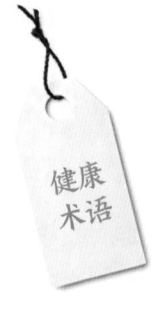

健康术语

间隔睡眠

间隔睡眠又称多相睡眠，是一种特殊睡眠模式，与传统的单相睡眠不同，它将一天的睡眠时间分成多个小段，每次睡眠时间较短，通常不超过30分钟。相比之下，传统的单相睡眠模式是一晚上连续睡眠6~8小时。

关键词

多相睡眠　间隔睡眠　分段式睡眠

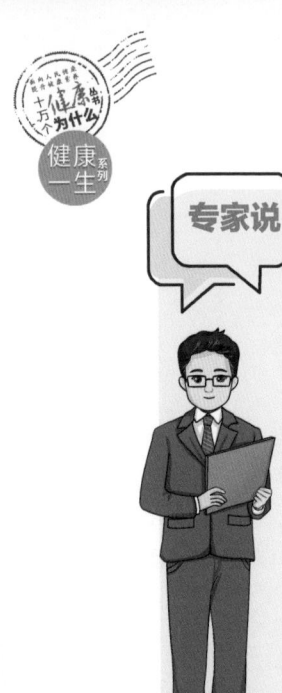

专家说

（1）**间隔睡眠与健康**：长期间隔睡眠可能导致一系列负面的健康后果，包括生长、发育和代谢受损，认知衰退加速，心血管疾病和糖尿病的发病风险增高等，甚至过早死亡。

（2）**间隔睡眠会影响白天的工作效率**：间隔睡眠扰乱了正常的夜间睡眠节律，降低白天的精力、体力和工作效率。

（3）**如何减少间隔睡眠的危害**：如果不得不将睡眠分段，必须在专业人士的指导下，充分了解自身的睡眠结构和模式，最大程度地减少间隔睡眠带来的危害。

1）每 3~4 天的间隔睡眠之前应该进行一次完整睡眠。

2）在碎片化的睡眠之间，避免进食高热量的食物，加重消化系统的负担。

3）如果出现头晕、恶心、心慌及情绪问题，应立即停止这样的睡眠方法并寻求医生的帮助。

（张继辉　封红亮　张丽清）

三

你我睡眠
不一样

34. 从小到大**睡眠结构**
在一直**变化**吗

是的，随着年龄的增长，人们的睡眠结构会发生变化。

（1）**婴儿：**睡眠结构非常不稳定，睡眠周期通常是 50 分钟到 1 小时。婴儿快速眼动睡眠占总睡眠时间的 50% 以上。

（2）**幼儿：**每天睡眠时间为 11~14 小时，睡眠结构包括较长的非快速眼动睡眠和逐渐减少的快速眼动睡眠。

（3）**学龄儿童：**学龄儿童每天睡眠时间为 9~12 小时，快速眼动睡眠时间占比减少到 20%~25%。

（4）**青少年：**每天睡眠时间为 8~10 小时，快速眼动睡眠时间占比下降到 20% 左右。

（5）**成年人：**每天睡眠时间为 7~9 小时，快速眼动睡眠时间进一步缩短。

（6）**老年人：**非快速眼动睡眠时间减少，快速眼动睡眠时间减少更明显。

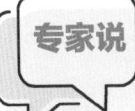

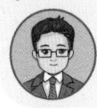

不同年龄段人群的睡眠结构和睡眠需求是不同的。了解睡眠变化规律，有助于人们更好地理解和管理自己的睡眠。

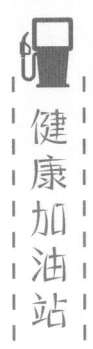

美国国家睡眠基金会的研究显示，婴儿的睡眠结构一般包括较多的快速眼动睡眠，而老年人的睡眠结构则以非快速眼动睡眠为主。在睡眠质量方面，婴儿和老年人也有明显差异。老年人比婴儿更容易受到干扰，老年人的睡眠质量也低于婴儿。

（黄志力　徐昕红）

35. 男性和女性的睡眠质量一样吗

男性和女性的睡眠质量有明显差异，男性比女性具有更高的睡眠深度，睡眠持续时间也更长。此外，男性的不规律睡眠模式更明显，而女性的睡眠活动不规律程度低。通过测量男性和女性的脑电图来确定睡眠结构的差异，结果发现，男性更加容易进入深睡眠状态。

专家说

女性的睡眠质量相对较差

1）生理因素：女性在月经期、妊娠期和更年期（围绝经期），因激素水平变化，会容易发生睡眠问题。女性

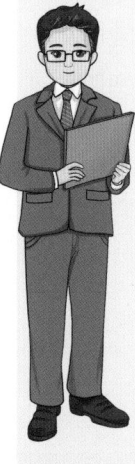

生理结构和身体组成也导致女性通常比男性更容易受到疼痛和不适因素的影响，从而导致睡眠质量下降。

2）心理因素：女性比男性敏感，容易感受压力和易受情绪影响，出现睡眠中断、浅睡眠和梦境频繁等问题。

3）环境因素：女性睡眠更容易受环境噪声、光线、温度和湿度等影响。

4）生活方式：女性比男性更有可能承担家庭抚养孩子的职责，这会影响她们的睡眠质量。饮食、锻炼、日常生活习惯等因素也会影响女性睡眠结构和质量。

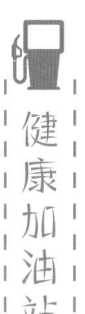

健康加油站

根据自身睡眠特点改善睡眠质量

男性和女性的睡眠结构差异是多种因素共同作用的结果，这些差异在不同年龄段和个体之间也可能会有所不同。了解这些因素有助于理解自己的睡眠习惯，并积极采取有效的干预措施，减少生理因素、心理因素、环境因素和生活方式等对睡眠结构的影响。

（黄志力　徐昕红）

36. **男性**和**女性**的 **睡眠时长**一样吗

男性和女性的睡眠时长存在一定的差异。总体而言，女性的平均睡眠时长比男性略长。这可能与女性的生理结构、激素水平和生活方式等有关；孕期和更年期女性的睡眠时长可能会受到影响。孕妇可能需要更多的睡眠来支持胎儿的健康发育，而更年期女性可能会经历睡眠障碍等问题。男性和女性的工作和生活压力不同，这也可能会影响睡眠时长和质量。

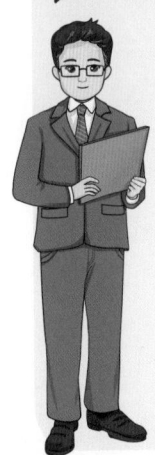

（1）**女性比男性需要更多睡眠时间**：研究发现，女性需要的睡眠时间比男性至少多出 20 分钟。原因在于女性更需要一脑多用，换而言之，女性大脑需要更多的恢复时间，以保持良好状态来处理日常生活中的各种事务。研究发现，女性的大脑构造与男性有所不同，使女性趋向于多任务化。女性更加灵活，可以同时处理多项任务。

（2）**女性睡眠不足更容易出现心理疾患**：女性在睡眠剥夺后，更容易受到焦虑症和抑郁症的困扰。

每个人的睡眠需要和时长都是不同的，而且男性和女性之间的差异并不绝对。重要的是要根据自己的需要和生活情况来制订适合自己的睡眠计划。如果睡眠时长不足或睡眠质量较差，应该采取措施改善睡眠习惯。

（黄志力　徐昕红）

37. 为什么**女性**的睡眠在**经期**前后容易出现变化

在月经周期的不同阶段，女性的生理和心理状态会有所不同，这些生理和心理上的变化可能会影响睡眠质量和睡眠结构。

（1）月经前期（卵泡期）：女性体内雌激素等激素水平下降，会引起情绪波动和焦虑等心理变化，可能导致失眠、睡眠中断、夜间醒来等睡眠问题。

（2）月经期：女性可能会经历腹痛、头痛和乳房胀痛等不适症状，这些症状会降低睡眠质量。

（3）**排卵期和黄体期：**女性体内的雌激素等激素水平会上升，这可能会改善睡眠质量。但也有些女性可能会经历梦境频繁、失眠和睡眠中断等问题。

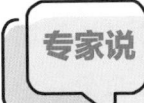

女性经期前后睡眠质量明显比其他时期差

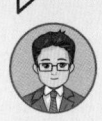
2011 年的一项研究表明，在经期前后，女性的失眠症状几乎增加 2 倍，而深睡眠减少约 30%。2016 年另一项研究发现，女性在经期前后觉醒次数更多、睡眠时间更短、睡眠质量更差。

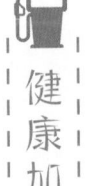

健康加油站

女性应加强睡眠管理，以确保睡眠质量

例如，通过规律睡眠时间、改善睡眠环境和进行放松练习等方法来减轻压力和促进睡眠。在月经前的一周可以增加睡眠时间，减少刺激性食物和饮料的摄入，以及减轻压力和缓解焦虑等。如果有痛经，可以在月经期间采用热敷或按摩等方式缓解痛经。

（黄志力　徐昕红）

38. **孕妈**睡不好，痛苦知多少

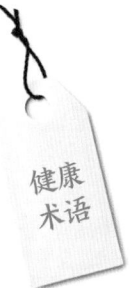
妊娠期体重增加、血管扩张、心脏负荷增加以及血液循环量增加，这些变化会导致孕妈容易出现睡眠障碍，如睡眠中断。此外，孕妈易出现兴奋症状，如夜间烦躁、胃肠道不适等，会加重睡眠障碍。研究发现，妊娠期的睡眠质量会随着孕周的增加而逐渐降低。妊娠晚期出现睡眠障碍的概率更高，如失眠、睡眠呼吸暂停综合征和睡眠腹肌痉挛综合征等。

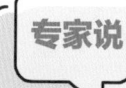

妊娠期

妊娠期亦称孕期，指从妇女受精后至胎儿娩出之间的一段时间。为了便于计算，妊娠期通常从末次月经的第一天算起，足月妊娠约为 280 天（40 周）。

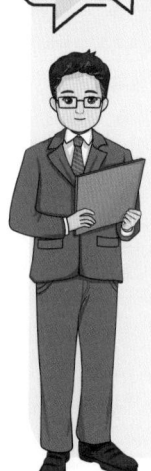

专家说

妊娠期睡眠期间还有以下机体功能变化：

（1）**多梦**：许多妇女在怀孕期间会梦见各种各样的事情，这可能与激素水平的变化有关，也可能与心理状态有关。

（2）**夜尿频繁**：在怀孕期间，子宫逐渐变大，对膀胱的压力也会逐渐增加，可能会导致夜尿频繁。此外，怀孕期间体液的增加可能会导致排尿频繁。

（3）**呼吸困难**：子宫的增大和子宫压迫到膈肌，

可能会引起呼吸困难。此外，孕妇在怀孕期间还可能经历一些呼吸系统的变化，例如鼻塞和哮喘。

（4）**夜间动作：**一些孕妇在怀孕期间可能会经历夜间动作，这可能与子宫增大、腹肌松弛和神经系统变化有关。

（5）**身体不适：**许多孕妇在怀孕期间可能会经历身体不适，例如背痛、腰痛和肌肉痉挛（俗称"抽筋"），这些也会影响睡眠。

孕妇应充分了解妊娠期睡眠变化，采取适当的治疗和管理措施，确保妊娠期安全和舒适。

（黄志力　徐昕红）

39. 为什么睡眠对**更年期女性**也不友好

更年期是女性生命中一个重要的生理阶段，其间会发生许多生理和心理变化，包括激素水平改变、身体状况变化以及情绪波动等。这些变化可能会影响女性的睡眠，包括失眠、易醒、睡眠质量下降等。此外，更年期还常常伴随着潮热、出汗等症状，这些症状会在夜间加剧，影响女性的睡眠。情绪问题，如焦虑、抑郁等，也会影响更年期女性的睡眠。

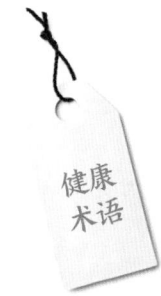

更年期 睡眠质量

更年期

更年期也称围绝经期，对女性来说，是指卵巢功能从旺盛状态逐渐衰退到完全消失的一个过渡时期，包括绝经和绝经前后的一段时间。更年期女性卵巢功能减退，垂体功能亢进，分泌过多的促性腺激素，引起自主神经功能紊乱，从而出现一系列程度不同的症状，如月经变化、面色潮红、心悸、失眠、乏力、抑郁、多虑、情绪不稳定、易激动、注意力难集中等。

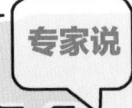

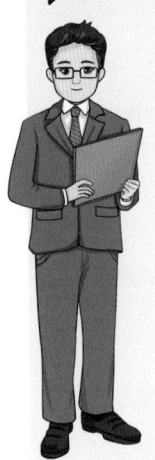

更年期会对女性睡眠质量产生负面影响

一项研究发现，报告自己的睡眠质量差的女性群体中，有 61% 是更年期女性，有 37% 是绝经前期女性，更年期女性睡眠质量显著低于绝经前期女性。更年期女性更容易出现睡眠深度不足、昼夜交替不良、失眠等症状。

另一项研究发现，更年期女性更容易存在睡眠障碍，有 15% 的更年期女性存在睡眠障碍，而只有 9% 绝经前期女性存在睡眠障碍。研究发现，更年期女性更容易出现失眠、入睡困难、睡眠效率低、睡眠时间短、睡眠质量差等症状。

如果女性在更年期出现睡眠问题，可以采取相应措施进行改善，如保持规律的睡眠时间、改善睡眠环境和做放松练习，避免饮酒和吸烟，注意饮食和锻炼等，以提高睡眠质量。如果睡眠问题持续存在，建议咨询医生，以获得帮助。

（黄志力　徐昕红）

40. 为什么**婴儿睡眠**时间那么长

关键词

婴儿 睡眠时长

婴儿出生后第一个月每天的睡眠时间为 16~17 小时，到 1 岁时缩短到每天 14~15 小时，而成年人大多每天睡眠 7~8 小时。婴儿睡眠时间长的原因主要有以下几点：

（1）大脑发育需要：睡眠是身体休息、修复和重建的重要过程，婴儿处于快速发育阶段，需要大量能量帮助大脑从日间的刺激和压力中恢复，睡眠有利于加速神经元和突触的生长和连接，促进大脑发育。

（2）身体生长和发育需要：婴儿的身体正在快速生长和发育，需要更多的时间来修复和增长组织和细胞。睡眠可以促进婴儿生长激素的释放，进一步促进身体的生长和发育。

（3）环境适应需要：婴儿刚出生后，需要逐渐适应新的环境和生活节奏。长时间睡眠有助于增强环境适应能力，同时有助于维持身体的平衡和健康。

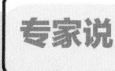

婴儿睡眠的重要性

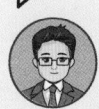

睡眠有助于维持婴儿的身体发育，对释放生长激素、稳定血糖、抵御病毒感染、发育脑细胞等都有重要作用。睡眠也有利于婴儿大脑发育，记忆和学习能

力的发展，以及调节婴儿的情绪和行为。婴儿缺乏睡眠会出现认知能力降低，语言能力减弱，以及记忆力和注意力的缺失。此外，睡眠不足会导致婴儿身体发育迟缓以及免疫力下降等问题。

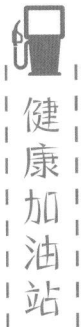

婴儿睡眠时间长是为了适应身体和大脑的发育需要，同时也有助于适应新环境和生活节奏。不过需要注意的是，每个婴儿的睡眠需求和习惯有所不同，父母应该根据自己孩子的实际情况和需求来合理安排和管理孩子的睡眠。

（黄志力　徐昕红）

41. 为什么**青少年睡眠**时间短也不会明显影响白天的**精神状态**

一些研究表明，青少年睡眠时间少于8小时，白天仍能保持良好的精神状态。这可能是因为青少年比成年人更容易调整自己的睡眠模式，使他们能够更好地适应短睡眠时间。但是，过度疲劳和长期睡眠不足可能会对青少年的身体和心理健康产生诸多负面影响，包括影响记忆和学习能力、引发焦虑和抑郁等问题。

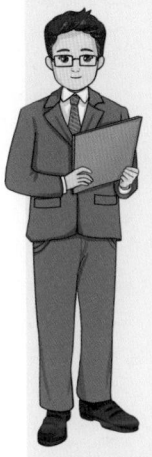

青少年阶段是人生中重要的生长发育期，青少年的身体和大脑都在快速发育，需要更多的睡眠时间来支持更多的能量和养分获取。青少年每天需要睡眠 8~10 小时，但是实际上很多青少年只有 6~7 小时的睡眠，这是因为他们的生物钟受到性激素的影响而发生了变化，导致他们往往更晚入睡，而早晨的起床时间通常是由学校或家长决定的，进而出现睡眠时间不足。

青少年睡眠时间短会影响白天的精神状态，然而这一点经常会被忽视。实际上，睡眠不足会对精神状态和学习表现产生负面影响。睡眠不足会影响青少年的注意力、记忆力、反应速度和情绪稳定性，这些都可能影响他们的日常表现和学习成绩。

健康加油站

睡眠令

2021 年 3 月 30 日，教育部办公厅印发《关于进一步加强中小学生睡眠管理工作的通知》，人们称之为"睡眠令"，对学生的睡眠时间、学校作息时间、就寝时间 3 个重要时间作出明确要求。

关键词

青少年　睡眠时长

（1）小学生每日睡眠时间应达到 10 小时，初中生应达到 9 小时，高中生应达到 8 小时。

（2）小学上午上课时间一般不早于 8：20，中学一般不早于 8：00。

（3）小学生就寝时间一般不晚于 21：20，初中生一般不晚于 22：00，高中生一般不晚于 23：00。

（黄志力　徐昕红）

42. 为什么很多**老年人睡眠不好**

随着年龄增长，睡眠质量会下降。

（1）**生物钟**：老年人的生物钟发生变化，这可能导致夜间频繁觉醒，或者清晨早醒并难以入睡。

（2）**代谢**：老年人身体代谢缓慢，需要的能量减少，因此睡眠时间和深度相应地减少。

（3）**身体状况**：老年人往往会患有慢性疾病，而这往往会影响睡眠质量。

（4）**药物使用**：老年人可能需要服用多种药物来治疗疾病，一些药物会影响睡眠。

（5）**心理因素：**老年人可能存在更大的生活压力和情绪问题，从而导致失眠。

（6）**睡眠环境：**老年人可能对环境噪声和光线更敏感，从而影响睡眠质量。

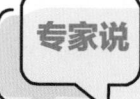

老年人睡眠不好会增加患病风险

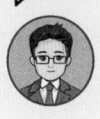

　　老年人睡眠质量下降会增加心血管疾病患病风险，加快认知功能减退，增加精神疾病和其他慢性疾病的发病风险。研究发现，睡眠质量差的老年人更容易患心脏病、癌症等疾病。老年人睡眠不足会出现认知功能减退，这将会影响他们的日常活动水平。

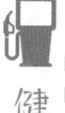

健康加油站

采取措施改善老年人睡眠

　　建立规律睡眠时间，创造良好睡眠环境，避免在晚上和睡前吸烟、喝咖啡、饮酒，适当锻炼身体，调整药物使用时间和剂量，消除睡眠环境中的噪声和光线干扰。如有睡眠问题，寻求医生帮助。

（黄志力　徐昕红）

43. 为什么有人**运动后**睡得香，有人运动后**兴奋**睡不着

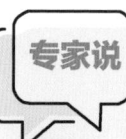
　　人们运动后睡眠表现的差异可能与运动对身体产生的生理反应有关。在运动中，身体会释放内啡肽、多巴胺等神经递质和内分泌激素，这些物质有助于减轻压力、缓解疼痛、提高情绪，同时还能帮助身体放松、调节体温和血压。这些生理反应有助于入睡并保持睡眠。另一方面，有些人在运动后出现肾上腺素大量分泌，导致兴奋不安，难以入睡。运动时间和环境因素也可能影响一个人在运动后的睡眠情况。

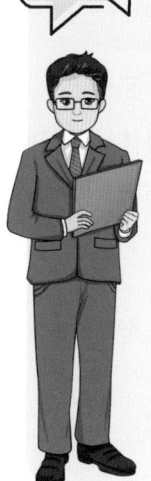

专家说

运动能否提高睡眠质量受多种因素影响：

　　（1）体质：体质和代谢水平不同，对运动的反应会有所不同。通常来说，运动后人体会分泌一些能够帮助入睡的物质，如内啡肽和褪黑素等，但是不同个体这些物质的分泌量和作用效果会有所差异。

　　（2）运动强度和时机：强度小的运动有利于放松身心，促进睡眠；而强度大的运动则可能导致身体兴奋，难以入睡。此外，运动时机也很重要，如果在睡前 2 小时内进行强度较大的运动，会导致身体兴奋，影响睡眠。

（3）环境：环境因素也会影响运动后睡眠。如果运动后立即进入嘈杂或光线明亮的环境，可能会干扰睡眠。

因此，即使是同一种运动，不同的人也可能有不同的反应。如果发现运动后兴奋难以入睡，应考虑适当缩小运动强度、调整运动时机，或者营造舒适的睡眠环境等。

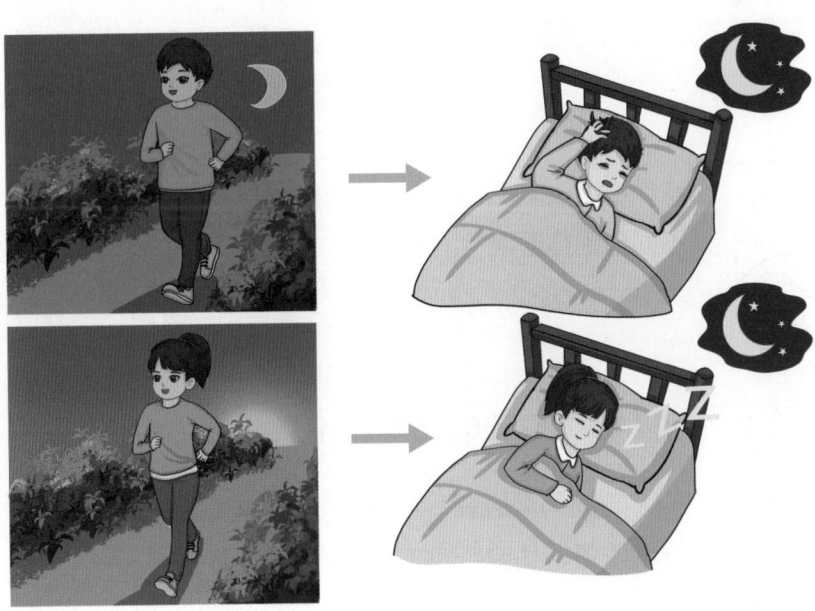

（黄志力　徐昕红）

44. 健康睡眠
有统一的**睡姿**吗

　　健康睡眠并不存在统一的、适用于所有人的睡姿，因为每个人的年龄、身体构造、身体状况、个人习惯等都不同。但是，一些基本的睡姿建议可以帮助您更好休息，例如：保持脊柱和颈部的自然曲线，不要过于弯曲或扭曲身体，避免仰卧位睡眠（可能会导致鼾声和睡眠窒息等问题）。选择适合自己的睡姿，可以帮助缓解身体疼痛和提高睡眠质量。

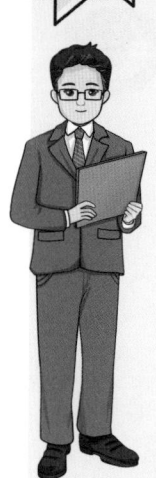

不同睡姿与健康

　　（1）侧卧睡姿：侧卧睡姿最常见，可以缓解背部压力、减轻酸痛感、促进呼吸和消化。同时，左侧卧可以减少胃酸反流，右侧卧则有助于缓解背部疼痛。

　　（2）仰卧睡姿：仰卧睡姿可以保持颈部和脊椎的自然位置，适合那些有颈椎和腰椎问题的人。不过，仰卧睡姿可能导致打鼾（俗称打呼噜）和呼吸不畅，容易影响睡眠质量。

　　（3）俯卧睡姿：俯卧睡姿适合那些有轻度睡眠呼吸暂停的人，因为俯卧可以促进空气流通，减少呼吸困难。但是，俯卧睡姿可能会对颈椎造成压力，不适合那些有颈椎问题的人。

关于睡姿与健康的不同声音

医学上的一项研究发现，大多数人都有自己喜欢的睡眠姿势，这种睡姿对他们来说是最有利的。睡眠姿势并不影响人们的健康，舒服的睡姿可以保证良好的睡眠质量。

选择适合自己身体构造和睡眠需求的舒适睡姿是最重要的，同时需要注意睡眠环境的舒适度，如床垫、枕头、温度等因素。如果有睡眠问题或身体不适，建议咨询医生或睡眠专家的意见。

（黄志力　徐昕红）

45. 为什么有的人
出差、旅行的第一晚
总睡不好

出差或旅行第一晚睡不好，俗称"认床"，又称"首夜效应""旅行综合征"。这是由于身体受到新环境的刺激，比如新房、新床、新气味和噪声等，导致身体和大脑处于更加警觉的状态。通常出差、旅行还伴随着兴奋，也会影响睡眠质量。如果跨时区，人体生物钟失调也会导致睡眠质量变差。

专家说

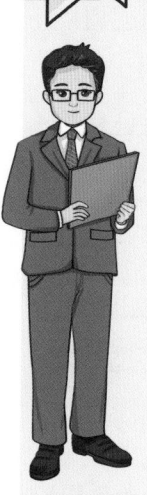

（1）旅行综合征：旅行者可能出现疲劳、头痛、失眠、恶心、食欲缺乏等症状。这些症状的出现是由于人体对新环境的不适应，以及时差引起的生物钟失调。据统计，经常出差或旅行的人中，30%以上的人有旅行综合征的症状。特别是跨时区旅行，生物钟失调会更严重。此外，如果旅行者同时承受着工作压力，旅行综合征症状可能更加明显。

（2）改善旅行综合征的措施

1）尽可能创造舒适的睡眠环境，如使用眼罩、耳塞等工具减少光线和噪声干扰。

2）在跨时区旅行前调整自己的生物钟，如提前或推迟入睡和醒来时间。

3）运用放松、冥想等技巧减轻紧张和焦虑。

4）尽量让自己感到安全和舒适，如选择受到好评的酒店或旅店住宿，或者携带熟悉的床上用品等。

5）在旅行期间可以适当做一些保健品准备，以帮助调节自己的睡眠。

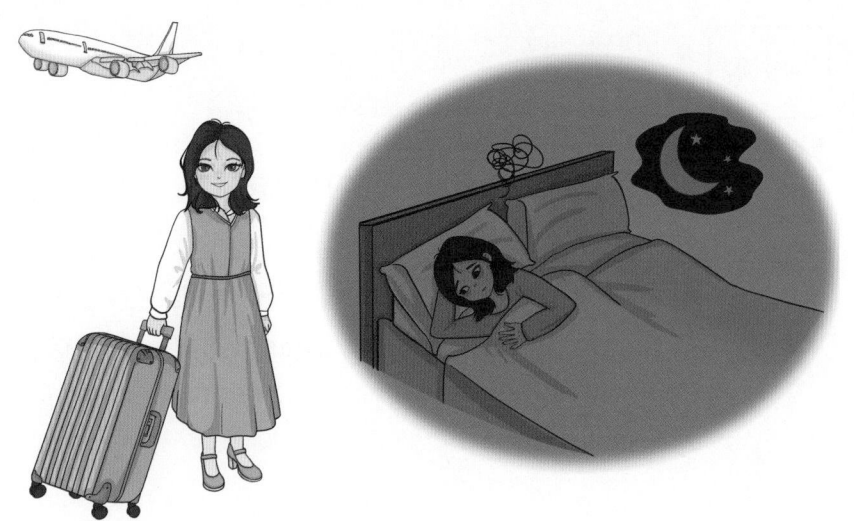

（黄志力　徐昕红）

46. 为什么有的人总是一副**睡不醒**的样子

　　每个人的睡眠需求不同，有些人可能需要更多的睡眠时间才能感觉精力充沛，而有些人可能只需要很少的睡眠时间。如果一个人睡眠时长够，不觉得疲倦，并且能够保持良好的注意力和认知表现，那么这个人的睡眠习惯就可以被认为是健康的，就没有必要劝他少睡。相反，如果一个人睡眠时间充足但精力不足，总是一副睡不醒的样子，那么他可能需要考虑改变自己的睡眠习惯，如改变睡眠环境、睡眠时间等，来提高睡眠质量和效率。

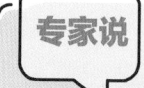

评估睡眠习惯以确定是否需要作出改变

　　每个人的睡眠需求和习惯都不同，所以并不是所有人都需要相同的睡眠时间。一般成年人每晚的睡眠时间为 7~8 小时，但是有些人可能需要更多的睡眠，有些人则需要较少。因此，如果一个人感觉自己每天需要更多的睡眠，那么就不一定需要劝他少睡点。

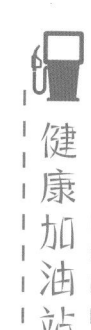

健康加油站

　　如果睡眠太多且影响日常生活，需要采取措施改变睡眠习惯。

　　（1）建立健康的睡眠习惯，如每晚在相同的时间上床睡觉，创造舒适的睡眠环境，避免使用电子设备等刺激性物品，提高睡眠质量，减少睡眠时长。

　　（2）通过规律的运动、放松练习或运用冥想等方法来减轻压力和焦虑，提高睡眠质量，减少睡眠时长。

　　如果以上方法不能解决问题，那么就需要咨询医生或睡眠专家以获得更深入的建议和治疗。

（黄志力　徐昕红）

四

梦里梦外
知多少

47. 人为什么会**做梦**，做梦有什么**意义**

关键词

梦境　快速眼动睡眠

做梦是最神秘和最令人着迷的生物现象，梦包括在睡眠中经历的图像、思想和情感等。关于为什么会做梦，现在还没有定论。最新的研究为做梦的原因提出了多个新的理论：威胁模拟理论认为，梦是一种古老的防御机制，它能反复模拟潜在的威胁事件，提供进化上的优势；连续论则认为脑的精神活动有连续性，梦境可反映日前的大脑活动；激活 - 合成理论认为脑桥产生了内源性激活信号，该信号激活了记忆相关脑区，并被视皮层合成为有意义的片段，这样的片段成为了梦境的本体。

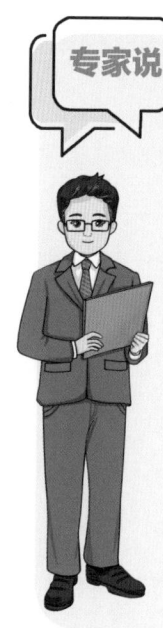

专家说

梦境的本质为大脑思维网络所进行的自发活动。但梦境本身可能并无特殊意义，它可能仅仅是快速眼动睡眠进行信息处理的副产品。在快速眼动睡眠期，一方面记忆信息重演，导致思维网络激活，是塑造思维网络处理信息的方式。另一方面，快速眼动睡眠对已获得的记忆进行再处理，包括重要记忆信息的巩固和非必要信息的删除等。无论是思维网络处理信息方式的塑造，还是具体记忆信息的巩固，都需要思维和记忆网络的重新激活。当记忆和思维被重新激活时，梦境也随之产生。

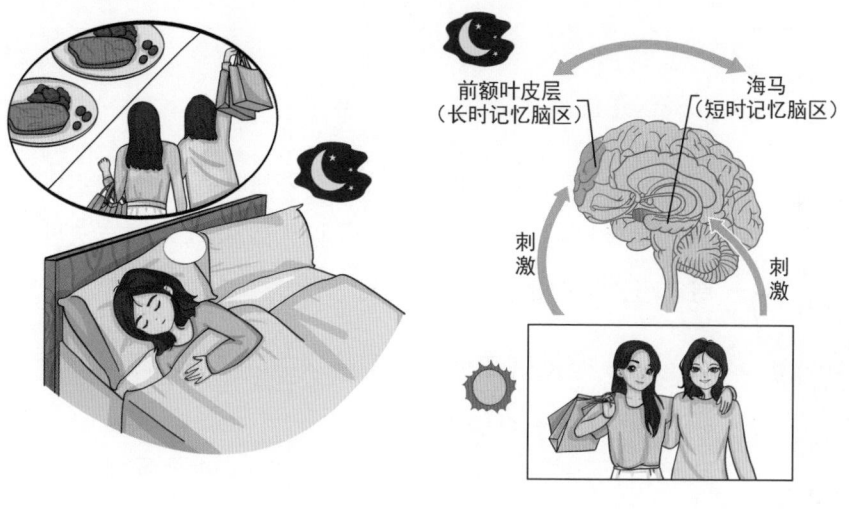

前额叶皮层
（长时记忆脑区）

海马
（短时记忆脑区）

刺激

刺激

（何　超　胡志安）

48. 有的人**从来不做梦**，是真的吗

　　有些人说他从不做梦，实际上他不是不做梦，只是他做的梦没有被记住而已。有研究发现，人们在非快速眼动睡眠期的梦通常是简单的想法，而快速眼动睡眠期的梦则是复杂的沉浸式体验，如果把非快速眼动睡眠期的梦比作一幅画，那么快速眼动睡眠期的梦则是一部电影，并且做梦者是参与其中的演员。人能否记得自己的梦主要取决于在哪个阶段醒来，即从正在做梦的睡眠阶段醒来，人们才会记住苏醒时当下的梦，而前面的梦境则会被掩盖。

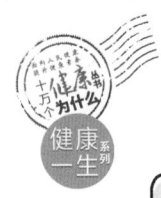

关键词

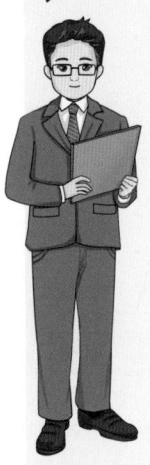

梦 快速眼动睡眠

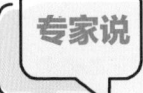**专家说** 如何纠正失眠多梦？

（1）首先要正确认识失眠多梦的现象，减少对失眠的焦虑情绪。可以通过深呼吸和放松肌肉的方法使身体进入较好的入睡前状态。

（2）坚持规律运动，调整好生活作息。每周 3~4 次运动，每次 20 分钟以上，会使睡眠效果有明显改善，但需持之以恒，一般要坚持 3~4 个月才能够见效。

（3）睡前避免饮用咖啡、茶等带有兴奋剂的饮料，以及食用辛辣、碳水化合物含量高或含糖的食物。

（4）尽可能避免使用镇静药或催眠药，服用药物只能暂时缓解失眠症状，不能根治失眠。不得已需服用催眠药时，可以与医生讨论最佳治疗计划，然后谨遵医嘱，规范用药。

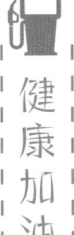

健康加油站

无梦睡眠

无梦睡眠指睡眠中不会做梦。这可能是由药物滥用引起的。过度饮酒会导致激素释放，干扰快速眼动睡眠和做梦。另外，睡眠障碍，包括睡眠呼吸暂停、失眠和睡眠不足综合征，也可能导致无梦。

（何　超　胡志安）

49. "一夜无梦"是
说明**睡得香**吗

关键词

梦境　睡眠深度

　　我们在现实生活中经常用"一夜无梦"形容睡觉睡得香，但是"一夜无梦"真的是一件好事吗？事实上，做梦是正常的生理现象，通常发生在深睡眠后的快速眼动睡眠期，因此做梦的次数反映了睡眠的节律。若是从不做梦，则整夜都处在深睡眠，这不利于健康。但是如果整夜都在做梦，那也无法得到良好的休息，这严重影响正常的生理、心理状态。这样看来，睡眠质量的好坏，与是否做梦没有直接关系，真正影响睡眠质量的是睡眠的深度。睡眠质量差的人，往往是因为睡眠深度比较浅，容易从睡梦中惊醒，因此记得梦境的部分内容，进而误将做梦与睡眠质量不好联系起来。

专家说

做梦与健康的关系

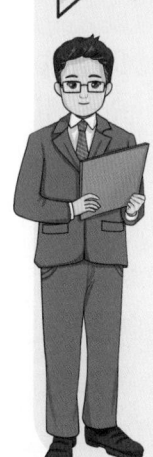

　　正常情况下，做梦有利于健康。人在睡梦中，大脑并不是完全处于休眠状态，部分脑区仍然处于活跃状态。通常认为做梦有助于记忆的巩固。另外，左右大脑半球的活动模式在睡梦中与觉醒期间是不同的。当我们处于觉醒期，左侧大脑半球活动更强；而在睡梦期，右侧大脑半球更为活跃。这种活跃状态的转变，保证了不同脑区正常的工作／休眠周期，协调了机体正常的生理活动。

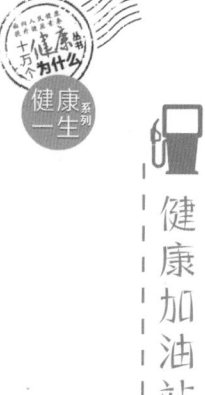

做梦过多的坏处

事实上，当睡眠质量不高、睡眠深度不够深时，我们很容易从睡梦中惊醒，并且很容易记得自己的梦境。因此，做梦次数增多提示我们正常的睡眠结构遭到了破坏。正常的睡眠节律发生异常会导致体内激素分泌失衡，各项生理功能出现异常，可能表现为易怒、焦虑、神经质、痤疮、肥胖、出现幻觉、记忆障碍等，导致睡醒后精神状态不佳，影响第二天的工作状态。睡眠节律失衡会影响自主神经的节律，甚至还会引起心血管疾病等严重的后果。

（何　超　胡志安）

50. **清醒梦**是怎么回事

有时候人们可能有这样的体验，做梦的过程中，不仅梦的场景非常真实可信，而且还感觉到可以主宰自己的梦，可以控制场景里的一切事物，同时还能意识到自己正在做梦，做梦者在梦中可以有同清醒时一样的思考能力、记忆能力、决策能力。这种现象被科学家们称作清醒梦，又名清明梦、明晰梦。清醒梦通常发生在睡眠周期中的快速眼动睡眠期，清醒梦同普通梦最大的区别就是梦者可以清楚地意识到自己正在做梦但是又不会醒来。然而清醒梦也不是每次睡眠都会出现，清醒梦发生的概率因人而异，据统计，大约有 50% 的成年人会经历清醒梦。

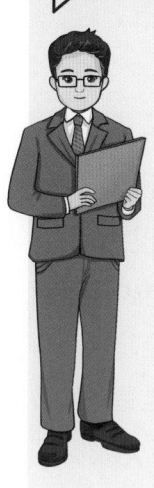

（1）清醒梦期间可以和外界互通信息：研究表明，正在经历清醒梦的人，可以通过眼球左右运动告知实验者他正在经历清醒梦，同时也可以通过眼动或者面部肌肉收缩回答实验者的问题、进行简单的计算。

（2）如何判断自己是否经历清醒梦？每天早上醒来后，尽快记录自己的梦境，尽量回忆梦中的细节，如果发现在梦中可以有意识地控制自己的行为，可以让梦的内容按照自己的意愿改变，那么很可能经历了清醒梦。

（3）哪些人发生清醒梦的概率更高？发作性睡病患者可能更容易经历清醒梦，经常进行有意识的训练也可以提高发生清醒梦的概率。当然，也有人天生就经常经历清醒梦。

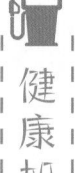

健康加油站

　　清醒梦和睡眠障碍间存在一定的关系。睡眠障碍可能会影响人们进入清醒梦的状态，因为睡眠障碍会影响人们的睡眠周期，从而减少或者打乱快速眼动睡眠的时间，而快速眼动睡眠阶段正是经历清醒梦的关键阶段，因此，睡眠障碍可能会降低人们经历清醒梦的概率。同时，清醒梦也可能会影响人们的睡眠质量，因为清醒梦期间大脑处于高度活跃的状态，这可能导致人们在经历清醒梦后难以入睡或者睡眠质量下降，因此，不建议有睡眠障碍的人进行清醒梦练习。

（何　超　胡志安）

关键词

清醒梦　自我意识　快速眼动睡眠

51. 为什么有人会在 睡梦中行走

关键词

梦游症　非快速眼动睡眠

梦游是睡眠中自行下床行动，而后再回床继续睡眠的现象。这一现象虽被称为梦游，但事实上与做梦无关。因此，这一现象被称为"睡中行走"较为符合事实。梦游在儿童中更常见，通常在青少年时期就会消失。梦游的人可能会有如下表现：起床，四处走走；坐起来，睁开眼睛；眼神呆滞；不回应或不与他人沟通；在发作期间很难醒来；被唤醒后短时间内迷失方向或困惑；不记得刚刚发生的事；因为睡眠受到干扰而在白天出现功能障碍问题。有时，梦游的人还会出现日常活动，比如穿衣服、说话或吃饭，离开家，开车，受伤，如从楼梯上摔下来或从窗户跳出去，在醒来后的短暂混乱期间或偶尔在梦游期间变得暴力。

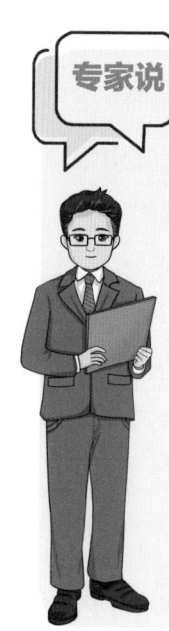

专家说

（1）发生的机制：梦游的发生离不开脑认知中枢。当思维、记忆中枢受到充分抑制而感觉中枢和运动中枢抑制不足时，感觉中枢和运动中枢意外地出现高节律神经活动从而处于工作状态，而且由于感觉皮质存在向运动皮质的直接投射，其感觉信息尤其是视觉影像会直接刺激并控制运动皮质进行运动输出，导致梦游症，或称睡行症。

（2）危险因素：可能增加梦游风险的因素包括：①遗传：梦游似乎有家族遗传倾向。如果父母中有一方有梦游史，则子女梦游的情况会相对常见；如果父母双方都有梦游史，那么子女梦游的情况会更常见。②年龄：梦游在儿童中更常见，在成年期发病更可能与其他潜在疾病有关。

偶尔发生的梦游通常不需要担心，会消失，可以在例行体检或儿童健康检查中简单地提及梦游。但是，如果梦游出现以下情况，请咨询医生：经常发生，例如，1 周不止 1~2 次或一晚上几次；对梦游者或他人造成危险或伤害；对家庭成员或梦游者造成严重的睡眠干扰；导致白天过度嗜睡或出现功能问题；在成年后第一次出现；从儿童期一直持续到青少年时期。

（何　超　胡志安）

52. 为什么有的人夜里经常**说梦话**

几乎每个人都经历过和说梦话相关的事情。有些人入睡后经常做梦，并且会说话、唱歌或哭笑等，有时还是连贯的言语或成段地述说；甚至个别人在说梦话时，如果有人在旁边插话，他还能够产生对答；而有的梦话构音并不清晰，或仅是只言片语。

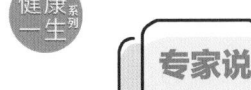

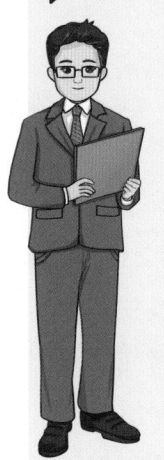

关键词

说梦话 梦呓 梦语症

（1）说梦话是一种正常的现象吗？梦话，在医学中被称为"梦呓""梦语症"，通常指在睡眠中讲话或者发出除鼾声外的唱歌、哭笑、嘟囔等声音，清醒后本人不能回忆的现象。日常生活中，说梦话很常见。劳累、紧张或者有一些兴奋性事件刺激后，可能就会出现说梦话的症状。目前更多地认为，说梦话是一种功能性或情绪性的表现，所以并未将其定义为一种疾病。说梦话往往是生理性的，如果对整体睡眠质量没有产生影响，也不需要进行治疗。

（2）为什么有些人会在夜里经常说梦话呢？说梦话可以发生在睡眠的任何阶段。人体进入睡眠状态以后，大脑进入一种广泛抑制的状态，但各个功能系统受到抑制的程度不同。当语言输出系统处于抑制不足的状态时，人们就会说梦话。

（3）如何避免经常说梦话呢？避免经常说梦话的关键在于提高睡眠的质量。影响睡眠质量的因素很多，如环境因素、健康状况、心理状况等。因此，避免经常说梦话可以从以下几方面入手：

1）改善睡眠的环境。保持睡眠环境的舒适，温度适宜、安静、避光的环境更有助于睡眠。

2）避免过多摄入刺激性的食物或饮品，如辣椒、浓茶、咖啡等。

3）运动要适量。运动不能过度，尤其是在上床睡觉前，不要进行剧烈的运动。

4）在睡前可以通过冥想等方式使大脑得到休息，放松身心，提高睡眠质量。

健康加油站

正确看待梦语症是十分必要的。梦语症通常预后良好，大多数不需要药物治疗。必要时可以进行心理行为学调适，缓解压力。但若为某些心理、躯体疾病的一种反应或与其他睡眠障碍合并出现，则应进行相应治疗。

（任栓成　胡志安）

53. 为什么**梦魇**那么真实、可怕，该怎么**避免**呢

梦境有时是美好的，但有时梦境也可以是恐怖可怕的，很多人甚至因为梦中恐怖的经历而出现心动过速、呼吸困难。梦魇指的是恐怖的噩梦。大多数人都有因为噩梦惊醒的经历，有时虽然梦醒了，可仍觉得一切历历在目，仿佛梦境就是现实中发生的事情一样。

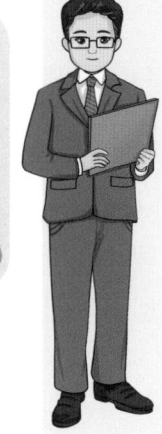

人们每天都需要睡眠，那么该如何避免梦魇的发生呢？

（1）梦魇常常最早发生于儿童期，并且贯穿整个年龄段。梦魇的发生与生活压力、焦虑、心理障碍及创伤具有很强的关联性。梦魇不都为病理性的，但是当梦魇的发生过于频繁并且强烈影响到个人的生活、社交和情绪时，则称为梦魇障碍。偶尔一次的梦魇，并不需要太过担心。

（2）如何避免梦魇呢？

1）梦魇可能是生活压力的另一个体现，所以在日常生活中要防止过度疲劳，适当自我疏解抑郁、焦虑等不良情绪，保证心理健康。

2）日常生活中进行适当的体育锻炼，加强营养，增强体质，缩短入眠的时间，提高睡眠质量。

3）在睡前可听舒缓的音乐放松身心，避免阅读、观看恐怖刺激的书刊、影音，减少不必要的不良刺激，让大脑在放松的环境中入眠。

如果梦魇频繁发生且梦魇后心动过速等不适感受持续在日间出现，就要引起重视，必要时前往医院就诊。

（任栓成　胡志安）

54. "日有所思，夜有所梦"的科学依据是什么

关键词

@

梦　睡眠　记忆提取

人们常说"日有所思夜有所梦"，意思是白天常常思考的事情，在夜晚的睡眠过程中可能以梦的形式呈现。早晨醒来回忆自己在夜间所做的梦，往往可以意识到梦境中的情景来源于日常生活中的碎片化经历，却不完全是过往经历场景的重现。

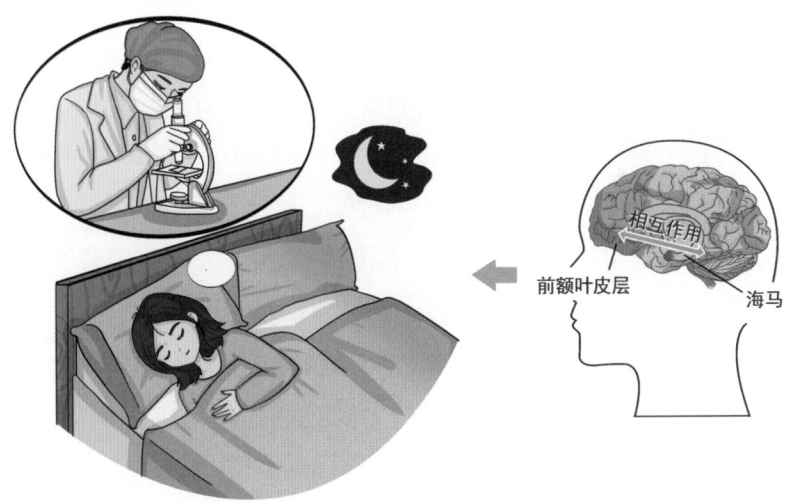

相互作用

前额叶皮层　　　海马

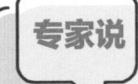

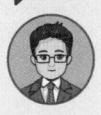

在睡眠期间，我们大脑会对白天经历的各种信息进行加工处理，特别是在快速眼动睡眠期，会使"记忆回声"得到提取，所以白天经历和思考的事情会在梦中得到重现。同时，神经细胞重放电使相关神经细

胞之间的连接增强，长期记忆得到巩固。在睡眠时，做梦还有利于在新的觉醒周期中形成记忆。

（任栓成　胡志安）

55. **现代科技**可以 **操控梦境**吗

目前人们还不能直接操控别人的梦境，但是可以通过某些仪器设备向做梦者导入提示信息，在一定程度上影响梦中出现的事物。例如，麻省理工学院神经科学团队推出的一套名为 Dormio 的造梦系统，在实验中该系统一旦检测到受试者进入睡眠，就在设定时间后触发音频，引导受试者回到睡眠临界状态，并播放提示音。经过反复多次循环，一半以上的受试者报告在梦里出现了与提示音相联系的场景。另外，普通人经过一定的训练，可以引导出清醒梦，在清醒梦状态下，做梦者可以有意识地控制自己的梦境，成为梦境的主动创造者。

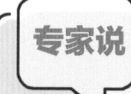 为什么不能直接操控别人的梦境？

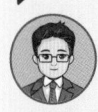 梦的产生源自大脑思维网络所进行的自发活动，不管在清醒状态还是在睡眠状态，目前都没有技术手段能直接控制别人的思维网络活动，所以无法直接操控别人的梦境。

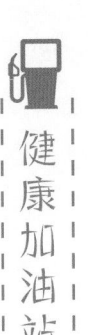

健康加油站

大多数人每晚平均会做 4~7 个梦，一个人白天遭遇的事件越深刻，导致做梦的可能性就越大。研究表明，做梦的频率更多是由近几天发生在身上或者印象十分深刻的事件的数量来决定，比如正在经历的压力或焦虑，会跟随着进入睡眠，增加做梦次数。

（闫 洁 胡志安）

56. 周公真的能"解梦"吗

关键词

周公解梦 预测

《周公解梦》是一本流传于民间的解梦书籍，其中的周公为周文王第四子，周武王的弟弟，姓姬名旦，封爵上公，故称周公。《周礼·春官》中曾提及梦的内容，将梦分为正梦、噩梦、思梦、寤梦、喜梦、惧梦六种，但是文献中并没有关于解梦的记载。另外，孔子曾以"吾不复梦见周公矣"，表

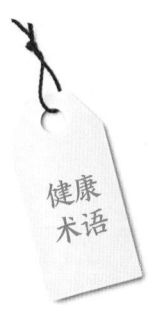

健康术语

记忆

记忆是大脑对客观事物的信息进行编码、储存和提取的认知过程，是进行思维、判断等脑高级功能活动的基础，与海马、前额叶皮层等记忆脑区的活动有关。良好的睡眠对记忆非常重要，有助于新记忆信息的巩固。

达对儒教礼乐难以兴盛的失落，故人们把周公和梦联系在一起，做梦被称为梦见周公。虽然周公有很多成就，但其中可能并不包含为解梦著书立说，《周公解梦》的内容多出自民间，只是借用周公的名号。《周公解梦》根据人的梦境占卜凶吉，是对梦境进行象征性分析和预测的一种方法，受到中国古代儒家、道家、阴阳五行等学说的影响，但是因为梦的内容是随机的，以此推测未来不具有可靠性。

专家说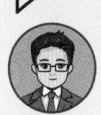

梦能否预见未来？

　　人在睡眠期间，思维活动基于记忆信息，可以对未来作出预测，相应的情景就会出现在梦中，这样的预测有可能与醒来以后真实世界发生的事情一致。但是在睡梦中思维活动作出预测的机制目前并不清楚，预测是否准确也具有随机性。

（闫　洁　胡志安）

57. 梦能否**洞察** **潜意识**思想和情绪

　　现代心理学将人的意识分为显意识和潜意识，显意识是人们认识到、并有一定目的控制的意识，潜意识是潜藏的、不自觉的意识。在

觉醒期间，人的思维活动往往
受到显意识控制，潜意识处于
压抑状态。在睡眠状态下，显
意识的控制力减弱，潜意识对
思维活动的影响增强，这时由
思维活动产生的梦境，可以在
一定程度上反映做梦者的潜意
识思想和情绪。

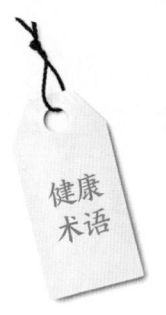

心理健康

　　心理健康指心理的各个方面及
活动过程处于一种良好或正常的状
态。心理健康的理想状态是保持性
格完好、智力正常、认知正确、情
感恰当、意志合理、态度积极、行
为恰当、适应良好的状态。

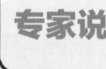

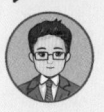

能否利用梦境信息改善心理健康？

　　心理学认为，记忆深刻的梦境、不断重复的梦境
和连续剧式的梦境往往反映做梦者对某些问题的思考
和情感反应，由专业工作者进行梦境分析，会有助于
做梦者探索自己的内心世界，并有针对性地调整自己
的心理和行为状态，建立更好的情绪调节能力，改善
心理健康。

（闫　洁　胡志安）

58. 有些**科学发现**是做梦"梦"出来的，这是真的吗

大多数人可能会有这样的经验，对于一件难以解决的事情，一觉醒来可能会有新的灵感。科学史上，有些科学发现确实是做梦"梦"出来的。一些科学家自述其所获得的重要科学发现源于梦中得到的启示，在自己的工作中受到梦的帮助，比如：门捷列夫梦见所有化学元素按一定规律摆放，醒来后写下并形成元素周期表；凯库勒梦见一条蛇咬住自己的尾巴旋转着，醒后画出草图勾勒出芳香化合物的苯环结构；德国药理学家洛伊按照梦境的提示，设计出证明乙酰胆碱参与神经传递的精巧实验。

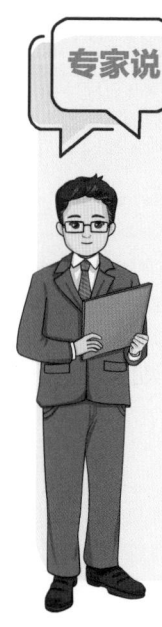

专家说

梦境内容复杂多样，大脑受到日常生活杂事、科学思考活动等多种刺激，在这几种力量同时发生作用的情况下，梦境通常表现得荒诞古怪，要想从这样的梦中得到科学的启示，概率非常低。科学家之所以能从杂乱的梦境获取科学灵感，是因为他们在对科学问题长期思考的基础上，"日有所思，夜有所梦"，梦境中的内容恰好与所思考的科学问题相符的概率增大了，且被他们及时抓取并清楚地记下来，从而有助于解决所关注的科学问题。

专门针对科学家进行的一项调查发现，在科学创造中没有人频繁受到梦境启发，经常受到启发者占 6%，时有受到启发者占 36%，偶有受到启发者占 29%，从未受到启发者占 29%。所以，任何科学发现都不是绝对的偶然，科学家只有在探究路上不懈地努力，经常认真思考，才会抓住一丝灵感。

（夏建霞　胡志安）

五

睡眠背后的
秘密

59. **睡着了**为什么还能**呼吸**

关键词

睡眠呼吸暂停　呼吸

　　研究表明，人的呼吸除了在少数情况下受到大脑的支配，多数情况下受延髓呼吸中枢的调节。在睡眠状态下，大脑皮质处于休息状态，但延髓还在维持正常的生理活动。延髓中的吸气神经细胞具有自主节律性，不需要大脑的控制也不需要外界的刺激便可以自动产生兴奋，通过传出神经控制部分呼吸肌的收缩。通过上述的过程，人们即使在睡眠状态也可以进行呼吸。

专家说

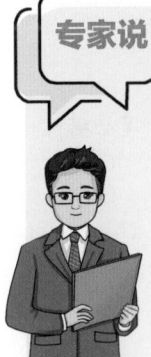

　　（1）睡眠呼吸暂停的危害：由于呼吸暂停引起反复发作的夜间低氧、高碳酸血症和睡眠不连续等，可导致高血压、冠心病、糖尿病和脑血管疾病等并发症，甚至引发夜间猝死。

　　（2）如何治疗睡眠呼吸暂停？

　　1）预防第一位。改善不良生活习惯，如吸烟、喝酒等。

　　2）加强体育锻炼、均衡营养，控制体重。

　　3）改变睡眠体位。仰卧位鼾声加重者可采取侧卧位睡眠。

　　4）睡眠期进行无创辅助通气治疗。

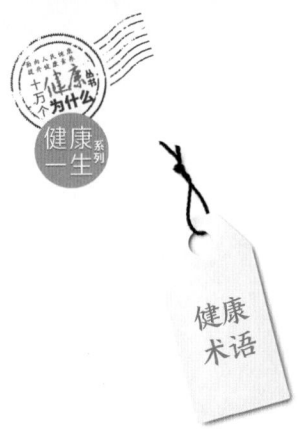

睡眠呼吸暂停

睡眠中间歇性地出现呼吸暂停，过了十几秒或者几十秒后伴随呼噜声，继而又出现之前的"憋气"，如此循环往复的现象被称为恶性打鼾，医学上称作睡眠呼吸暂停，最常见的原因是上呼吸道阻塞。睡眠呼吸暂停发作可造成严重危害，是一种有潜在致死性的睡眠呼吸疾病。对儿童而言，睡眠呼吸暂停可使儿童夜间反复觉醒、缺氧，从而影响大脑神经系统发育；可使儿童深睡眠减少，生长激素分泌减少，从而引起发育延缓；可使儿童出现腺样体面容，表现为颌骨变长、牙列不齐、上牙突出、嘴唇厚等。在成年人中，睡眠呼吸暂停患者因夜间频繁的呼吸暂停，反复血氧降低，刺激血压上升，容易出现高血压；患者在呼吸暂停期间常发生心律失常，如窦性心动过缓；患者也会出现不同类型、不同程度的认知障碍。

（时　杰　孟适秋　谭思琪）

60. 睡着了为什么还有心跳

睡眠状态下，人们的身体是完全放松的，且机体内众多生理功能都会发生显著的改变。然而，无论是清醒状态还是睡眠状态，泵血器官心脏始终在不停跳动。

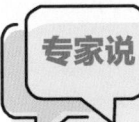

专家说

睡眠状态下心跳是如何维持的?

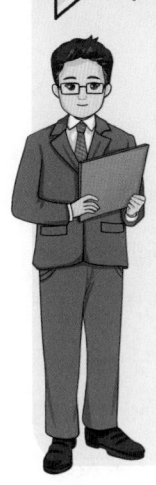

　　控制心跳的中枢称为心血管中枢,位于脑干的延髓。人在入睡时,大脑皮质处于休息状态,而独立于大脑意识活动的脑干仍在继续工作。心肌细胞具有自律性,即心肌组织在没有外来刺激的情况下,也能自动发生节律性兴奋。正常情况下,窦房结的自律性最高,它自动产生的兴奋依次激动心房肌、房室交界、房室束及其分支和心室肌,引起整个心脏兴奋和收缩。因此,即使在睡眠状态下也会有心跳。

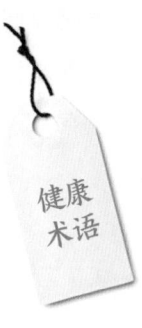

健康
术语

睡眠基准心率

　　睡眠基准心率是指在一段连续的时间中,睡眠状态下出现最多的心率数值。睡眠基准心率反映了个体在睡眠期间的基础心率水平,是判断心脏健康状态的重要依据。健康人群的睡眠基准心率为 55~65 次/min,证明心脏功能良好,负荷低。

（时　杰　孟适秋　谭思琪）

关键词

睡眠　心跳

61. **自然噪声**可以
促进入睡吗

　　众所周知，噪声影响人的正常学习、工作以及休息，甚至危害身体健康。但是，仔细观察可以发现，一到下雨天，听着淅淅沥沥的雨声人们更容易倒头大睡，此外，伴随着流水声、风声、鸟鸣声等也会睡得香甜，似乎这些自然噪声有着促进入睡的魔力。声学中，白噪声是指一段声音中的频率分量的功率在整个可听范围（0~20kHz）内都是均匀的，白噪声是一种单调的、有规律性的声音。科学家发现，大脑会对外界单调的、有规律的声音产生谐振，而这种谐振会使大脑处于一种安静的、相对不活跃的状态，同时产生疲劳感和困倦感，因此有促进睡眠的功能。理想的白噪声并不存在，但自然噪声是现实世界中最接近白噪声的一类声音，因此，森林虫鸣、山间鸟鸣、潺潺流水声等自然噪声具有促进入睡的功能。

　　（1）白噪声对睡眠的帮助

　　1）入睡时播放白噪声，能够增加睡眠深度，使隔天醒来具有更好的记忆力。

　　2）入睡时播放白噪声，可以缩短入睡时间，使入睡更快。

　　3）睡房内播放白噪声可以起到隔绝其他噪声的屏障作用，提升睡眠质量。

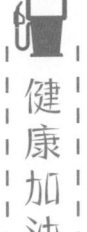

（2）白噪声发挥助眠功能的解释

1）白噪声信号可通过随机共振增强大脑在睡眠中的神经同步。睡眠过程中神经元的高度同步化的体现是慢波，它是三类主要神经振荡的复杂互相作用的结果。适合的白噪声可促进慢波振荡主导脑电波，使得神经元的同步性增强，从而促进睡眠。

2）白噪声具有遮掩其他声音的作用，可发挥屏蔽音的功能，使噪声难以被检测。因此，入睡时播放白噪声，人们夜间更难被唤醒，更不容易被外界声音影响，从而改善睡眠。

健康加油站

音乐辅助疗法改善睡眠

睡眠是一种自然休息状态，是机体适应白天和黑夜变化节律的重要生理活动。现有研究证实，睡前听舒缓、熟悉的音乐可以改善睡眠质量，加快入睡，提高睡眠效率；经常听快节奏音乐或单曲循环的人，容易产生"余音绕梁"现象，夜间觉醒次数增多，浅睡眠增多，睡眠质量更差。

（时　杰　孟适秋　谭思琪）

62. 为什么**母亲**
即使在**睡梦中**也能听到
婴儿的**哭声**

关键词

母亲　睡梦　婴儿哭声

　　妈妈们肯定会有这样的体验，一旦听到宝宝哭起来，便会三步并作两步赶紧过去看看发生了什么。即使是睡觉时，只要听到宝宝大哭，妈妈也会立刻从睡梦中醒来。这是为什么呢？研究表明，婴儿哭声对成年人来说是一种特殊的刺激，能够提升成年人的反应能力。很

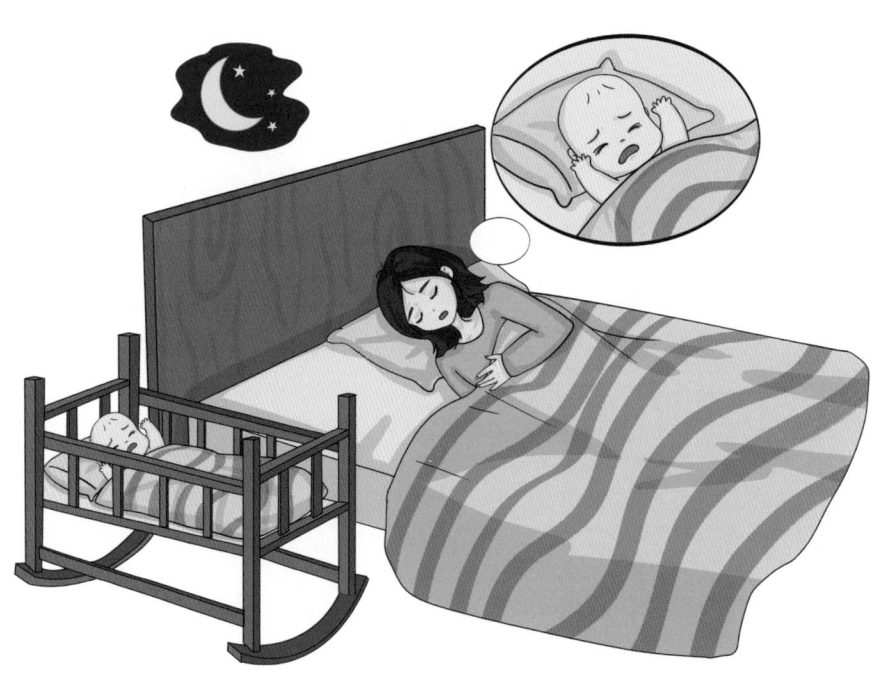

多人一听到婴儿哭声就会骤然紧张，甚至心率和血压都出现波动，这种现象在婴儿母亲身上尤为突出。研究人员解释称，这是在长期的进化过程中，人们出于照料后代的需要，大脑和身体自然进化出了对婴儿哭声特殊反应的本能。此外，女性对婴儿哭声的反应普遍比男性更为敏感，且更乐于参与照顾婴儿的活动，这是由女性特殊的大脑结构决定的。与男性相比，女性大脑中的灰质更多，且拥有更大的眶额皮层体积，这样的脑结构使女性在情绪加工方面更具优势，女性的情绪易感性也决定了其对婴儿哭声具有更加强烈的反应，即使是在睡梦中也能听到宝宝啼哭。

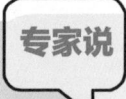

睡眠中的感官变化

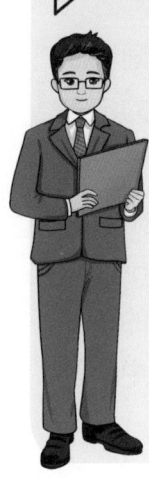

人在睡眠时，身体内部生理功能会发生改变，包括各类感官灵敏度的降低。一般而言，入睡后听觉是最灵敏的，其次是触觉，再次为视觉，而嗅觉是最为迟钝的。入睡后人的主观意识暂时"休眠"，但是对外调节刺激反应，对内控制着呼吸、心跳及感觉系统的自主神经仍持之以恒地工作着。因此，听觉、嗅觉等感官仍然在收集外界信息，以察觉环境中潜在的威胁。

（时　杰　孟适秋　谭思琪）

63. 有些**孩子**在睡觉时 **惊声尖叫**是怎么回事

孩子在半夜睡觉时出现惊声尖叫的现象，并且在早上醒来后不记得晚上发生的事情，导致家长强烈的不安。这可能是因为孩子患上了睡惊症。研究发现，全球可能有一半以上的儿童受到睡惊症的影响，但大多数情况下，随年龄增长，症状会逐渐消失，大多数儿童在青少年时期会自愈，因此家长不需要过分担心。

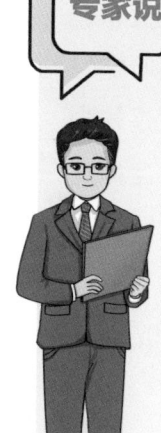

专家说

（1）面对睡惊症，家长该怎么做？偶尔的睡惊症无须担忧，家长可以采取一些措施来缓解孩子的不安和恐惧感，如在孩子的房间里放置夜灯，让孩子在睡觉时更有安全感。此外，确保孩子在睡眠时处于舒适的环境中，如温度适宜、噪声较小等。如果孩子睡惊症的症状较为严重，已经影响到了孩子和家人的正常生活，那么家长应该带孩子到正规医院的睡眠中心就医咨询。

（2）是什么导致了睡惊症？美国医学会儿科学会调查研究发现，如果父母有睡惊症病史，儿童更有可能发生睡惊症。同时有研究者发现，睡前的光刺激，如一些电子产品的使用也会诱发睡惊症。

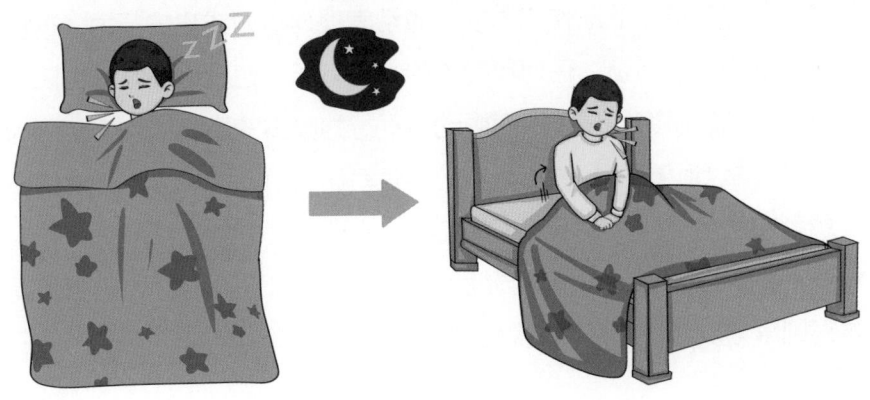

（时　杰　孟适秋　郑恩雨）

64. 为什么有的**老年人**睡觉时会**拳打脚踢**

　　有的老年人在夜里睡眠中会拳打脚踢、大声叫喊，醒来后发现身上青一块、紫一块的，并且能够回忆起自己做了噩梦，内容多为生气或受到惊吓。这到底是怎么一回事呢？其实，他们可能患上了快速眼动睡眠行为障碍。快速眼动睡眠行为障碍主要表现为快速眼动期间骨骼肌弛缓现象的消

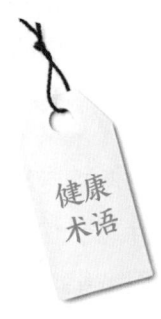

健康术语

快速眼动睡眠行为障碍

　　快速眼动睡眠行为障碍是指在快速眼动睡眠期出现的躯体肌张力弛缓现象消失以及演绎梦境相关的异常行为，通常表现为暴力或攻击行为，可导致自身或同床者受伤，并严重影响睡眠质量。

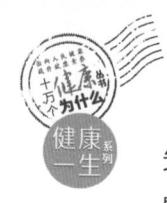

失以及演绎梦境中的动作和语言，通常表现为暴力或攻击行为，严重影响睡眠和生活质量。任何年龄段的人均有患快速眼动睡眠行为障碍的可能。临床研究发现，快速眼动睡眠行为障碍的患者以中老年人为主，尤其是 65 岁以上的老年人，发病率达到 0.5%~2%，其中约一半患者发病与一些神经系统疾病有关，主要包括阿尔茨海默病、帕金森病、多发性硬化、多系统萎缩等。青少年期快速眼动睡眠行为障碍发病则常与发作性睡病、肝脏肿瘤等疾病相关联。

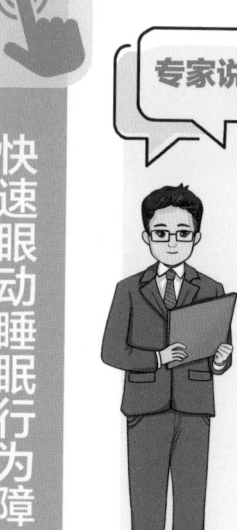

专家说

（1）**快速眼动睡眠行为障碍可能是神经退行性疾病的早期表现：**许多快速眼动睡眠行为障碍患者在发病后数年至数十年内发展为神经退行性疾病。一项临床研究表明，29 名快速眼动睡眠行为障碍患者在不到13 年的时间内，其中大约 40% 的患者发展为帕金森综合征。同时临床上也存在大量快速眼动睡眠行为障碍患者发展为路易体痴呆的案例。因此，一旦发现睡觉时有梦境伴有打拳、踢腿、叫喊等症状，应当马上到睡眠中心就医。

（2）**如何治疗快速眼动睡眠行为障碍？**临床上快速眼动睡眠行为障碍主要通过药物进行治疗。氯硝西泮对于快速眼动睡眠行为障碍症状的改善具有显著效果，患者在服用后，睡眠相关的攻击行为得到明显改善，同时睡眠质量得到显著提升。临床上发现，睡前服用褪黑素也可以降低骨骼肌张力，改善睡眠运动。

（时　杰　孟适秋　郑恩雨）

65. 睡觉时突然觉得 "**一脚踩空**" 是怎么回事

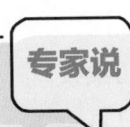
相信很多人都有过这样的经历，熟睡的时候突然全身剧烈抽动，感觉像是从高处不受控制地坠落，随之醒来但是并没有任何不适而且常常可以继续快速入睡。这种情况的发生很有可能是因为出现了睡眠惊跳。研究表明，睡眠惊跳的患病率高达 60%~70%，睡眠惊跳可以发生在任何年龄段，但主要常见于成年人。大多数专家认为睡眠惊跳是一种正常的生理现象，一般不需要进行治疗，无须过分担忧。

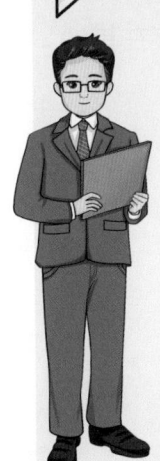

专家说

（1）**睡眠惊跳的诱发因素**：美国睡眠医学会表明，睡眠惊跳存在广泛的诱发因素，主要包括焦虑、剧烈运动、咖啡因及其他兴奋性物质等。

（2）**如何减少睡眠惊跳？** 虽然睡眠惊跳是一种正常的生理现象，但它还是会影响睡眠质量。我们可以通过以下几种方式来减少睡眠惊跳，获得高质量的睡眠。

1）适当锻炼：白天可以进行一些体育锻炼，锻炼的时间不宜过晚，尽量不要在晚饭后进行剧烈运动。

2）养成健康的饮食习惯：合理分配一日三餐的摄入量，晚餐不宜吃太多。尽量避免食用刺激性食物和饮料，如咖啡、酒水等。同时可以适当补充镁元素。

3）睡前可以通过用热水泡脚来缓解腿部的疲劳，促进下肢血液循环、新陈代谢。

（3）睡眠惊跳会让我们长高吗? 民间流传着这样一个说法，在睡觉时突然出现坠落感并惊醒，是因为在"踩空"的过程中长个儿了。事实上，这是一个错误的观念。夜间身体的发育主要是受生长激素控制的，而睡眠惊跳并不会促进生长激素的分泌，因此睡眠惊跳与长个子无关。

健康加油站

睡眠惊跳是一种很正常的生理现象，但如果夜间惊醒的频率过高，已经严重影响正常的睡眠以及白天的生活，应该去正规医院的睡眠科排查是否存在其他睡眠相关疾病。

（时 杰 孟适秋 郑恩雨）

66. 为什么有人会在**睡眠**中醒来**进食**

有的人白天总是浑浑噩噩、食欲缺乏，可一到晚上却变得神采奕奕、异常饥饿，明明到了睡前还是忍不住到厨房翻找食物，甚至睡着了也会突然醒来找东西吃，不吃就无法继续入睡。事实上，这种情况的发生很可能是因为患上了睡眠相关进食障碍。睡眠相关进食障碍的主要症状包括反复发作的睡眠 - 觉醒后不自主地饮食，并伴随意识水平的下降、事后记忆的受损等。随着生活压力越来越大，以及各种外卖软件和速食的普及，越来越多的人养成不吃早餐、晚上多吃的不健康饮食习惯，睡眠相关进食障碍患者的比例也逐年增高。人口学研究表明，约有 5% 的青少年患有睡眠相关进食障碍。同时有研究表明，成年起病的睡眠相关进食障碍患者多以女性为主。

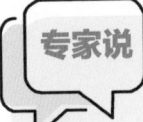

专家说

如何判断自己是否得了睡眠相关进食障碍？

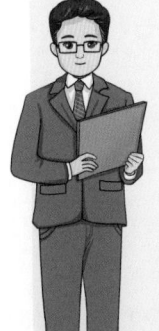

　　根据《睡眠障碍国际分类（第 3 版）》的诊断标准，同时符合以下 4 点才能够诊断为患有睡眠相关进食障碍：

　　（1）出现反复发作的睡眠期觉醒后的异常进食行为。

　　（2）不自主异常进食并伴随以下至少 1 项：

　　1）食用特殊形式或特殊搭配的食物，如未解冻的

关键词

睡眠相关进食障碍　焦虑　暴饮暴食

食品、生肉等。

2）在寻找或烹饪食物的过程中身体出现睡眠相关的伤害或受伤倾向，如龋齿、咬食异物导致的口腔损伤。

3）反复发生的夜间进食已经对健康产生不良影响，如肥胖、"三高"等。

（3）难以回忆夜间进食期间发生的事情。

（4）目前的症状无法用其他睡眠相关疾病、神经疾病、内科疾病等解释。

健康加油站

如果睡眠相关进食障碍无法得到缓解或变得更加严重，请获取更加专业的协助，比如到正规医院的神经科或睡眠科就医，或者联系专业的心理医生。

（时　杰　孟适秋　郑恩雨）

62. 孩子5岁以后睡觉还尿床是病吗

夜间遗尿症是儿童的一种常见疾病，研究表明大约10%的7岁儿童、5%的10岁儿童和0.5%~1%的成年人每周经历1次以上夜间遗尿。患者大于 5 岁，经常在睡眠中发生不自主的遗尿，每周发生 2 次以上，遗尿现象持续发生 3 个月以上，则被认为是夜间遗尿症。

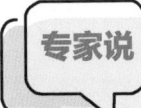

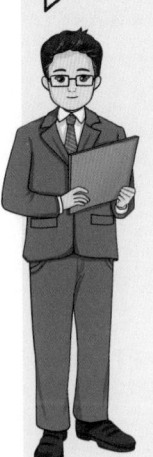

遗尿症可能是多种原因导致的：

（1）**遗传因素**：如果父母一方曾患有遗尿症，孩子患遗尿症的风险要高出 5~7 倍，如果父母双方在儿童期都曾患有遗尿症，则孩子患遗尿症的风险要高出 11 倍以上。

（2）**生理因素**：儿童的膀胱较小，当夜间产生的尿液超过功能性膀胱容量时，就可能出现尿床。

（3）**睡眠因素**：遗尿症通常被归类为睡眠障碍，发生在慢波睡眠觉醒期间。儿童无法从睡眠中唤醒而且无法抑制膀胱排空，就可能发生遗尿症。

（4）**疾病因素**：虽然由器质性病变造成的尿床状况并不多见，但是也不可以排除尿路感染、脊柱裂、高钙尿症等有可能引发尿床的疾病。

（5）**大脑发育障碍**：新生儿膀胱排空反射未受到抑制，排尿缺乏逼尿肌 - 括约肌协调性，通常仅涉及膀胱部分排空。从 2 岁开始，儿童抑制逼尿肌收缩的能力提高，膀胱和括约肌受到更高神经中枢的调节。在许多遗尿症儿童中，这种成熟过程受到限制或减慢。如果大脑皮质发育延迟，影响控制排尿的神经中枢，也会造成尿床。

（6）**心理因素**：如果儿童遭受精神刺激或心理创伤，便有可能会出现尿床，这种更多是继发性遗尿症的病因。

儿童　睡眠　夜间遗尿症

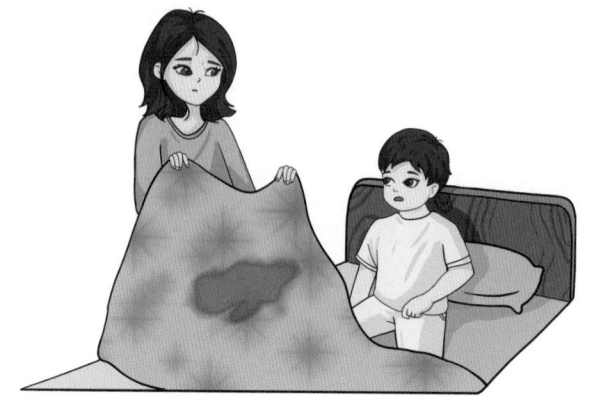

（时　杰　孟适秋　宇文婷）

68. "鬼压床"是真的吗

"鬼压床"在医学上称为睡眠麻痹（睡瘫），是指在入睡或醒来时，自主肌肉运动受到抑制，眼部和呼吸运动保持不变，对周围环境感知清晰，通常伴有幻觉，如幻听、感觉胸部有压力等。睡眠麻痹是发作性睡病的主要特征之一，与发作性睡病无关的睡眠麻痹称为孤立性睡眠麻痹，表现为入睡时或从睡眠中醒来时躯干和所有肢体的反复无法移动。每次发作可持续几秒钟到几分钟，并引起显著的痛苦，

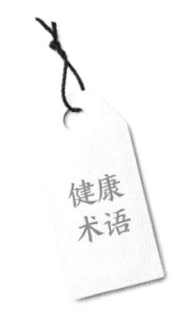

发作性睡病

发作性睡病是一种以难以控制的白天过度嗜睡、发作性猝倒、睡眠麻痹、入睡前幻觉和夜间睡眠紊乱为主要表现的慢性神经系统疾病，主要分为两型：①Ⅰ型发作性睡病，以脑脊液中下丘脑分泌素-1 的水平显著下

包括睡前焦虑或对睡眠的恐惧。这种睡眠紊乱不能用另一种睡眠障碍（尤其是发作性睡病）、精神障碍、药物或物质使用来解释。

降为重要指标；②Ⅱ型发作性睡病，既往称为非猝倒型发作性睡病，脑脊液中下丘脑分泌素 -1 的水平无显著下降。

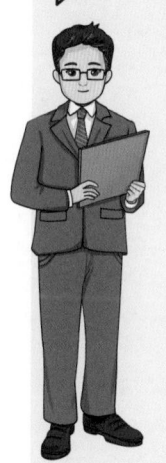

研究发现多种因素与睡眠麻痹有关，如焦虑症、心理压力大、睡眠质量差、睡眠障碍、饮酒、暴露于创伤事件和睡眠麻痹家族史。睡眠麻痹一般发生在快速眼动期，即进入熟睡后开始做梦的睡眠周期。在这一阶段，人的眼球活动加速，身体的肌张力降低，导致身体无法动弹。这是一种保护作用，可以避免人体随着梦境做出动作伤害到自己或者床伴。然而有些人在快速眼动睡眠后期，虽然意识已清醒过来，但是肢体的肌肉仍停留在低张力状态，所以身体无法听从大脑指挥，就会出现类似于身体"麻痹"的状态。这种现象通常过一段时间就能够恢复正常了。

由于睡眠麻痹与其他睡眠问题存在很强的相关性，因此改善睡眠质量是预防睡眠麻痹的重点。例如：养成规律的睡眠习惯，避免过度疲劳，可以尝试改变睡眠姿势，避免仰卧，调整睡眠环境，减少卧室光线或噪声干扰，保持固定的睡前活动，睡前至少半小时停止使用电子设备，减少咖啡因和酒精的摄入。孤立性睡眠麻痹通常是自限性的，往往不需要药物治疗。发作性睡病患者使用三环类或其他抗抑郁药不仅可以改善猝倒，还可以减少睡眠麻痹发作的次数。另外，还可以采用认知行为疗法治疗睡眠麻痹。

（时　杰　孟适秋　宇文婷）

睡眠　梦境

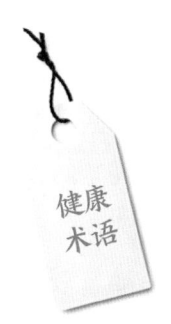

69. **突然惊醒，**
睁开眼睛后感到**头晕目眩，**
这是怎么回事

关键词

惊醒 头晕目眩

突然惊醒，睁开眼睛后感到头晕目眩，这可能与下列原因有关：

（1）睡眠不足： 近期经常熬夜，睡眠质量差，睡眠时间不足，造成神经功能紊乱。

（2）心理原因： 精神压力较大、生活节奏过快或者环境因素发生改变、生活发生变故等导致神经功能紊乱。

（3）周围性眩晕： 常见于梅尼埃病、前庭神经炎、耳石症等疾病。

（4）中枢性眩晕： 中枢性眩晕是一种中枢性前庭功能障碍，主要由脑卒中、颅内肿瘤、代谢性疾病和阵发性或退行性疾病引起，头痛和心血管疾病的病史均是常见的危险因素。

健康术语

（1）梅尼埃病

梅尼埃病是一种耳源性眩晕疾病，曾称为美尼尔综合征。临床表现为反复发作的眩晕及常伴有患耳的听力下降、耳鸣和耳闷胀感，主要的病理改变为多因素导致的膜迷路积水。

（2）前庭神经炎

前庭神经炎是前庭周围性眩晕的常见原因，主要由前庭神经炎性病变导致。患者的主要症状是自发性眼球震颤，急性或亚急性的眩晕发作伴恶心、呕吐及平衡障碍，无听力损失。目前认为前庭神经炎是由病毒性炎症或前庭神经病毒再激活引发的，但前庭神经炎的确切病因尚不清楚。

（5）颈椎病：长时间颈部姿势不当，导致局部血管受压，椎-基底动脉供血不足，可能会引起头晕目眩。

（3）耳石症

耳石症是指耳石脱落到半规管部位，刺激局部的黏膜，容易引起头晕目眩、恶心呕吐等。

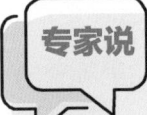

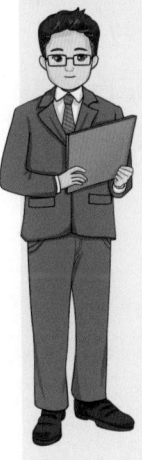

如果频繁出现醒来后感觉头晕目眩的情况，建议及时就医，通过相关检查明确病因，及时进行治疗。

（1）睡眠不足引起的头晕目眩可以通过调整作息，养成良好的睡眠习惯，缓解相应症状。

（2）心理压力过大的人应注意保持乐观、积极向上的心态，必要时及时就医。

（3）梅尼埃病的患者可以遵循医嘱服用相关药物。

（4）前庭神经炎患者可以遵循医嘱服用相应药物，配合前庭功能训练，改善前庭功能，提高治疗效果。

（5）耳石症目前还没有有效的治疗方案，一般是通过手法复位，将掉出来的耳石颗粒返回到耳石器官中。

（6）颈椎病的患者可以调整睡眠姿势，不要睡过高的枕头，多进行颈部按摩。

（时　杰　孟适秋　宇文婷）

70. **突然惊醒**，感觉 **异常口渴**，这是怎么回事

关键词

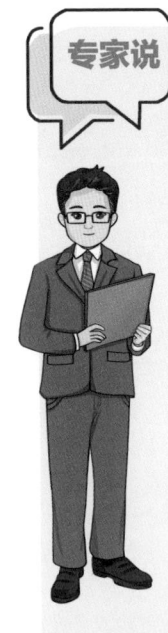

口渴 熬夜 补水

很多人会出现夜间突然惊醒，感觉异常口渴的情况，如果频繁出现这种情况就需要引起重视了。一方面可能因为身体缺水，另一方面还需要结合自身情况，检查是否是身体因为疾病发出的"求救信号"。如果长期出现半夜口干舌燥、惊醒后极度缺水的状况，并且白天没有食用过量或过咸的食物，也补充了足够的水分，则需要考虑是不是疾病所致。

专家说

（1）口渴和口腔疾病的关系：口腔疾病可能会引起口渴，如慢性下颌下腺炎症、腮腺炎等，这些病症都会影响口腔腺体，造成分泌物减少，进而引起口干。

（2）口渴和肝脏疾病的关系：肝脏是人体非常重要的排毒器官，还具有储存血液、分泌胆汁、调节食欲等作用。肝病患者，一方面，肝脏的正常功能受损，会出现胆汁分泌减少，另一方面，肝功能受损还可能引起其他器官病变，从而引起口渴。

（3）口渴和糖尿病的关系：糖尿病是一种很常见的慢性疾病，主要特点是血糖升高，高血糖对人的口腔黏膜产生刺激，患者常感到口干舌燥，需要不断补充水。高血糖还会造成细胞水分渗出，造成身体失去水分，也会使人感到口渴。另外，糖尿病患者夜尿也会增多，因为大量液体排出体外，容易出现口渴。

（4）口渴和炎症关系：当机体有炎症发生时，血液中会混入大量的病原体，当炎症引起器官病变时，会影响全身血液的流通，造成机体缺水，引起口渴。

（5）口渴与打鼾的关系：打鼾或阻塞性睡眠呼吸暂停症状常导致张口呼吸，呼吸时带走上呼吸道黏膜的水分，导致夜间觉醒后和晨起时口干口渴。

健康加油站

如何缓解异常口渴的现象？

（1）足量饮水，饮水量因人和所处环境的温湿度而异，在温和气候条件下，低身体活动水平成年男性平均每天喝水 1 700ml，成年女性平均每天喝水 1 500ml。

（2）规律作息，保持充足的睡眠，有利于改善自身的内环境。

（3）清淡饮食，避免摄入大量高盐、高油食物。

（4）睡眠时保持上呼吸道通畅，侧卧睡眠，必要时前往睡眠中心就诊。

（时　杰　孟适秋　霍嘉欣）

71. 晚上**睡觉**时 小腿经常**抽筋**怎么办

关键词

小腿抽筋 低血钙 肌肉劳损

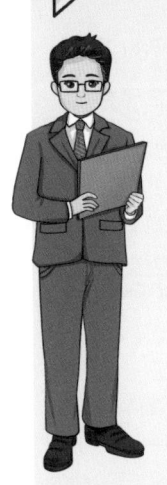

肌肉痉挛俗称"抽筋"。睡觉时小腿总是抽筋，表现为小腿或足部肌肉伴有疼痛的不自主的强直性收缩，这种肌肉痛性痉挛发生于患者在床上的时间段内，既可以发生在清醒期也可以发生在睡眠期，临床上称为睡眠相关腿痉挛。强力拉伸痉挛的肌肉能够控制肌肉收缩，从而达到缓解疼痛的效果。

专家说

（1）抽筋的原因

1）睡觉受冷，准备活动不充分，或者夏天游泳水温较低，都容易引起小腿抽筋。

2）新陈代谢异常，常见于运动后大量出汗，体内水分和电解质大量丢失，又没有得到及时补充，代谢废物堆积，容易引起抽筋。

3）钙、镁和钾的失衡会增加抽筋发生的风险，当血液中钙离子浓度过低时，肌肉容易兴奋而出现痉挛。

4）睡眠姿势不正确，如长时间仰卧或俯卧，迫使小腿某些肌肉长时间处于绝对放松状态，引起肌肉"被动挛缩"。

5）某些药物如他汀类药物和利尿药等可增加小腿抽筋发生的风险。

（2）小腿抽筋怎么办？

1）马上用手抓住抽筋一侧的大踇趾，然后慢慢将脚掌向自己方向拉，这样可拉伸腓肠肌。再慢慢伸直脚，然后用力伸腿，可迅速缓解疼痛。

2）用双手按摩小腿，用力地上下揉搓，促进血液流动，可缓解症状。

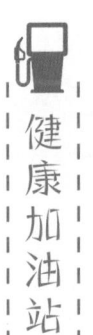

健康加油站

如何减少小腿抽筋？

（1）睡觉时要注意保暖，可通过局部热敷以及按摩的方法改善。

（2）走路或运动时间不可过长，穿舒适的鞋子，避免导致肌肉劳损加重。

（3）如低钙或缺钙应适当补钙，可在医生指导下服用维生素 D 滴剂、碳酸钙 D_3 颗粒等药物进行改善。注意在明确低钙或缺钙背后的真正原因后再进行有针对性的治疗，而不是盲目补钙。

（4）研究发现，睡觉之前练习腘绳肌（大腿后侧肌群）和小腿拉伸，有助于减少抽筋的发作。

（时　杰　孟适秋　霍嘉欣）

72. 睡觉时身体会

突然抖一下，

这是一种病吗

临睡肌抽跃症是指在快要进入梦乡的时候，身体不自觉地抽搐，同时还会有摔倒或者踩到空气的感觉。

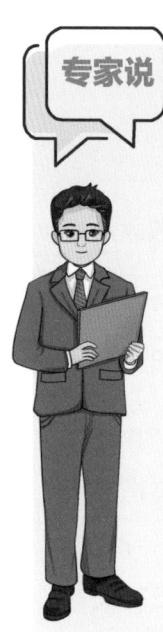

专家说

研究人员之间的普遍共识是，入睡时肌肉开始松弛，大脑的感官曲解这些放松的信号和迹象，将信号发送到手臂和腿部的肌肉，试图重新恢复平衡，引起睡觉时身体突然抖动。

（1）临睡肌抽跃症的病因

1）身心疲劳、精神紧张会使大脑神经处于持续兴奋状态，在睡觉时引起身体发生一系列反应，比如会不由自主地出现抽搐。

2）缺钙会导致肌肉、神经兴奋性亢进，从而引起痉挛、抽搐。

3）脑部疾病可能也会引起临睡肌抽跃，如果伴有头痛、头晕、恶心等症状，应尽快去医院做脑部 CT 或磁共振检查，明确病因。

（2）如何预防临睡肌抽跃症?

1）生活作息要规律，避免熬夜，睡前应放松精神，可以适当做一些舒缓的瑜伽、拉伸动作，缓解肌肉的紧张。

2）少喝咖啡、茶，过量摄入会造成神经过敏、焦虑等，从而影响睡眠。

3）适当补钙，减少由缺钙引发的入睡抽动。

4）避免趴睡，这种睡姿会使胸腔被直接压迫，呼吸容易受到阻碍，引发临睡肌抽跃症。

5）睡前遵医嘱服用低剂量氯硝西泮，可以降低临睡肌抽跃症的发病频率。

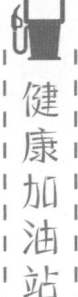

健康加油站

临睡肌抽跃症是一种无意识的肌肉抽搐，睡觉时偶尔抖动是一种正常的生理表现，不必过于担心，可通过调整作息和放松身心等方式缓解。如果频繁抖动，并且伴有恶心、头晕、头痛等神经系统症状，就需要引起注意，及时前往医院就诊。

（时　杰　孟适秋　霍嘉欣）

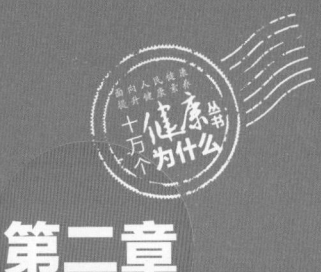

第二章

睡眠是一门技术

一

睡得好，
健康习惯少不了

1. 如何养成良好的
睡眠习惯

睡眠是人类生命的重要组成部分，对身心健康有着不可忽视的影响。养成良好的睡眠习惯可以提高免疫力，增强抵抗力，提高记忆力，提升学习和工作效率，提高情绪稳定性。

以下是一些建议，帮助大家培养良好的睡眠习惯：

（1）**保持规律的睡眠时间**：每天保持相同的起床时间和睡觉时间，即使在周末或休息日也是如此。这有助于身体形成规律的生物钟，促进健康的睡眠。

（2）**避免在睡觉前过度兴奋**：在睡觉前，避免看电视、玩电脑、吸烟、喝酒、饮用咖啡和其他刺激性饮料，这些行为会导致神经系统兴奋，使入睡困难。

（3）**定期运动**：定期运动可以促进身体健康、缓解压力，并有助于睡眠。应该在睡觉前至少 2 小时停止运动，以确保身体有足够的时间平静下来。

（4）**避免在床上看电视、工作或使用智能手机**：在床上进行睡眠之外的任何活动都可能影响睡眠质量。由于电子设备会发出蓝光，影响褪黑素分泌和大脑放松，因此在床上使用智能手机、平板电脑等设备会影响睡眠。

（5）**避免在床上翻来覆去**：如果在床上翻来覆去 20 分钟还

无法入睡，建议起床并进行轻松的活动，如阅读或冥想，然后再回到床上。

（6）避免长时间午睡：长时间午睡可能会影响夜间睡眠质量。尽量将午睡时间控制在 20~30 分钟，以保证夜间睡眠质量。

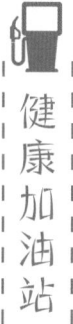

健康加油站

有助于放松身心、帮助入睡的睡前活动：

（1）放松训练：可以尝试深呼吸、腹式呼吸、渐进性放松训练、瑜伽等放松的方法，有助于放松身心，促进入睡。

（2）泡脚：将脚浸泡在温水中，有助于放松肌肉，促进血液循环，缓解疲劳。

（3）阅读：在卧室外阅读一些轻松、有趣的书籍，有助于放松身心，帮助入睡。

（4）听音乐：选择柔和、舒缓的音乐，有助于放松身心，舒缓情绪。

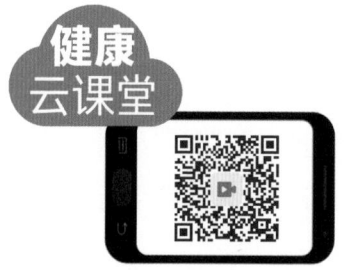

如何养成良好睡眠习惯

（唐向东　刘祥敏）

2. 怎样才能**快速入睡**

　　固定睡眠时间，减少日间小睡，营造舒适睡眠环境，减少刺激，做一些放松活动诸如泡澡泡脚等，有助于快速入眠。

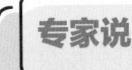

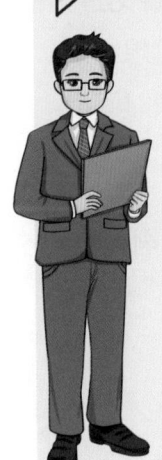

能帮助入睡的放松方法：

　　（1）4-7-8 呼吸法： 可有效调节呼吸，平复情绪，让人快速入睡。先闭上嘴，用鼻子轻轻吸气，默数到4；屏住呼吸，默数到7；再完全用嘴巴呼气，默数到8，要发出"呼"气的声音。这样可以让自己快速的稳定下来，进入状态。

　　（2）正念身体扫描法： 是正念减压的重要方法。可以培育我们对身体的知觉力，从而放松身心，起到助眠、缓解焦虑的作用。躺下后闭眼想象有一套扫描仪器，开始扫描全身，闭眼想象从头顶开始往下依次扫描，一直到脚趾。重复"扫描"多次，深呼吸、逐渐放松。

　　（3）先紧后松法： 可以让人记住肌肉从紧绷到放松的感觉，有助于深度放松全身的肌肉，达到增进睡意的目的。

　　1）紧皱眉头、紧闭双眼，保持 10 秒后放松。

　　2）肩膀、手臂紧绷，用力握拳，10 秒钟后放松。

　　3）用力收腹，保持 10 秒后放松。

　　4）双腿并拢，紧绷大腿和臀部，脚趾向下弯曲绷直，保持 10 秒后放松。

固定入睡时间　减少小睡　放松活动

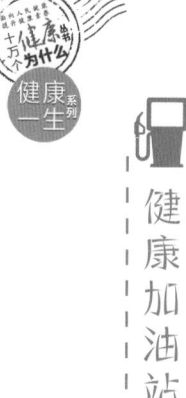

有助于放松身心的睡前冥想方法

（1）冥想姿势：盘腿而坐，双手叠放，掌心朝上，拇指相抵，置于肚脐下4横指处；身体正直；双肩放平、放松；舌尖轻抵上颚，嘴唇轻轻闭合；眼睛半闭，观看鼻尖方向；头颈保持正直，略微低头。如果无法盘腿而坐也可以坐在椅子上，双腿自然下垂、交叉。

（2）冥想技巧：将意念专注于呼吸，并数呼吸次数，一吸一呼为一次。每次冥想练习以45分钟为宜，若无法坚持，可以循序渐进逐渐延长时间。冥想结束时，搓手并以掌心捂眼，再拍打腿脚以缓解长时间盘腿所致的腿疼、腿麻，疼、麻感消失后再站起。

（唐向东　刘祥敏）

3. **睡觉前**应该注意些什么

入睡环境对良好的睡眠至关重要，适宜的睡眠环境可以让人身心舒适，继而帮助入睡和提高睡眠质量。卧室不应该是日常生活空间的延伸，而应该成为一个专门用于休憩的场所。做好入睡前准备，继而建立适合自己的睡眠节律，养成良好的睡眠习惯，有助于拥有高质量的睡眠。

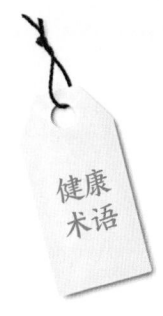

（1）昼夜节律

昼夜节律是指机体适应外界环境中光-暗循环变化而建立的一种24小时制的内源性节律，可以被外部因素调节。建立良好的昼夜节律、规范作息有利于良好睡眠习惯的养成。

（2）咖啡因

咖啡因是一种中枢神经兴奋剂，能够暂时地驱走睡意并使人恢复精力。含有咖啡因成分的饮料包括咖啡、茶、软饮料及能量饮料。睡前减少咖啡因的摄入有利于入睡。

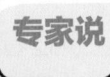

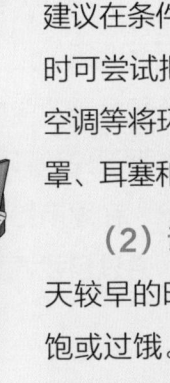

（1）**创造一个黑暗、安静、温度适宜的睡眠环境：**建议在条件范围内将睡眠环境调整至最舒适，睡前2小时可尝试把房间光线调暗，应用遮光窗帘、隔音设备、空调等将环境调至适宜，条件不允许时可以通过应用眼罩、耳塞和少量增减被褥等方式简单改善环境。

（2）**调整饮食，减少刺激性食物摄入：**建议在白天较早的时候摄入食物，避免睡前饮食，避免睡前过饱或过饿。此外，睡前应该尽量少喝咖啡或茶，少吃过热及过辣的食物。

（3）**睡前减少使用手机、平板电脑或电脑等电子设备：**睡前使用电子设备的人在睡眠质量方面的得分低于不使用这些产品的人。最好在白天使用电子产品，尽量避免在床上使用。

（4）**调整情绪状态：**避免在睡前情绪过于激动或者低落。通过深呼吸、冥想缓解压力和紧张情绪。如果长期处于不良情绪中，并因不良情绪出现入睡困难，应该尝试寻求医生的帮助。

（唐向东　刘祥敏）

关键词

睡眠环境　饮食规律　调整情绪　电子设备

4. 为什么"**不得不睡**"更难睡

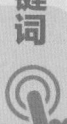

睡眠卫生教育 失眠认知行为治疗

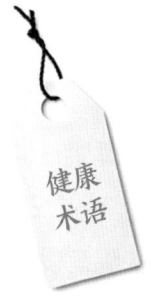

健康术语

失眠认知行为治疗

失眠认知行为治疗是一种通过改变患者对睡眠不恰当的行为、观念和态度，来改善其睡眠状况的心理治疗方法。

许多人会错误地认为到了"不得不睡"的时间还没睡着，意味着睡眠质量就会很差，进而陷入一种焦虑情绪。

睡前不要抱着"一定要赶紧睡着"或"今天又睡不着"的想法，这些不得不睡的强制观念反而会因为过度思考引起大脑皮质的兴奋和焦虑紧张的情绪妨碍入睡。要加强睡眠卫生教育，树立正确的睡眠认知观念，在睡前给自己一些积极的心理暗示，通过自我调整，缓解睡眠焦虑。

当然，如果通过自己的调整无法有效地解决睡眠问题，应积极寻求专业人员的帮助，必要时进行药物和心理学方面（如失眠认知行为治疗）的干预。

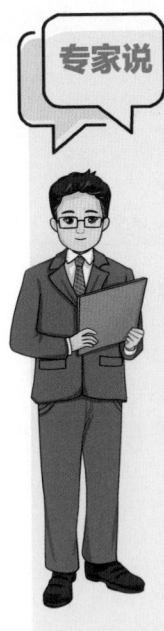

　　树立正确的睡眠认知观念可以帮助我们了解不当的认知如何通过情绪及行为干扰睡眠，进而通过改变这些认知来帮助入睡，提高睡眠质量。以下是一些建议：

　　（1）不管睡了多久，睡到第二天恢复精力即可。第二天规律的起床时间，限制在床时间可以帮助整合和加深睡眠。

　　（2）每天早晨同一时间起床，1周7天全是如此。同一时间起床会带来同一时刻就寝，能帮助建立生物钟。

　　（3）睡前不要反复看时间，如果睡不着，闭目养神也是一种休息。

　　（4）不要试图入睡，睡不着时则离开卧室，做一些安静的事情，例如读书，不要做兴奋性活动，等感到困倦时再上床。

　　（5）别把问题带到床上：不要选择在睡前的时间解决自己的问题或制订第二天的计划，烦恼会干扰入睡，并导致浅睡眠。

　　（6）认识让失眠持续的负面想法，了解这些想法与情绪及行为的关联，找到支持及反对此睡眠相关信念的证据，以较为合理的想法来取代错误观念，给自己一些积极的心理暗示。

（唐向东　刘祥敏）

5. 什么**食物**有利于睡眠

关键词

睡眠质量 色氨酸 B族维生素 膳食模式

食物和睡眠都是人体维持生命的基础。不同种类的食物除了可以为机体提供能量与营养，还可能通过调节人体物质代谢，缩短入睡时间，改善睡眠质量。

虽然一些食物可以助眠，但最好在睡前 2~3 小时停止进食，避免因过饱影响睡眠。

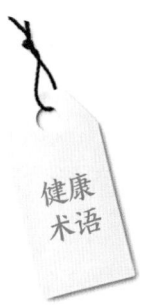

健康术语

血糖指数

血糖指数是反映人体摄入食物后引起餐后血糖水平升高的一项重要指标。高血糖指数食物（≥ 70）在消化过程中迅速分解，可将葡萄糖快速释放到循环系统中，使血糖峰值快速升高；而低血糖指数食物（<55）进入胃肠后消化速度较为缓慢，葡萄糖逐渐释放到循环系统，从而达到使血糖缓慢升高的效果。

专家说

食物中的营养素代谢可以促进睡眠，提升睡眠质量。以下是一些有利于睡眠的食物：

（1）血糖指数高的食物：血糖指数高的碳水化合物可延长睡眠时间，缩短入睡所需时间。例如燕麦、小米、大米、全麦面包等。

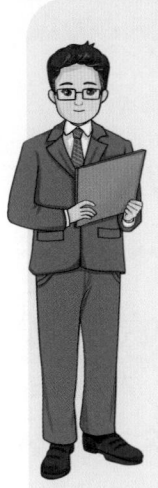

（2）富含色氨酸的食物：色氨酸在体内可以分解代谢为 5- 羟色胺，进而合成褪黑素起到镇静助眠的作用。富含色氨酸的食物包括牛奶、酸奶、豆浆、小米、花生、核桃、腰果、葵花子、香蕉等。

（3）富含 B 族维生素的食物：B 族维生素具有协同作用，可以促进新陈代谢，营养神经，还会影响体内褪黑素的合成，具有改善睡眠的作用。富含 B 族维生素的食物包括香蕉、燕麦、糙米、豆类等。

（4）含有钙、镁等矿物质的食物：钙、镁等微量元素可降低心率和血压，放松肌肉和神经，同时也能促进褪黑素的合成与释放，进而改善睡眠质量。牛奶中的主要蛋白质 α- 乳白蛋白是色氨酸的良好来源，而牛奶中的钙可以帮助大脑利用色氨酸，达到助眠效果。核桃含有大量的磷脂、不饱和脂肪酸以及镁元素，可以营养神经，帮助睡眠。因此睡前一杯温牛奶，一把坚果都可以有效地帮助提升睡眠质量。

（唐向东　刘祥敏）

6. 晚上吃东西
会影响睡眠吗

每天晚上，我们都需要充足的睡眠来恢复身体的能量和完成大脑的清理工作。睡眠质量对身体和心理健康有着重要的影响。然而，由于工作性质或生活习惯的不同，部分人群会睡前进食。那么，睡前吃东西真的会对睡眠质量产生影响吗？

首先，吃东西有助于补充能量和营养，但是如果在睡前进食，就可能会导致消化系统活动增强，使人难以入睡。

其次，睡前吃甜食或饮用含咖啡因的饮料也会对睡眠有影响。甜食所含的糖分过高，会刺激胰岛素的分泌，影响入睡。同时，含咖啡因的饮料会让人保持清醒，情绪兴奋，影响夜间的睡眠质量。

此外，过量饮食容易导致肥胖，肥胖的人群易患睡眠呼吸暂停综合征等疾病，从而影响睡眠质量。

专家说

那么，我们应该怎么做呢？

（1）合理安排饮食时间： 应尽量避免在晚上吃得过饱或暴饮暴食，晚餐后至少要保证 2~3 小时的空窗期，以让身体有足够的时间消化吸收食物。最好晚饭后就不要再进食了。

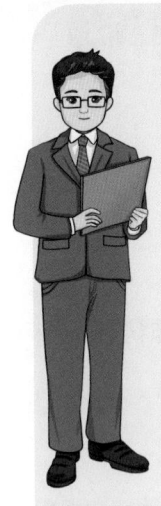

（2）合理搭配食物：应选择新鲜、清淡、易消化的食物，避免食用高脂、高盐、高糖、辛辣等不易消化的食物。

（3）控制进食量：晚餐控制餐量非常重要，要尽量减少吃零食、甜品等高热量食物，避免肠胃负担过大。

（4）适当运动：适度运动不但可以消耗热量，还可以促进身体代谢、食物消化，有利于身体健康。

（5）如有必要，可以咨询睡眠专家、临床医师寻求进一步的建议。

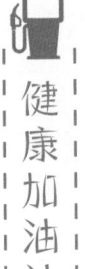

健康加油站

睡前进食增加肥胖的风险，加重肠道的负担，增加脂肪堆积的风险，同时还会增加胆囊炎、胃炎、便秘等胃肠道疾病的患病风险，对身体的健康造成极大的危害。同时，睡前进食还会影响血糖水平，使血糖过高，从而影响胰岛素的分泌，干扰生理节律，导致人的生理节律失调。长期如此，会使身体功能处于异常的状态，从而影响健康。

（唐向东　刘祥敏）

7. 为什么有人**白天喝咖啡**
也会导致晚上睡不着

咖啡不仅拥有独特的香气和风味，还能够提升人的精神状态，有助于提神醒脑，减轻疲劳感，使注意力集中，提高运动表现，增加基础代谢。

咖啡对身体的影响主要来自存在于咖啡豆中的咖啡因，咖啡因在其他食品和饮料中亦少量存在，如巧克力和茶。有一部分人一旦摄入咖啡便会出现入睡困难、心悸、腹泻等症状，也有很多人习惯下午喝咖啡，甚至在晚上饮用咖啡。这样一来，可能会导致整晚都处于精神兴奋的状态，睡不着觉。

专家说

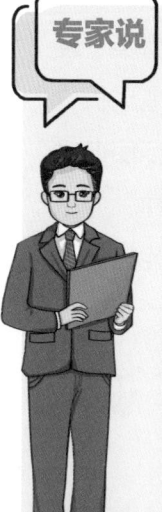

研究证实，咖啡对身体有诸多益处，但有人白天喝咖啡也会导致夜间难以入睡，这是为什么呢？

（1）咖啡因是一种黄嘌呤生物碱，摄入咖啡因可以阻断大脑中的腺苷受体以促进觉醒，而腺苷受体的密度和敏感性可能因个体而异，并且随着咖啡因摄入量的增加，腺苷受体上调。因此，摄入相同量的咖啡因，不同的人会有不同程度的提神效果。

（2）人体代谢咖啡因需要多种酶的参与，有一些基因编码的酶能影响咖啡因的代谢。这些酶比较活跃的人，代谢咖啡因的速度就比较快。但有些人相应的基因比较乏力，这就导致即使一点点咖啡都需要代谢很久，甚至早上喝了咖啡，晚上还精神百倍。

（3）人体通常需要 6~8 小时才能将咖啡因完全代谢排出。除了基因差异，代谢能力还与年龄（年龄越大代谢速度越慢）、心理因素、是否吸烟（会加速咖啡因代谢）、怀孕（代谢速度降低）等有关。

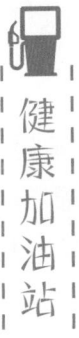

健康加油站

（1）**控制咖啡摄入量：**建议健康成年人每天咖啡因摄入量≤ 400mg，约 3 杯 8oz（237ml）的冲泡咖啡，孕期减少或不摄入咖啡因。

（2）**选择适宜的时间：**早晨饭后是饮用咖啡的最适宜时间。建议睡前 6 小时避免摄入大量咖啡或者含有咖啡因的饮料。不常喝咖啡或对咖啡敏感的人可以将饮用咖啡的时间提前至上午。

（唐向东　刘祥敏）

8. 为什么**喝浓茶**
会影响睡眠

关键词

咖啡因　茶氨酸　促觉醒

喝茶是中国人的传统，中老年人更是对茶情有独钟。茶叶中含有咖啡因、茶多酚和茶氨酸等成分。咖啡因呈苦涩味，能够使大脑兴奋，心率加快。茶多酚是茶叶中酚类物质的总称，具有抗氧化、降血脂、降血糖等作用。茶氨酸是茶叶的特征氨基酸，占茶叶内氨基酸的50%~60%，具有降血压、降胆固醇作用，还能够拮抗咖啡因引起的兴奋紧张，具有明显安神、减少兴奋和放松神经的作用。

茶叶中的咖啡因含量高达2%~4%，而相同重量的咖啡豆中咖啡因含量为1%~2%。但一般来说咖啡的提神效果远超茶叶，这是因为通常泡一杯茶所需的茶叶量要远低于一杯咖啡所需的咖啡豆。加之茶氨酸的中和作用，喝茶的提神作用要比咖啡弱一些。然而，若是喝浓茶，咖啡因的含量就会大大提高，提神效果也就会非常显著，甚至影响夜间睡眠。

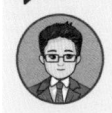

（1）茶叶中含有更高比例的咖啡因，所以浓茶有着强效的提神作用，还可以促进排泄，导致夜间失眠、夜尿增多。

（2）茶叶中的茶氨酸和茶多酚在一定条件下可以与咖啡因结合，从而延缓咖啡因的吸收，降低人体对咖啡因的利用效率。浓茶不仅会增加咖啡因的摄入量，还会延长咖啡因兴奋大脑的作用时间。

（1）少喝浓茶：通常冲泡茶叶的量在 2g 左右。根据健康成年人咖啡因摄入量建议，茶叶冲泡量应控制在 10~20g。不同茶叶的咖啡因含量会因其品种、发酵程度等因素而不同。

（2）避免下午和晚上喝茶：午后摄入过多咖啡因会导致入睡困难，进而导致睡眠时间短、睡眠节律被打乱等问题，还可能影响白天的精神状态，所以最好避免下午和晚上喝茶。

（唐向东　刘祥敏）

9. 为什么有的人白天**喝奶茶** 会影响夜间睡眠

一杯香浓的奶茶是许多人白天工作或学习时的选择，但有些人白天喝奶茶会导致夜间的睡眠质量下降。这是为什么呢？

首先，奶茶中含有咖啡因，咖啡因是一种提神醒脑的物质，可以使人感到神清气爽、精神亢奋。如果咖啡因摄入过多或者摄入时间不当，就会影响夜间的睡眠质量。咖啡因会刺激神经系统，使大脑兴奋，难以进入睡眠状态。研究显示，不同人群对于咖啡因的耐受情况有所不同，一些人群对小剂量的咖啡因敏感，表现为长时间保持兴奋状态，并影响夜间睡眠。

其次，奶茶中的糖分也是影响睡眠的一大因素。糖分过高的饮料

会极大地提高血糖浓度，刺激人体胰岛素分泌，导致体内产生大量的代谢垃圾，进而影响睡眠质量。

此外，白天喝奶茶对夜间睡眠质量的影响还与喝奶茶的时间和量有关。尤其是在午饭或者晚饭后不久大量饮用奶茶，会让消化系统消化不过来，引起身体内部的不适感，进而影响夜间的睡眠质量。

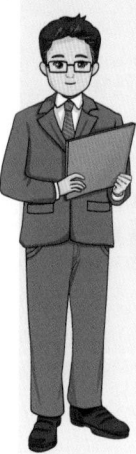

那么，该如何减少白天喝奶茶对于夜间睡眠的影响呢？

（1）减少添加的糖分：如果一定要喝奶茶，在白天饮用时减少加入的糖分，以免影响夜间的睡眠。

（2）控制喝奶茶的时间和量：白天喝奶茶时要适量，并尽量避免在晚上睡觉前饮用。如果晚上确实需要喝一杯饮品，可以尝试喝一些不含咖啡因的饮品，比如蜂蜜水、花茶等。

（3）如有必要，可以向睡眠专家或者专业的临床医师寻求进一步的建议。

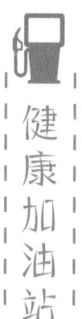

奶茶中的咖啡因和茶碱是一种兴奋剂，它们能够加速大脑皮质的代谢、增加大脑皮质的血流量，从而使人精神振奋、注意力集中、思维敏捷等。但是，咖啡因和茶碱也会加速心脏的跳动、增加呼吸频率，导致人体处于亢奋状态，进而影响夜间的睡眠质量。

（唐向东　刘祥敏）

10. 什么时间**喝咖啡**对晚上正常睡眠的**影响最小**

关键词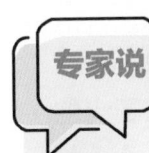

咖啡　喝咖啡时间　夜间睡眠

对于许多人来说，咖啡是提神的首选。然而，尽管咖啡是很好的提神饮料，但是在错误的时间喝咖啡会对睡眠产生负面影响。那么，什么时候喝咖啡对正常夜间睡眠的影响最小呢？

为了避免影响晚上的睡眠，应该尽量在早晨或中午前饮用咖啡。研究表明，咖啡因的作用会持续数小时，一般情况下，人体需要 6~8 小时才能将摄入的咖啡因完全代谢掉。因此，在晚上喝咖啡可能会影响睡眠。应该尽量避免在晚上喝咖啡，或者最晚在下午 4 点之前饮用，这样可以让咖啡因在晚上睡觉之前被完全代谢掉，从而避免其影响睡眠。遵循这些准则，可以在享受咖啡的同时睡个好觉。

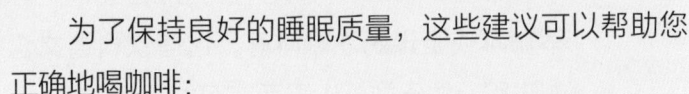

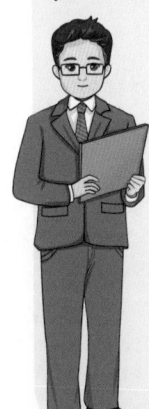

专家说

为了保持良好的睡眠质量，这些建议可以帮助您正确地喝咖啡：

（1）适量饮用：每个人对咖啡因的耐受程度不同，一般来说，每天摄入 400mg 以下的咖啡因是安全的。

（2）控制饮用时间：尽量在早晨或中午前饮用咖啡，避免在晚上饮用，特别是睡前 2 小时内。

（3）饮用前补充水分：咖啡有利尿作用，容易导致脱水。在饮用咖啡前先喝水，以补充身体所需的水分。

（4）自制咖啡：在家自制咖啡可以帮助控制摄入咖啡因的量。市售的咖啡可能会添加一些其他成分，所以最好自制。

（5）避免加糖和奶油：加糖和奶油会使咖啡的热量和糖分上升，对身体健康产生不利影响。如果非常需要增加口感，可以选择在咖啡中加一些魔芋或椰奶。

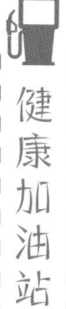

哪种咖啡对于睡眠的影响最小？

一般来说，相对较浅烘焙（浅焙）的咖啡咖啡因含量较高，但对睡眠影响较小。因为相对浅烘焙的咖啡在制作过程中，咖啡因没有被分解完全，所以咖啡因含量会稍高，但因为烘焙时间较短，所以咖啡的苦味和酸味还没有完全显现出来，咖啡因呈现出的刺激性也较轻。

此外，有些咖啡饮料也更加容易消化，例如，冷萃咖啡或坚果奶油咖啡等，这些饮料通常含有更少的咖啡因，对于敏感人群而言可能更为友好。

（唐向东　刘祥敏）

11. **喝茶**和**喝咖啡**对睡眠的影响有什么不同

关键词

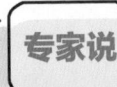

茶 咖啡 睡眠

研究表明，相同重量的茶和咖啡，虽然茶的咖啡因含量更高，但是由于平时冲泡一杯的茶用量要比咖啡用量少得多，因此，喝茶对睡眠的影响一般较小，而咖啡对于睡眠会有较大影响。咖啡因的作用时间较长，如果在睡眠前喝咖啡，可能会导致失眠、睡眠中断等睡眠问题，甚至会改变睡眠的质量和深度。尽管喝咖啡有其好处，如提高注意力和警觉性等，但还是要注意控制喝咖啡的量和时间，最好在早晨或中午饮用，以避免影响晚上的睡眠。

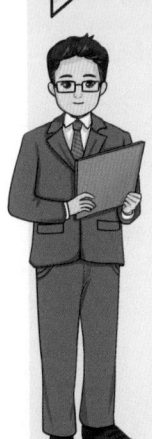

专家说

喝咖啡和喝茶需要注意以下几点：

（1）**选择茶的种类**：不同的茶有不同的功效，如绿茶能够提高警觉性和注意力，黑茶有助于降低胆固醇和改善饮食。

（2）**选择咖啡的种类**：不同的咖啡有不同的口味，咖啡因含量也不同，如浓缩咖啡中含有的咖啡因浓度很高，其次是美式咖啡，而冷萃咖啡含咖啡因较少。

（3）**控制摄入量**：无论是喝茶还是喝咖啡都需要注意摄入量的控制。

（4）选择合适的时间：喝茶和喝咖啡的时间也需要注意。研究表明，喝茶的最佳时间是在饭后半小时到 1 小时，最好不要在晚上喝咖啡，以免影响睡眠。

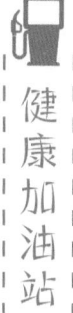

健康加油站

为什么茶被中医称为"饮药"？

在中国，茶被称为"饮药"，不仅是一种饮料，还是一种药物。在中医中，茶常被用于调理身体、保健和治疗疾病。

首先，茶在中医中被认为是可以清热解毒的药物。现代医学认为，茶叶中含有茶多酚和其他活性成分，这些成分具有抗氧化、抗炎和抗菌等保健功能。

其次，不同种类的茶叶可以发挥不同的功效，如绿茶具有清热解毒、提神醒脑、润肺止咳等功效，对于肝胆疾病、高血压、心脑血管疾病、口腔溃疡等都有一定的辅助治疗作用，花茶和黑茶等也被广泛用于防治肝炎、口腔溃疡、糖尿病等疾病。

（唐向东　刘祥敏）

12. 科学运动
可以改善睡眠吗

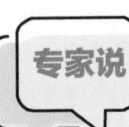

运动作为一种改善睡眠的非药物手段，具有普适性、经济性、便捷性等优点，其效果也不亚于催眠药物。研究表明，适当运动可以通过多种方式改善睡眠。第一，运动增加人体能量消耗，使人感觉疲劳，增强睡意；第二，适当运动可以提升体温，有助于更快入睡；第三，运动时大脑可产生多巴胺、血清素等使人感觉轻松的神经递质，可以缓解焦虑；第四，长期规律运动还可以调节人体生物钟，帮助建立规律的睡眠节律。

专家说

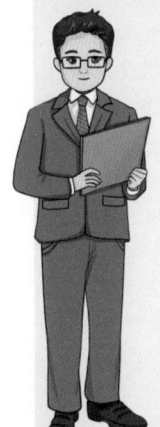

适量运动可以改善睡眠，但其方式、频次、时长都会影响其效果。以下是一些可提高运动助眠效果的小贴士：

（1）**有效的运动方式**：抗阻训练和有氧运动可显著改善睡眠质量，无氧运动则无明显效果，而且容易导致肌肉酸痛，影响睡眠。

（2）**合适的运动强度**：中等强度的身体活动可以引起适度的体力消耗，如快步走、以正常速度骑自行车等。

（3）**合适的运动时间**：下午进行运动对改善睡眠最为有效，同时，应避免在睡前 2~4 小时进行剧烈运动。

（4）长期规律的运动：长期规律运动比单次运动更能长久、有效地改善睡眠质量。每周运动 3 次，持续运动 16 周能够达到改善睡眠的最优效果。

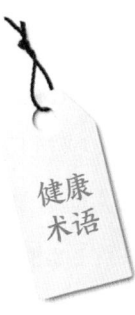

健康术语

运动处方

运动处方是使用处方形式拟定的运动训练方案。包括运动方式、运动强度、运动时间、运动频率和注意事项。运动处方是个性化、有效、安全、可操作的运动计划，主要包括四个方面：运动频率、运动强度、运动时间和运动类型。

睡眠障碍人群的运动处方推荐

	有氧运动	抗阻运动	柔韧运动
运动频率	至少每周3天，每周多于5天为最佳	每周3天	每周3天，每天进行效果更好
运动强度	中等强度，1个月以后进阶高等强度	无力量训练习惯者中等强度；有力量训练习惯者高强度	拉伸至拉紧或者轻度不适感
运动时间	20~30分钟，逐渐增加到30~40分钟	2~4组，重复8~12次	静态拉伸保持15秒，每个动作重复≥4次
运动类型	全身大肌肉群参与的有氧运动，如步行、跑步	器械、自由负重等运动，如仰卧起坐	静力性拉伸、动力性拉伸，如普拉提

健康云课堂

运动能否改善睡眠

（唐向东　刘祥敏）

13. 为什么有时
运动强度过大
会影响睡眠质量

高强度运动对于睡眠的影响因人、因时间而异。对于长期规律进行高强度运动的人群而言，其身体可耐受这一强度的活动，因此其睡眠不会受到太大影响。而对于普通人群来说，在白天进行高强度运动可消耗机体多余的能量，降低夜晚的兴奋性，缩短入睡时间，从而提高睡眠质量。然而，如果该类人群在夜晚，尤其是睡前 2 小时内进行高强度运动，则可能使身体和大脑的兴奋状态一直维持至睡觉时，导致入睡困难、觉醒次数增多、深睡眠时间缩短、早醒等，进而降低睡眠质量。

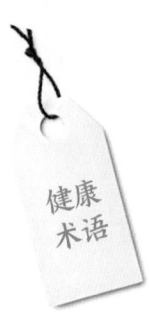

健康
术语

（1）运动强度

运动强度是指单位时间内的运动量，是对人体生理指标的刺激程度的体现，可以通过最大摄氧量的百分比、最大心率的百分比、自觉疲劳程度、代谢当量等来确定。

（2）最大储备心率百分比

最大储备心率百分比 = 运动时的心率 /（最大心率 - 静息心率）。根据卡式公式，最大心率 =220- 年龄。最大储备心率百分比常用于确定运动强度，根据《ACSM 运动测试与运动处方指南（第 10 版）》，低强度运动为 30%~39%，中强度运动为 40%~59%，高强度运动为 60%~89%。

循序渐进　避免兴奋　规律运动

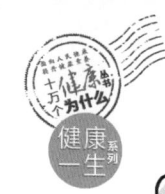

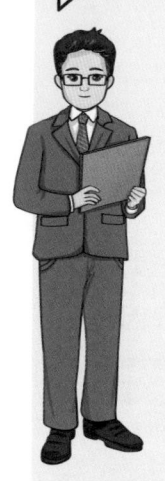

高强度运动对于睡眠质量的影响有好有坏，为最大程度发挥高强度运动的助眠效果，提出以下建议：

（1）循序渐进地运动：应根据自己的身体状况和运动经验，选择适合自己的初始运动强度和时长，避免过度劳累和受伤。《中国人群身体活动指南（2021）》指出，65 岁以下的成年人应每周进行 150~300 分钟的中等强度运动，或 75~150 分钟高强度运动。因此，在运动的初始阶段可将运动目标设置为每周 5~6 天，每次 30 分钟的中等强度运动，身体逐渐适应约 1 周后，可逐步提高总体运动量，最终达到每周 2~4 天，每次 40~50 分钟的运动时长。

（2）避免在睡前进行高强度运动：睡前 2 小时内进行高强度的运动会使交感神经兴奋，不利于睡眠。如仍希望在睡前运动，可选择瑜伽和拉伸运动等较为舒缓的运动方式。

（3）周期性地运动：规律的运动可调控神经系统，使其处于相对稳定的状态，构建良好睡眠所需的生理基础。

（唐向东　刘祥敏）

14. 为什么**运动**能**影响睡眠**

适当的运动可以改善睡眠质量，但为什么运动会影响睡眠呢？其实，这与睡眠的发生机制关系密切。睡眠的发生机制非常复杂，受多种因素共同调节，是中枢神经系统内各相关系统相互作用的动态平衡。

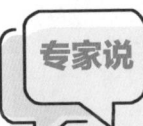

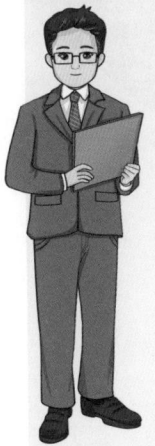

（1）**运动可参与调控睡眠 - 觉醒中枢及生物钟：**规律的运动训练可以通过调节脑内脑源性神经营养因子等物质的释放，参与调控睡眠 - 觉醒中枢及生物钟。

（2）**运动可参与调控单胺类神经递质的释放：**适当运动训练可调节脑内多种单胺类神经递质释放，如持续的运动会增加脑内 γ- 氨基丁酸浓度，增强对中枢神经元的抑制作用，同时还可改善心境，调节失眠伴发的焦虑、抑郁情绪，有助于缓解压力，起到抑制觉醒、促进睡眠的作用。

（3）**运动可以调节内环境的稳态：**适当运动可加速机体新陈代谢，促进内啡肽的产生，内啡肽具有强烈的镇静效果，可以发挥助眠作用。

（4）运动强度过大反而不利于睡眠：中等程度以下的运动能使人产生轻度的疲劳感，缩短入睡时间。而当运动强度过大时，人体会产生过量乳酸，引起肌肉酸痛，同时，机体还会释放大量兴奋性递质，如肾上腺素等，使人体处于一种较为兴奋的状态，导致入睡困难。

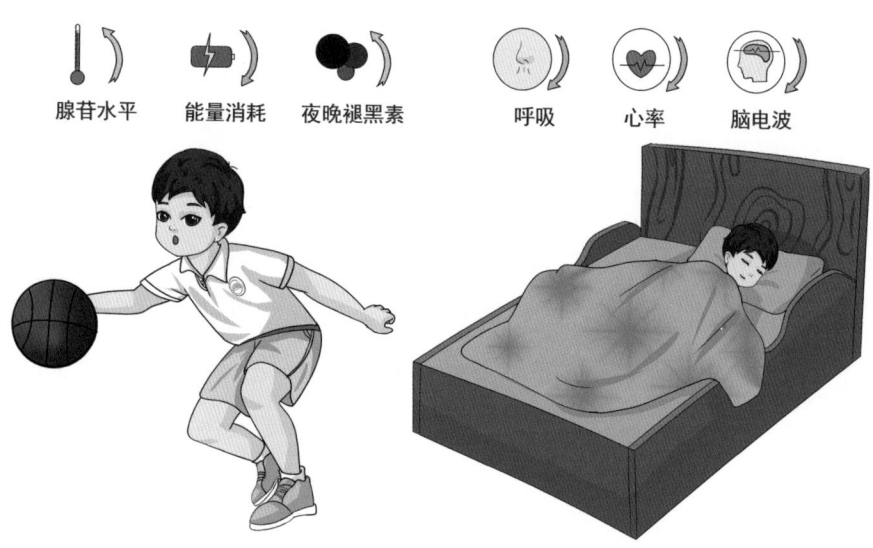

腺苷水平　　能量消耗　　夜晚褪黑素　　　　呼吸　　　心率　　　脑电波

（唐向东　刘祥敏）

15. 不同的**运动方式**会对睡眠有什么影响

是否任何运动方式都可以改善睡眠质量呢？其实，不同的运动方式对睡眠的影响是不同的。

运动分为有氧运动和无氧运动。研究发现，与无氧运动相比，有氧运动可以更好地提升氧气的摄取量，消耗体内多余的热量，增强和改善心肺功能，调节心理和精神状态，是健身的主要运动方式。此外，有氧运动调节脑内 5- 羟色胺的含量，具有一定的抗焦虑作用，可使总睡眠时间增加，睡眠质量提升。

专家说

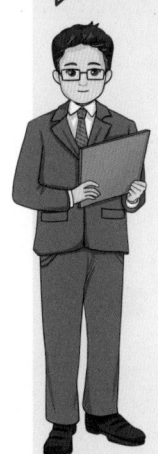

中等强度的有氧运动包括跳绳、练瑜伽、慢跑、做健身操、打太极拳、练八段锦等。以下知识能帮助您制订对自己睡眠有益的运动方案：

（1）有氧运动与无氧运动的区别：有氧运动与无氧运动的差异主要在于人体运动过程中是否需要氧气参与能量供应。有氧运动具有运动强度较低、节奏性强、可持续的时间较长等特点，如游泳、跳绳、做健身操等。无氧运动一般指高强度、高频率、持续性短且不能按照一定的节奏完成正常呼吸的运动项目，如100m 冲刺跑、举重等。大家可根据运动项目特点选择有助于夜间睡眠的有氧运动。

关键词

有氧运动 无氧运动 睡眠质量

（2）**睡前运动不是禁忌：**以往观点认为睡前应避免运动，因为睡前不恰当的运动可以增加机体警觉水平进而影响睡眠。但目前的研究认为，睡前适当运动有助于缩短失眠患者的入睡时间，提高睡眠质量。睡前应避免进行高强度的运动，选择低强度的有氧运动，如轻松的练瑜伽、打太极拳、慢走等。

（3）**灵活选择适合自己的运动类型：**建议按照自己的喜好、身体状态、所处环境灵活选择合适的运动方式，如在校大学生可以选择做健身操、慢跑等，老年人可以选择相对缓和的打太极拳、练八段锦等，上班族可以选择对场地要求较低的做健身操、跳绳等。

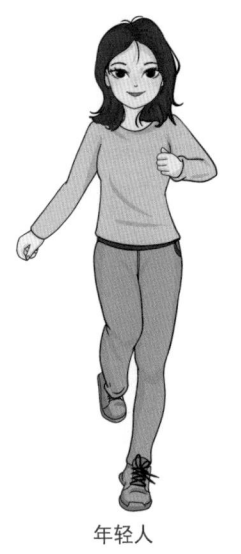

年轻人

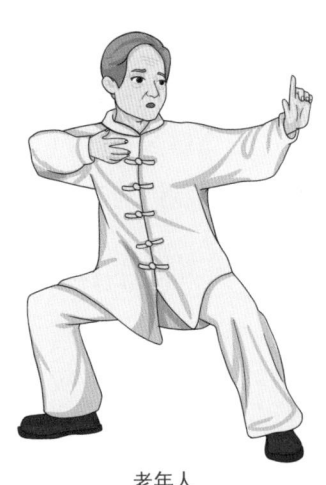

老年人

（唐向东　刘祥敏）

16. 运动时长
对睡眠有什么影响

关键词

运动时长是影响睡眠的一个重要因素，其影响并不是线性的，运动时间过短或过长对睡眠的影响不同。研究发现，运动时间过短无法充分刺激身体产生疲劳感，无法帮助身体进入深睡眠状态；过长的运动时间可导致身体疲劳过度，但体内释放的大量肾上腺素和去甲肾上腺素会使机体处于过度兴奋的状态而难以入眠，导致失眠、睡眠质量下降。

运动对睡眠的影响与运动时长密切相关，适当的运动助眠效果最佳，通过科学的方法进行运动和睡眠管理，可以帮助我们获得更好的睡眠和健康的身体。

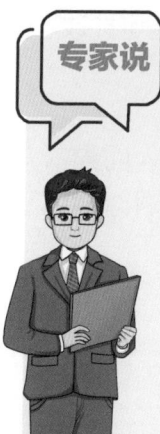

专家说

（1）**每日推荐运动时长：** 每天进行 30 分钟至 1 小时的适度运动，可有效刺激身体产生疲惫感，同时可缓解压力和焦虑，提高睡眠质量，帮助解决入睡困难、易醒等问题。

（2）**片段化的运动同样有利：** 若没有时间进行连续的锻炼，可以分成多个小段时间进行运动，分散运动时间不仅可以提高身体的代谢、消耗能量，还可以促进血液循环，同样能达到促进健康睡眠的目的。此外，分散运动的时间可以使运动更好地融入日常生活，减少时间上的压力，从而更容易坚持锻炼。

关键词：运动时长　睡眠质量　避免过度运动

（3）确定适合自己的运动时长：每个人的身体状况和睡眠需求不同，因此运动时长应根据个人情况来确定。建议在开始时尝试进行不同时长的运动，并调整确定适合自己的最佳运动时长。如果有心脏病、高血压等慢性疾病，建议先咨询医生的意见，以确定适合的运动时长和运动强度。

健康加油站

分成多个小段时间进行运动：

上午：10~15 分钟快速步行；

中午：10~15 分钟瑜伽或普拉提；

下午：10~15 分钟慢跑；

晚上：10~15 分钟健身操等。

只要运动总时间达到每日所需的时间，就可能改善睡眠及促进身体健康。

以上建议的运动仅供参考，运动方式因人而异，大家可以根据个人情况选择适合自己的运动时长和运动方式。

（唐向东　刘祥敏）

17. **早上运动**和**晚上运动**
会对睡眠产生不同的影响吗

早上运动和晚上运动对睡眠的影响是否不同是许多人关注的话题。首先，早上和晚上运动都可以提高睡眠质量、缓解失眠症状。早上运动提高心率，加快血液循环及机体代谢，帮助人们获得充足的活力和饱满的精神状态。此外，早上运动还有助于调整昼夜节律及人体温度，有益于夜间睡眠。晚上运动则可以帮助人们消耗多余的能量，放松身心，缓解白天累积的压力和负性情绪，帮助入睡。另外，晚上运动可以增加快速眼动睡眠时间，帮助身体充分休息和恢复。但要注意，晚上进行过量的运动可能会导致心跳及呼吸加快，机体警觉水平增高，给睡眠带来负面影响。

早上运动和晚上运动哪个对睡眠更好，这个问题没有明确的答案，因为还涉及个体差异、生物钟、运动的强度和时间等多个因素。最重要的是找到适合自己的运动时间，坚持下去。

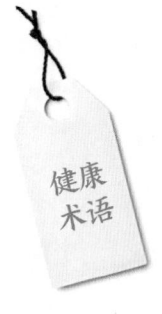

健康术语

高强度运动

高强度运动指需要较多体力消耗的运动，在这一过程中，人的呼吸较平时明显急促，心率大幅增加，在停止运动并调整呼吸后才能说话。常见的高强度运动有快跑、剧烈的球类运动等。

运动时点　早上运动　晚上运动　睡眠质量

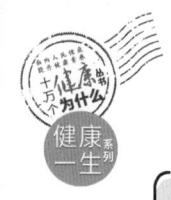

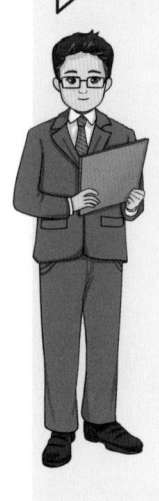

（1）关于早上运动的建议：建议在起床后 1~2 小时内进行，以避免饥饿或疲劳的影响，选择有氧运动，如慢跑、快走、骑车或游泳等。

（2）关于晚上运动的建议：晚上则推荐在晚饭后 2 小时再进行运动，以免餐后运动引起不适感或影响消化，运动类型更推荐进行缓和的运动，如瑜伽、散步等。

（3）运动相关的注意事项：无论是早上还是晚上，均要避免过于剧烈的运动，因为过于剧烈的运动会使机体处于紧张状态，不利于入睡。运动环境应尽量选择户外，自然光线和新鲜空气有助于调节身体的昼夜节律，如果选择室内运动，则应当保持房间通风、温度适宜。

（唐向东　刘祥敏）

二

睡得好，
心情舒畅少不了

18. 为什么**睡前**不要**胡思乱想**

关键词

胡思乱想 负性情绪 睡眠障碍

睡前胡思乱想是一种常见现象，因为人们容易在睡前进行反思，夜间安静的氛围使人的思维更加活跃，负性情绪和压力常在晚上释放。越来越多的证据表明，睡前胡思乱想容易导致睡眠障碍。

一方面，睡前胡思乱想会引起负性情绪，如担忧、紧张、焦虑、不安等，使人难以进入放松状态，反过来又可能导致进一步的思维活跃，最终引发睡眠障碍。有研究假说认为杏仁核主导了整个过程。杏仁核是位于脑部颞叶的一对神经核团，是大脑的情绪调节中心之一，与记忆、学习和决策行为有关。如果一个人在睡前经常胡思乱想，可能导致杏仁核受到过度刺激，从而诱发不良情绪反应，导致睡眠障碍。

另一方面，在睡前进行过度思考会使大脑处于兴奋状态，干扰深睡眠的建立，导致睡眠质量下降。这个过程可能涉及多种神经递质，如去甲肾上腺素、多巴胺和褪黑素等。这些神经递质的不平衡可能影响多个系统，如神经内分泌系统、免疫系统等，导致生物节律的破坏。因此，人们在睡前应尽可能避免胡思乱想，帮助身体放松，进入更深的睡眠。

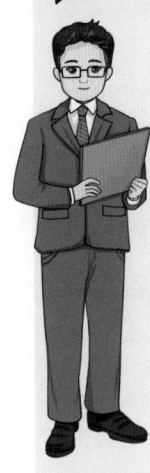

专家说 以下是一些建议，帮助您培养良好的睡眠习惯：

（1）可以使用柔和的灯光和音乐，或闻一些有助于放松的芳香精油来创造放松的氛围。

（2）睡前进行瑜伽、冥想、深呼吸等减压练习，还可以泡个热水澡。

（3）学会区分应"放手"的事情，将胡思乱想转化为积极的想法，可以减少负性情绪的产生。

（4）如果胡思乱想严重影响心理健康、日常生活和睡眠质量，建议寻求专业人士的意见和建议，采取适当的治疗措施。

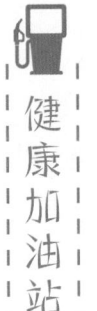

健康加油站

如何减少胡思乱想？

（1）适量的身体活动可以帮助稳定思绪、放松身心、调整情绪，从而减少胡思乱想。

（2）找到一个信任的倾诉对象，把烦闷和焦虑释放出来，可以有效减轻内心的负担。

（3）制定明确的目标和计划可以让我们更加专注于当前的行动，实施起来也更为有条理，从而减少胡思乱想的频率。

（唐向东　刘祥敏）

19. 压力大为什么容易睡不着

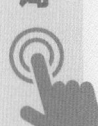
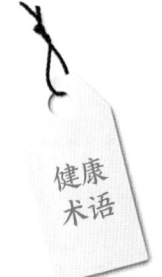

健康术语

冥想

冥想是一种通过专注、深呼吸和静心等手段来实现精神平静与内心平和的训练。常见的冥想方式包括：

（1）坐式冥想：在安静的环境中舒适地坐着，注重姿势、呼吸，将注意力集中在呼吸和内心感受中。

（2）步行冥想：在安静的、自然的环境中慢步行走，专注于走路的节奏和动作，感受自己与外界的和谐。

（3）瑜伽：通过经典的瑜伽体式和呼吸训练，让身体和思维进入平衡和协调的状态。

（4）声音冥想：以音乐或白噪声等为冥想依据，深度聆听声音，让思维触碰到内心深层次的情感和感受。

现代社会多样化和快节奏的生活方式经常给人们带来很大的压力。人们常常用"压力山大"来形容这种过负荷状态，过于沉重的压力会导致不良情绪和消极心理状态，并常常伴随出现失眠症状。

面对压力时，肾上腺皮质激素分泌系统会被激活，释放大量的肾上腺皮质激素（如皮质醇）。正常情况下，夜间人体内的皮质醇水平会逐渐下降，为人们进入深睡眠创造条件。如果持续处于压力状态，皮质醇一直处于高水平，就会使得身体处于应激状态，引发一系列生理性改变，如高水平的皮质醇会抑制褪黑素分泌，从而影响睡眠节律。皮质醇还会影响体温调节中枢，使体温升高，不利于睡眠质量。此外，交感神经系统也被皮质醇激活，容易使身体处于超常警觉状态，人们甚至会因此感到烦躁、焦虑，更加难以入眠。

专家说 为减少压力的影响，可以采取以下措施：

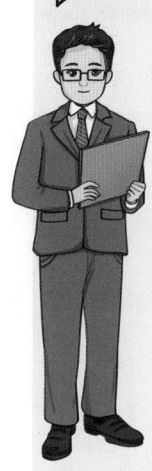

（1）即使是轻度的运动，比如散步、跑步、骑车或游泳等，也可以帮助缓解压力。

（2）与家人和朋友保持紧密的联系，寻求情感支持。

（3）发展兴趣爱好，不仅可以帮助缓解压力，还可以促进创造性思维的发展。

（4）制订可行的工作计划，避免过高的目标，遵循优先次序原则重点处理任务，同时懂得自我管理和心理疏导，可以更好地应对工作压力。

（唐向东　刘祥敏）

20. 为什么**深夜**更容易 "emo"

"emo"是一个网络流行语，是"emotional"的缩写，意为情感丰富、多愁善感的，目前多用来指代忧郁、沮丧等消极的情感和状态。与白天相比，个体在深夜更易陷入"emo"，这通常是由于睡眠不足、生物节律紊乱、心理压力过大等导致的负性情绪的集中暴发。夜间睡眠不足会引起日间功能受损及体内激素水平变化，诱发焦虑、抑郁等不良情绪。晚睡会破坏机体原有的生物节律，影响调节情绪的神经递质如多巴胺、内啡肽等的分泌。此外，在未能入睡的深夜，缺乏健康的交流和社交活动可能会使人们感到更加孤独和失落。因此，多种因素共同作用下，在迟迟未入睡的深夜里，个体更容易"emo"。

关键词

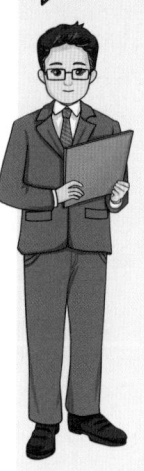

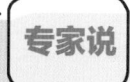 以下建议有助于减少甚至避免深夜"emo"：

（1）建立健康的生物节律：建议每天保持相同的入睡和醒来时间，一日三餐规律饮食，夜间避免吸烟及使用含酒精、咖啡因等影响睡眠和情绪的物质，这有助于维持健康的生物节律及稳定的情绪。

（2）合理分配电子设备、社交媒体的浏览时间及频率：夜间电子设备的光线会抑制褪黑素分泌，影响入睡及睡眠质量，建议睡前 1~2 小时停止使用电子设备。频繁或长时间过度关注超现实的社交媒体内容，可能导致人们对自身的形象或成就产生不满，产生焦虑、抑郁等负性情绪，控制浏览频率和时长有助于保持良好的情绪和增进睡眠体验。

（3）练习放松技巧：冥想、腹式呼吸等都是缓解不良情绪的有效方式，进行放松训练有助于让身心平静下来，帮助机体更快进入睡眠状态。

睡眠不足 生物节律紊乱 心理压力

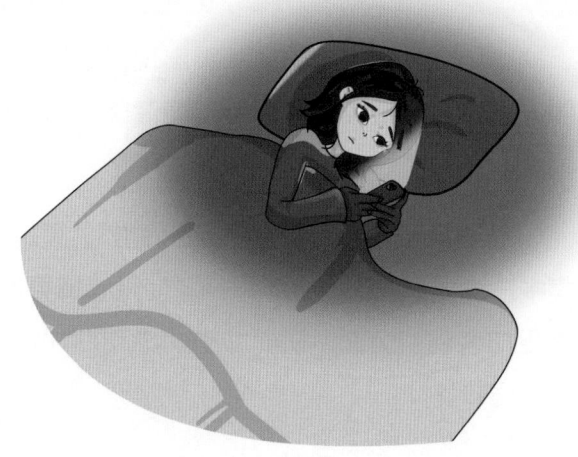

（唐向东　刘祥敏）

21. 情绪对睡眠的影响
有哪些

　　积极的情绪体验对维持健康睡眠至关重要，相反，负性情绪体验则可引起失眠、梦魇、睡眠过度等睡眠问题。在负性情绪作用下皮质醇分泌增加，导致个体觉醒水平增高，引起入睡困难、早醒等失眠症状。恐惧、焦虑等情绪可能导致梦魇，造成睡眠质量降低。少部分人在经历抑郁情绪时会出现睡眠过度，导致过度疲倦和无精打采。因此，我们应该重视不良情绪对睡眠的影响，积极采取措施来解决情绪问题，以提高睡眠质量，促进身心健康。

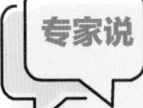

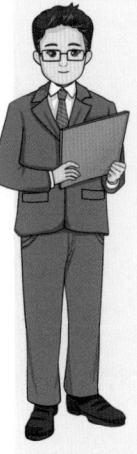

情绪和睡眠密切相关。如果出现情绪问题，可以按照以下方法进行缓解，保持心理健康的同时促进健康睡眠：

（1）**正念冥想：**也称为"正念静坐"。冥想可以帮助集中注意力，放松身体和思维，使得心情更加平静，想法更加客观和全面，从而减少焦虑和抑郁情绪，改善情感调节。

（2）**接触自然：**自然环境中的新鲜空气、阳光和自然风光对身心健康有益，适当的户外活动也可增强免疫系统功能、提高体能、改善心肺健康，并有助于调动积极性，减轻压力和疲劳感。

（3）**创造性输出：**写作、绘画、音乐、舞蹈、手工艺制作等创造性输出可以帮助人们发泄情感，增加积极情绪和自我表达，从而缓解抑郁、焦虑和压力。

（4）**寻求帮助：**多与家人或朋友交流和分享心情。如果不良情绪长期持续存在且影响生活，应及时进行心理咨询或到正规医院进行治疗。

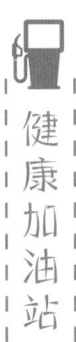

正念冥想的基本步骤：

（1）找一个安静舒适的地方，以一个比较舒服的坐姿，保持身体直立，双手放在大腿上。

（2）闭上眼睛，缓慢深呼吸，放松身体和思想。

（3）将注意力集中在呼吸上，专注感受呼吸进出体内的过程，无须刻意调整呼吸节奏。

（4）慢慢地觉察身体的感受，从头顶开始，往下顺序感觉经过全身各部位，最终到达脚趾，感受身体每个部分的僵硬或柔软，保持内心平静。

（5）关注平静放松的感受，如果出现其他思维干扰，尤其是烦躁和懊恼，让它们慢慢离开我们的思想，保持友善平和的心态，将注意力重新回到呼吸上。

正念冥想需要经常练习，每天坚持 10~20 分钟，通过思维的引导让自己更专注，享受当下的感受，增强心理平衡，减轻压力，提高自我认知。

（唐向东　刘祥敏）

22. 情绪稳定和睡眠质量的关系是什么

情绪稳定和睡眠质量密切相关，睡眠质量不佳会对情绪产生负面影响，而情绪不稳定也可能影响睡眠质量。稳定的情绪有助于维持良好的睡眠质量，而情绪不稳定的

健康术语

情绪稳定

情绪稳定指的是人的情绪状态、情绪体验和情感反应比较平缓，不容易受外界因素的干扰而产生过度的情绪波动。

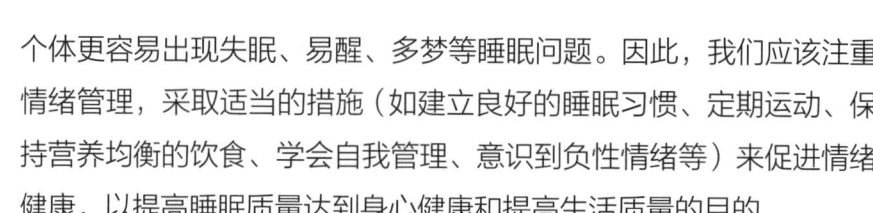

个体更容易出现失眠、易醒、多梦等睡眠问题。因此，我们应该注重情绪管理，采取适当的措施（如建立良好的睡眠习惯、定期运动、保持营养均衡的饮食、学会自我管理、意识到负性情绪等）来促进情绪健康，以提高睡眠质量达到身心健康和提高生活质量的目的。

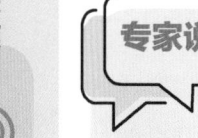

情绪稳定 睡眠质量 身心健康

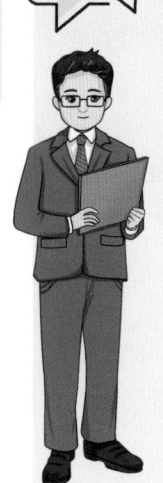

专家说

以下建议能帮助您保持情绪稳定：

（1）建立良好的睡眠、饮食及运动习惯：充足的睡眠可以让身体和大脑得到充分的休息，适当的运动可以促进身体健康，释放压力，增加幸福感，健康的饮食结构和饮食习惯对身体和情绪都有积极作用，这些都有助于保持情绪稳定。

（2）学会情绪的自我调节及管理：关注自己的情绪状态，及时发现负性情绪并采取应对措施。掌握一些自我调节及管理的技巧，如深呼吸、冥想等，有助于在情绪波动时保持冷静，通过语言行为鼓励自己采取积极的方式来缓解负性情绪。

（3）建立支持系统，积极寻求专业帮助：建立一个支持系统，包括家人、朋友、同事等，可以在情绪低落时得到帮助和支持。当情绪无法自我调节时，寻求专业帮助，比如看心理医生、心理咨询师等。

（4）培养长期兴趣爱好，避免消极影响：坚持做自己喜欢的事情可以增加幸福感和自信心，有助于保持情绪稳定。同时，日常生活中应尽量避免与容易引起不良情绪反应的人和事物接触。

（唐向东　刘祥敏）

23. 如何通过**调节情绪**来**改善睡眠**

　　充足的睡眠是人保持精力充沛的必要条件，现实生活中睡眠容易被各种情绪干扰，导致精神状态不佳。情绪是人对客观事物是否符合自身需要的体验，一般认为包括喜、怒、哀、惧四种基本情绪，睡前任何一种情绪的存在都会影响睡眠。良好的情绪调节能显著改善睡眠，避免睡眠问题发生。

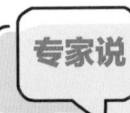

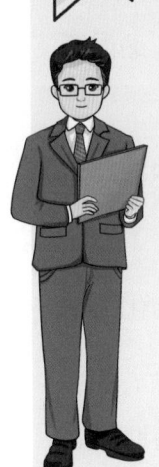

　　睡眠不足易产生负性情绪，而负性情绪可影响睡眠诱发失眠，最终形成恶性循环，因此，通过调节情绪来改善睡眠尤为重要。

　　（1）表情调节：愤怒和快乐的脸部肌肉表达使个体产生相应的体验感，愤怒的表情可以带来愤怒的情绪体验，因此，烦恼时用微笑来调节自己的情绪是一个很好的选择。

　　（2）人际调节：人与动物的区别在于社会属性，当情绪不好时，可以向周围的人求助，与朋友聊天、娱乐可以使人暂时忘记烦恼。

　　（3）环境调节：美丽的风景使人心情愉悦，肮脏的环境会使人烦躁。当情绪不好时可以选择一个环境优美的地方休息，心情自然而然会得到放松。

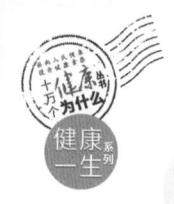

（4）**认知调节：**人之所以有情绪，是因为对事情作出了不同的解释，认知不同的人对同一件事可能会产生不同的情绪反应。为了避免因某件事烦恼，可以重新评价该事件，从另外一个角度看问题，改变刻板的思考方式，这样可以调节负性情绪，改善情绪问题。

健康加油站

不要带情绪入睡，睡前做一些放松的事情，情绪得到缓解后再入睡。

（1）**积极运动：**可以尝试有氧运动，如慢跑、打球、跳广场舞、打太极拳等活动，有助于放松身心，缓解焦虑和紧张情绪。

（2）**深度放松：**可以尝试正念身体扫描、瑜伽等深度放松的方法，有助于放松身心，促进入睡。

（3）**适度倾诉：**与亲近的朋友聊一聊自己遇到的事情，请朋友帮忙分析。

（4）**写日记：**可以在睡前将自己的情绪转化为文字记录下来，整理自己的情绪。

（5）**听音乐：**选择柔和、舒缓的音乐，有助于放松身心，缓解紧张情绪。

健康
云课堂

如何调节情绪改善睡眠

（汪　凯）

24. **焦虑**如何影响睡眠

关键词

睡眠质量　缓解焦虑

睡眠具有恢复精力和体力的功能，能够帮助个体完成清醒时尚未结束的心理活动。焦虑是一种源于内心的紧张、压力感，常表现为内心不安、心烦意乱，有莫名其妙的恐惧感和对未来的不良预期感，常伴有憋气、心悸、出汗、手抖、尿频等自主神经功能紊乱症状。长时间的紧张不安情绪容易导致焦虑，进而引发失眠问题，而失眠又会加重身心问题，如精神困倦、认知损害和焦

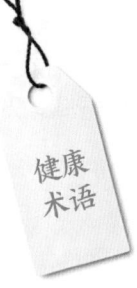

健康
术语

焦虑状态

焦虑状态是介于正常焦虑情绪和焦虑症之间的一种状态，比焦虑情绪重而较焦虑症轻。正常人遇事也会出现紧张、焦虑的情绪，是一种正常的表现，但焦虑状态是在没有明确原因的情况下，对未来产生恐惧、紧张、焦虑，尚未达到焦虑症的程度，临床上表现为烦躁、易怒、易激惹、紧张、坐立不安，伴随睡眠障碍以及一些自主神经紊乱的症状，如心慌、心悸、胸闷、乏力、出冷汗，但这些症状一般出现时间较短，可有一定诱因，且时好时坏，可以通过自我调节缓解。

虑、抑郁等精神心理问题。因此，焦虑问题的早期识别与干预对改善睡眠具有重要意义。

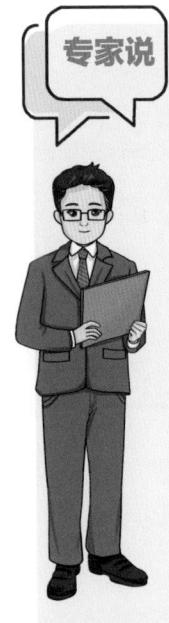

专家说

近年来随着人们生活节奏的加快及工作压力的增大，失眠伴抑郁、焦虑状态的发病率呈不断上升的趋势。研究发现失眠患者出现焦虑、抑郁情绪的比例约为80%。提高睡眠质量可以极大地缓解焦虑，反过来，控制焦虑也有助于睡眠。

（1）发现问题，解决问题。

（2）加强与人交流。

（3）放松心情，调整心态。

（4）建立良好的就寝习惯。

（5）针对病情，对症治疗。

（汪　凯）

25. **抑郁**如何影响睡眠

抑郁表现为心情异常低落，自我感觉不良，兴趣减退，常自罪自责，甚至自伤自杀，伴有食欲减退或缺失、闭经等症状。随着生活节奏的加快，抑郁情绪愈发普遍，抑郁的病程迁延及病情反复时常会引发睡眠障碍。

抑郁症患者表现为睡眠-觉醒节律紊乱，且伴随睡眠质量持续性下降、睡眠时间减少，睡眠潜伏期延长，觉醒增加，非快速眼动睡眠的慢波睡眠减少，快速眼动睡眠潜伏期减少等多种睡眠问题。睡眠障碍是抑郁症的核心症状之一，改善睡眠对治疗抑郁症至关重要。

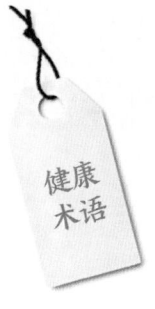

抑郁症

抑郁症属于心境障碍，又称抑郁障碍或抑郁发作，是多种原因引起的以心情低落为主要症状的一种疾病，患者常有兴趣丧失、自罪感、注意障碍、食欲丧失和自杀观念，并有其他的认知、行为和社会功能的异常。一般上述症状至少持续2周，影响日常生活功能。生物、心理与社会环境诸多方面因素参与抑郁症的发病过程。

关键词

抑郁情绪 睡眠质量

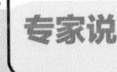

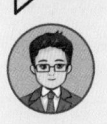

专家说

90%的抑郁症患者存在睡眠障碍，62%的患者首发的临床症状是睡眠障碍。解决抑郁情绪导致的失眠问题，关键在于从生活习惯、心理调适、养生保健和改善睡眠环境等多方面进行综合调整。可以通过积极面对生活压力、调整心态，加强锻炼、保持规律作息，以及改善睡眠环境等方式，缓解抑郁情绪，提高睡眠质量。

（汪　凯）

26. 如何保持**情绪稳定**
以提高**睡眠质量**

关键词

情绪稳定　睡眠质量

　　睡眠质量分为睡眠深度和睡眠时间两个方面的评估，高质量睡眠是指在睡醒后疲劳感消失，头脑清醒，精力充沛，能高效率地工作学习等。情绪不仅仅体现外部的行为习惯，更体现内心的心理状态，情绪也直接或者间接地影响着一个人的日常生活，以及生活中的重大选择。在日常生活中，情绪稳定的人做事情效率高、睡眠质量更好，更容易在工作中做出不错的成绩，在生活中拥有良好的人际关系。

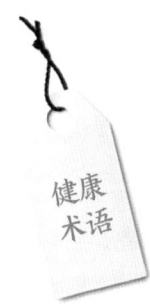

健康术语

睡眠质量

　　睡眠质量是对睡眠过程及其效果的一种综合评估，包含质和量两个方面，是在客观睡眠情况评定的基础上评估的关于睡眠的主观感受。

　　当前，对睡眠质量的评估主要有三种途径：

　　（1）用工具测量记录到的睡眠指标。有学者将睡眠质量划分为主观睡眠质量、入睡时间、睡眠时间、睡眠效率、睡眠障碍、催眠药物和日间功能障碍七个成分，并以匹兹堡睡眠质量指数来判断睡眠质量的好坏。

　　（2）利用精密仪器，如多导睡眠图将生理指标转化为具体的睡眠质量指标。

　　（3）用睡眠的量来表示睡眠质量的高低，这个"量"是指对睡眠本身的一种体验。

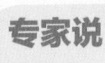

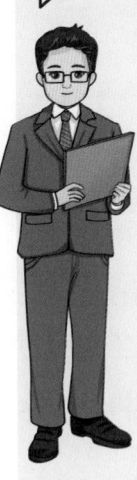

在现代社会，大部分人都要面临生活、工作的压力，高压让不少人烦躁失眠，情绪不稳定。学会以下方法，可以稳定情绪，提高睡眠质量。

（1）呐喊法：呐喊旨在引导人们认识和体验呐喊的心理调适作用，如果察觉到自己有一些情绪需要排解，不妨在合适的时候将其宣泄。

（2）哭诉法：哭是人类宣泄不良情绪的一种本能行为，如果心中积压了不愉快的情绪，不要强忍着故作"坚强"，该哭时不妨尽情地哭出来。

（3）倾诉法：心情不好时可以找自己最信任的朋友倾诉，但最好找那些比较冷静、理智且情绪稳定的朋友，因为他们能提出一些能疏导情绪的意见。

（4）高歌法：唱歌尤其是高歌除了能愉悦身心外，还能宣泄紧张、排解不良情绪，对稳定情绪具有积极作用。

（5）环境调节法：心情不好或感到压力大、郁闷不乐时，可以走出办公室、走出家门，到大自然中呼吸新鲜的空气，从而舒缓情绪。

（汪　凯）

27. **睡眠问题**与**情绪**
有什么关系

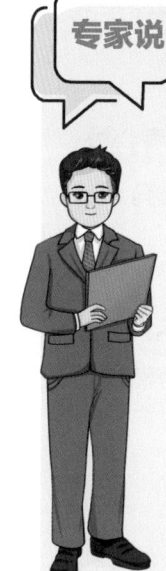

情绪性失眠　释放压力　缓解情绪

人们的身体健康和较高的睡眠质量密不可分，身体内各个器官都需要得到良好的休息。如果经常出现失眠、做噩梦等情况，则会严重影响睡眠质量，进而影响日间工作。夜间失眠多梦与多种因素有关，白天不良情绪是其中之一。人们在白天遇到不开心的事情或工作压力过大，都会产生不良的情绪，这些情绪容易影响睡眠，导致噩梦、失眠等，严重影响睡眠质量。

专家说

频繁的情绪不良，容易导致神经系统紊乱，使交感神经系统处于兴奋状态，导致消化不良、呼吸急促、心悸、胸闷、血压升高，甚至还可能诱发高血压，极大影响睡眠。下列方法可有效缓解不良情绪，改善失眠、噩梦等睡眠问题。

（1）**心理疏导**：可以尝试通过心理疏导的方式缓解症状，如向好友倾诉心事，从而转移注意力，改善心情，缓解失眠。

（2）**听音乐**：睡前可以选择一些轻音乐、古典音乐来放松心情，沉淀不良情绪，有的音乐甚至会使人心情舒畅，消除不良情绪，减少夜间睡眠多梦问题的出现，从而改善睡眠。

（3）**适当锻炼：**简单的户外运动也有助于放松身心、放空思维、缓解情绪、减少焦虑抑郁等不良情绪。

（4）**呼吸导眠：**睡前避免情绪激动，保持心态平和，平躺后，慢慢深呼吸，从上到下逐渐放松，如此反复数遍即可入睡。

（5）**催眠疗法：**通过催眠改善失眠是最自然最舒适的方法，可以增加放松的深度、减少过度忧虑、降低交感神经兴奋。最常用的催眠方法是言语暗示，通过类似好困、好想睡的言语来诱导进入睡眠状态。

健康加油站

短期失眠可能和生活事件有关，慢性失眠常伴有精神障碍，最常见的是抑郁和焦虑。长期慢性失眠与躯体疾病关系密切，包括心脑血管疾病、糖尿病、慢性疼痛、免疫功能低下、呼吸系统及神经内分泌系统疾病等。这种联系是双向的，慢性失眠患者并发躯体疾病的概率明显升高，而躯体疾病可加重失眠症状，降低失眠治疗效果。因此，合并躯体疾病的失眠患者，早期识别和联合治疗对改善睡眠具有重要意义。

（汪 凯）

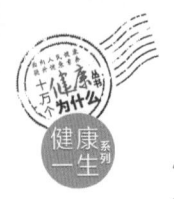

28. 睡眠质量与性格特征
的关系是什么

关键词

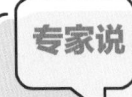

性格特征　睡眠质量　心态调节

良好睡眠与性格密切相关。性格不同的人，处理问题的方式不一样，睡眠质量和过程也不同。习惯早起的人比晚起的人在情绪状态上更积极，对生活满意度更高，觉得自己身体更健康，做事更有意志力。Ａ型性格的人往往脾气火暴，有闯劲，遇事容易急躁，爱竞争等，这类人很容易受到压力的困扰，容易出现入睡困难、多梦、早醒等睡眠问题。性格外向与睡眠质量高之间存在着相关性，尽责和友善的人，睡眠质量也较高。

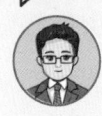

专家说

观察失眠的群体，我们不难发现大多数人都存在性格上的缺陷，比如敏感多疑、谨小慎微、多愁善感、争强好胜等，找出问题点，慢慢纠正，对睡眠的恢复有很大帮助。所以，失眠康复之路也是心态提升的过程、思维升级的过程，更是性格纠偏的过程。

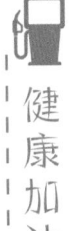

健康加油站

Ａ型性格的人脾气比较火暴、有干劲、遇到事情容易焦急，烦躁，往往不善于控制自我，喜欢竞争、爱显示自己才华，对人常存戒心。那么Ａ型人格的人应该如何宣泄情绪呢？

（1）可以接受不完美的自己，制定一个符合自己实际能力的目标。

（2）欲速则不达，做事情可以给自己留点余地来应对突发状况。

（3）培养业余爱好，增加生活乐趣，加强阅读，拓宽视野。

（4）多进行体育锻炼，提高身体耐力，增强心理承受能力。

（汪　凯）

29. 如何在繁忙的工作和生活中**保持心理健康**，**从而改善睡眠**

当代社会中，人们的生活节奏快，大家不仅需要面对繁杂的工作事务，还要面对生活中的各种琐碎事，大大小小的事情堆积在一起，会使紧张、焦躁、不安等焦虑情绪越来越多，随之而来就是逐渐出现睡眠缺乏和睡眠质量下降。因此，保持心理健康越来越重要，良好的心理状态会有利于睡眠质量的提高。

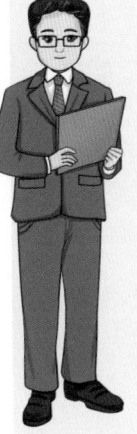

专家说

关键词

工作压力 生活压力 心理健康

如何在繁忙的工作中保持身心健康，已成为现代人需要思考和解决的重要问题。

（1）培养健康的生活习惯：健康的饮食和充足的睡眠对于保持心理健康非常重要，可以适当地锻炼身体，减轻压力，增强身体的抵抗力。

（2）保持积极的心态：尽可能地看到事情好的和积极的一面，对于遇到的困难和挑战，应该采取积极的态度去面对。

（3）与他人交流：可以与家人、朋友交流，分享自己的感受和想法，这样可以减轻心理压力，获得支持和理解，同时也可以强化人际关系。

（4）培养爱好：繁忙的工作中，适量培养兴趣爱好，参加有乐趣的聚会活动，将工作和休息有机地结合，有益于放松身体、缓解压力和焦虑。

（5）勇敢地面对现实：不要害怕承认自己能力有限，适时拒绝自己不能完成的任务，对于某些的确不能办到的事，坦然地说一声"不"要比硬撑着会让人轻松得多。

（6）出门旅游：远离城市喧嚣，多看看美丽乡村，因为人与自然的关系远比人与城市的关系亲近得多。

（7）开怀大笑：遇到开心的事时，可以放声大笑，这是一种消除精神压力的方法，同时也是一种使人愉快的发泄方式。

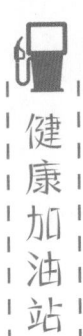

不建议过度疲劳。过度劳累会使大脑疲惫、自主神经系统紊乱，长时间工作、过度的劳动和心理压力可使机体处于透支状态，难以进入睡眠。长期处于睡眠不足和过度压力的状态下会扭曲个体调节情绪的能力，加重失眠。

（汪 凯）

30. 如何**缓解精神压力**
从而改善睡眠

良好的精神状态对促进睡眠、舒缓心情、放松身心至关重要。冥想和瑜伽的本质是身心的舒缓放松，瑜伽可以通过心理暗示来影响人体功能，改善神经系统功能，同时协调各个器官的运转使其恢复到正常的活动状态，缓解身体的应激状态。冥想使人脑处于短暂的忘我状态，完成身心的深度放松，舒缓精神压力，从而提升睡眠质量。

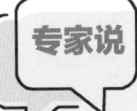

专家说

日常的工作学习常带来身心压力，冥想和瑜伽等是生活中人们最常见放松方式。如何进行冥想和瑜伽，从而放松身体、缓解精神压力？可借鉴下列方式：

（1）瑜伽训练前尽量避免服用咖啡、茶等含有

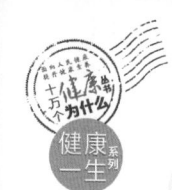

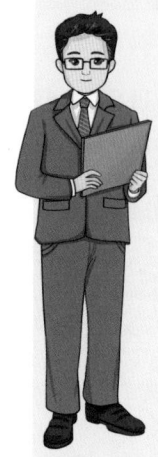

刺激神经兴奋的食物或药物，提高训练带来的放松效果。

（2）进行瑜伽训练时，保持肌肉在自然状态拉伸和伸展，集中注意力并维持一段时间，可消除躯体疲劳感和紧张感，对改善睡眠质量有很大作用。

（3）瑜伽训练联合冥想能带来更好的放松效果，冥想可以增强人的心理暗示，更好地舒缓身体压力感知，对治疗睡眠障碍有效。

（4）冥想前应保持环境的安静，播放舒缓的音乐或者类似海浪声、雨声、幽远的鸟叫声等的自然音响，来帮助我们更好地进入冥想、放下心中杂念、消除紧张。

（5）准备正确的引导词，提高冥想效果。因为人一旦进入冥想状态意识就会开始游离，心里的思绪太多便会变得纷乱嘈杂，正确的引导词可以在意识游离的时候把身心拉回到轻松健康的状态。

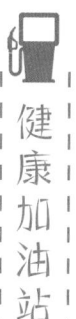

健康加油站

冥想是如何治疗失眠的？

准备工作：摆好姿势，在一个安静、不被打扰的环境里，躺在一张舒适的床上，身体自由摆放成一个非常舒服放松的姿势。

第一步：深呼吸，均匀地深呼吸，感受每一次呼气、吸气，把注意力放在身体上，感受胸腔和腹部的起伏。

第二步：逐步放松，从头顶到脚趾，慢慢地一点一点放松身体。

第三步：深度放松，调整呼吸深度，放松全部身体部位，达到完全放松状态。

第四步：思维放空，身体完全放松并且匀速深呼吸时，体会身体所处的放松舒适的状态。

第五步：身心放松，为睡眠准备。

（汪　凯）

31. **连续失眠**会引起
心理问题吗

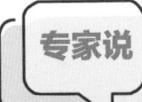
现实生活中，很多人失眠伴随头痛、头晕等症状，他们往往认为失眠是由这些症状引起的，针对这些症状就诊于相关科室。但恰恰忽略的是，失眠发生有时和精神心理问题相关，失眠本身也是这些问题的症状之一。因此，失眠时不仅要检查自己的身体健康状况，还要留意是否存在精神或心理上的不适。

专家说

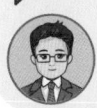

失眠持续得不到缓解会导致抑郁症、焦虑症等情绪障碍；反之，压力大、焦虑、抑郁和恐惧情绪等可诱发失眠，从而加重焦虑、抑郁症状。绝大多数的失眠都有

继发诱因，解除病因能改善失眠。合并焦虑、抑郁等心理问题的患者，配合药物治疗才能根治失眠。日常生活中，做到以下几点可预防、减少失眠继发心理问题。

（1）保持环境舒适。

（2）积极纠正躯体不适。

（3）规律作息。

（4）舒缓心理压力。

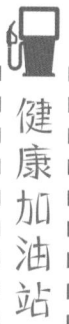

随着生活节奏的加快，失眠和抑郁、焦虑的发生率日趋升高，且三者关系复杂。失眠和抑郁、焦虑既可以独立发生，也可以相伴存在，在症状学和疾病层面上密不可分。流行病学研究结果显示，40%~92%的失眠症状由精神疾病引发，失眠、抑郁和焦虑均为常见的临床症状，在所有失眠患者中，失眠伴焦虑的患者占20%~30%，失眠伴抑郁的患者约占70%以上。治疗上，建议首先选用非药物治疗，如睡眠卫生教育和认知行为疗法，如失眠较严重可辅助使用镇静催眠药，失眠症状缓解后，应逐步减量至停用镇静催眠药。如有明确的焦虑、抑郁，可合并进行抗焦虑、抗抑郁药物治疗。

（汪　凯）

32. 如何提高**情绪稳定性**和**睡眠质量**

工作压力、人际压力、情感压力等是现代人常见压力来源，若加上睡眠差，身心状况可随时亮起红灯。身心的亚健康状态，又会影响人际关系和社交活动，如此反复易产生恶性循环。尽管有许多药物和治疗方法，但是培养兴趣爱好作为一种有效的非入侵式干预手段，可以帮助我们改善睡眠质量和情绪稳定性。因此，我们应该积极培养兴趣爱好，以更好的身体状态迎接每一天的生活。

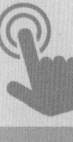

关键词

兴趣爱好　运动　睡眠质量

专家说

日常的运动、写作和听音乐是最常见的解压方法，它们是如何影响情绪和睡眠的呢？

（1）运动：有氧运动能够显著缓解生活压力、降低焦虑情绪、改善睡眠质量和睡眠结构，特别是增加深睡眠的时间。但临睡前的过量运动会令大脑兴奋，不利于提高睡眠质量。

（2）写作：当情绪出现波动，尤其是悲伤激愤时，仔细地感受自己的身体和心理变化，将这种感受用文字诉诸笔端，细细描摹，会使情绪快速平复下来。睡前写作除了能稳定情绪外，也可缩短睡眠潜伏期，提高睡眠质量。

（3）音乐：睡前听音乐是年轻人喜爱的方式之一，特定声音能帮助人停止心中杂乱的想法，如下雨声音、风刮过麦地的"唰唰"声、鸽子的"咕咕"声，还有一些轻柔的催眠曲等，每天在入睡前固定播放，有望成为酣畅睡眠的前奏，能很好地诱导入睡。

健康加油站

选择适合自己的兴趣爱好，且长期坚持是关键。

（1）明确目的：兴趣爱好可以让我们有更健康的生活，兴趣爱好还能平衡我们的工作压力，兴趣爱好还可以让我们正确评价内心真正需要的、最有意义的生活。

（2）设定时间周期：兴趣不是固定不变的，会随环境和阅历的变化发生改变。选定一个兴趣后，可以给它设定一个时间，比如一年。在这个时间内，不要被其他兴趣所诱惑。

（3）设置阶段性事件：兴趣的发展过程中可以有无数个小的标志性事件，用心地设计出来，一个一个去实现。每实现一个标志性事件，都是一次胜利。

（4）寻找同伴：独行快，众行远，寻找合适的同伴，坚持自己的爱好，持之以恒。

（5）学会倾听：不需要行走在批判和挑剔的环境下，找到那些支持你的人、接纳你的环境，把自己能做的展现出来，获取正向反馈。

（汪 凯）

睡得好，
环境安逸少不了

33. **睡眠环境**的好坏
会影响睡眠质量吗

睡眠环境的好坏直接影响睡眠质量。正常的睡眠除了受人体生理和生物节律等因素影响外，还会受到睡眠环境的直接影响，而睡眠质量的高低会直接影响一个人的健康水平。

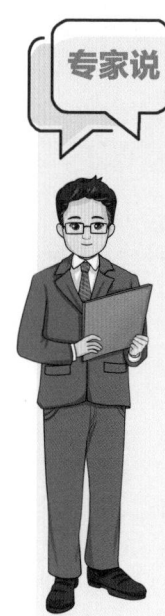

专家说

如何通过改善外界条件，营造良好的睡眠环境呢？

（1）**调节环境温度、湿度和光线强度到适宜状态：**使环境符合生理需求，保证身体舒适度，从而提高睡眠质量。

（2）**选择适宜的卧室色彩：**心理学家认为，颜色能够极大地影响人的情绪和行为，同时影响人的睡眠质量。通常认为浅色调适合卧室环境，有利于睡眠。

（3）**卧室大小：**良好的睡眠环境对于卧室来说，单人卧室面积建议不小于 $5m^2$，双人卧室面积建议不小于 $9m^2$，兼起居的卧室建议不小于 $12m^2$，但应避免卧室空间过大，会让人产生无安全感，影响睡眠质量。一般地，卧室的面积建议在 $15{\sim}20m^2$ 为宜。

（4）**创造安静的睡眠环境：**若卧室内的声音过于嘈杂，容易使大脑处于亢奋状态，不利于高质量睡眠。

适当利用绵绵的下雨声、轻柔的海浪声、风吹树林的沙沙声等白噪声来进行助眠，白噪声会和大脑产生谐振，并令大脑平复至安静状态，从而产生睡意。

健康加油站

我国有 24% 的青年人在睡觉这件事上"不及格"，94% 的青年人睡眠状况较差。调查显示，九成青年人在睡前离不开电子产品，四成青年人有睡眠拖延症，以至于入睡的时间越来越晚。所以，我们除了要尽量营造良好的睡眠环境之外，还需要做好以下两方面：

（1）**心理因素：**入睡前，应该尽量放松自己的心情，从白天紧张忙碌的工作状态中脱离出来，可选用冥想等方式诱导身体放松，促进睡眠。

（2）**睡前远离手机等电子产品：**建议睡前尽量少接触电子设备，设备上的蓝光会影响大脑分泌褪黑素，进而改变睡眠结构。养成不在床上使用电子设备的习惯，让大脑将床和睡眠信号捆绑在一起，一上床便自动产生睡意，提高睡眠效率。

（汪 凯）

34. **睡眠环境**对睡眠质量 有什么影响

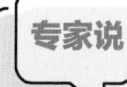
但凡眼睛能看见的、耳朵能听见的、鼻子能闻到的、身体能感受到的都可以归为睡眠环境，它包括但不限于声音、色彩、温度、湿度、气味、通风、光线、空气质量、空间、气压等因素，简易概括睡眠环境包括卧室环境、被窝环境和人体自身内环境。睡眠环境的好坏直接影响睡眠质量。

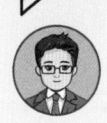
专家说

睡眠环境对人们睡眠质量有很大影响，春天和秋天更容易就寝，而多数人在炎热的夏天和寒冷的冬天更容易出现失眠问题。首先应保证睡眠环境处于舒适的温度，通过改变温度、湿度、光线来调整睡眠环境，从而获得更好的睡眠质量。

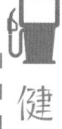
健康加油站

睡眠环境是如何影响睡眠质量的呢？

（1）室内温度在 20~23℃ 最为适宜，20℃ 以下人会因为寒冷而蜷曲身躯并裹紧被子，超过 23℃ 会感到闷热，易反复掀被子，降低睡眠质量。此外，被窝温度在 32~34℃ 时人最容易入睡，被窝温度低，不仅耗费人体的热能，而且会使大脑皮质兴奋，从而推迟入睡时间，或者造成浅睡眠。

（2）环境湿度高低影响睡眠，会引起失眠多梦等问题，且睡眠状态下，人体抵抗力比较弱，容易在潮湿环境下被滋生的细菌侵害，引发其他疾病。

（3）光线对睡眠有着深刻的影响，当环境从黑暗转为明亮，无论睡没睡够，我们都更容易醒来。相比昏暗的光线，在明亮光线下更难以入睡。有趣的是，如果白天得到足够多的光照，晚上的深睡眠时长会增加，睡眠质量变佳，睡眠效率更高。

（汪　凯）

35. 噪声对睡眠质量有什么影响

现代社会，高质量的睡眠往往需要有一个温馨宁静的睡眠环境。然而，打破温馨宁静的因素主要为噪声污染，西方研究发现，有近1 300万欧洲人因噪声污染而持续做噩梦，超过1亿的欧洲人因为噪声烦恼不堪，约20万人继发缺血性心脏病而死亡。因此需要重点认识噪声污染如何影响睡眠，了解可以采取哪些措施改变环境并改善睡眠。

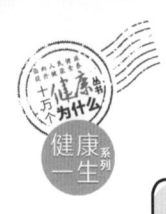

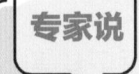

关键词

噪声 睡眠质量

健康加油站

噪声危害巨大，交通噪声与空气污染常常和心血管疾病联系在一起，被认定为生理压力之一。噪声会激活大脑中相关区域，激起人的压力反应，这种压力反应可能导致血压升高、消化减慢、睡眠障碍等，而且噪声越大，生理反应就越强烈，睡眠问题也越突出。

长期的噪声污染会破坏正常睡眠结构，诱发慢性失眠障碍。研究发现，声音超过 55dB 就会增加激素的分泌并促进觉醒，声音超过 75dB 会增加入睡难度与半夜从睡眠中觉醒的次数，声音超过 85dB 则会改变睡眠阶段的持续时间（尤其是减少深睡眠比例）。长期或重复性的噪声暴露可诱导皮质酮分泌，这种激素对慢波睡眠状态有抑制作用。睡眠期的噪声会导致内皮功能障碍，甚至引发脉管系统和额叶皮层（以及其他潜在的大脑区域）内更多的炎症和氧化应激。噪声通过上述机制，造成睡眠片段化及睡眠结构的改变，长期可致情绪障碍及心脑血管疾病。宁静的睡眠环境有助于提高睡眠质量，特别对于睡眠不好的人来说，营造一个温馨宁静的环境是高质量睡眠的关键。

（汪 凯）

36. 如何打造一个
安静舒适的睡眠环境

关键词
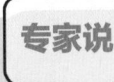
睡眠环境 睡眠质量

一夜好眠离不开一个好的环境，对于"息梦安眠"来说，拥有一个宁静、光线柔和、温度和湿度适宜的环境相当重要，卧室整洁开阔，更有利于入眠。打造安静舒适的环境是保证良好的睡眠质量的前提。

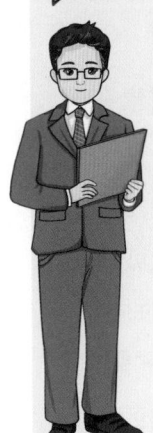

专家说

如何打造一个安静舒适的睡眠环境呢？

（1）选择安静的卧室，安静的环境是优质睡眠的关键要素，如果入睡时无法有效减少噪声干扰，建议使用舒适的耳塞来协助降低噪声。

（2）避免光线过强或长时间刺激，人脑一般是从晚上9点左右开始分泌褪黑素，这种激素能够促进睡眠，明光或强光刺激会抑制褪黑素的分泌，导致睡意减退。最适宜的卧室明亮度是在睡觉前，能看清周围物体的大致轮廓，不要保持室内黑暗。

（3）选择合适的睡床和枕头，选择适合自身的床垫，避免过于柔软的弹簧床垫，保持床的稳定性，不能轻易晃动，注意枕头的舒适性和高度。

（4）保持室内空气流通，避免空气不流通产生

的异味和闷热感，密闭空间的低氧水平也会影响睡眠，造成不适。

（5）营造温馨的卧室环境，保持卧室内的颜色素雅，没有太多的杂物，维持环境整洁，简洁而干净的卧室环境能让人感到放松，更容易入眠，有助于提升睡眠质量。

（6）减少床周围的新鲜刺激事物，刺激的事物会使大脑处于兴奋状态，从而降低睡眠质量。

（7）选择舒适的睡衣，贴身衣物不宜过厚或者过薄，而且最好是纯棉的。在北方，天气干燥，如果穿着非纯棉的衣物，很容易出现皮肤干痒。

健康加油站

褪黑素可以改善睡眠。通常情况下，褪黑素在习惯性上床睡觉前 2~3 小时分泌水平显著增加，清醒前逐渐下降。一些睡眠障碍患者，因某些生物钟基因失去昼夜节律或振幅减小，出现褪黑素分泌延迟或者分泌水平下降。服用褪黑素能改善该类人群的睡眠质量。研究发现，睡眠障碍患者在上床前 1 小时服用褪黑素，可显著缩短入睡潜伏期约 30 分钟。绝经后妇女或创伤性脑损伤后伴发睡眠障碍的患者，短期服用褪黑素制剂，可改善睡眠质量。

（汪　凯）

37. 如何**选择枕头**

人一生中 1/3 的时光会与枕头做伴，枕头对于人的生活起着至关重要的作用。现实生活中，由于人们对枕头相关知识的了解和对枕头重要性的认识不够，所以在枕头的选择上存在着许多的误区，在使用过程中存在诸多不合理的习惯，久而久之便容易出现睡眠问题，影响身体健康。

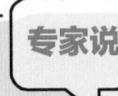

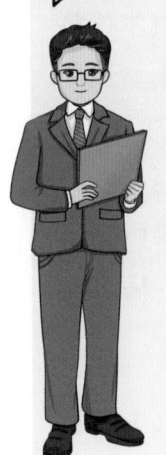

众所周知，人的颈椎有一个前凸的弧度，称为生理性前凸。在任何情况下，人体都是在能保持这种自然生理弧度的姿势下感到最舒适，睡眠时保持颈椎正常的生理性前凸，才符合颈椎的解剖结构。选择一个合适的枕头对于舒适的睡眠与颈椎保健都有着至关重要作用。

如何挑选合适的枕头高度以满足人体舒适度呢？成年人枕高 10~15cm 较为合适，以仰卧时头与躯干保持水平为宜，即仰卧时枕高一拳，侧卧时枕高一拳半。推荐波浪形枕头，波浪形枕侧面呈波浪状的起伏，近端较高的部分可承托颈曲，中段较为凹陷的部分可以盛放饱满的"后脑勺"，远端再次高起的部分可以避免头部的后仰。

当然，枕头的软硬程度对睡眠质量也是非常重要的。如果使用的枕头太软，头部就会深陷其中，导致

血流过于集中，血管壁的压力增大，致使早上起来双眼水肿，还会有头痛的感觉。在这种情况下，可以考虑换一个稍硬点的枕头。过硬的枕头会使颈动脉受压，血液循环难以畅通，继而引发脑部缺氧、微循环局部障碍，导致唾液分泌增加，并使人习惯性地长期张嘴呼吸。如果总是出现睡梦中流口水的现象，应当考虑换一个柔软点的枕头。

健康加油站

枕头过高或过低都会影响健康。俗话说"高枕无忧"，但"高枕"却无益于颈椎健康。枕头太高会改变颈椎正常的生理弯曲，导致肌肉疲劳性损伤及韧带牵拉劳损，容易引起颈肩酸痛、手指麻木、头晕眼花等症状。枕头太低易导致供血不均衡，造成鼻黏膜充血肿胀而影响呼吸。仰卧时如不垫枕头，会使头过分后仰，容易导致张口呼吸，进而引发口干、舌燥、咽喉疼痛和打呼噜等症状，如果侧卧不垫枕头，一侧的颈部肌肉会由于过分伸拉、疲劳而导致痉挛、疼痛。

（汪　凯）

38. 为什么**睡眠时的温度**
会影响睡眠质量

多种环境因素会对睡眠质量产生影响，包括温度、湿度、光线、清洁程度等，温度作为重要的环境因素，过高或过低都不利于睡眠。一般来说，20℃是清醒状态下最舒适的温度，23℃是睡眠时最理想的温度。在23℃时，入睡阶段持续时间最短，睡眠深度更优，深睡眠时间最长。除室温外，被窝温度常常会被人忽视。研究表明，被窝温度在32~34℃时人最容易入睡。

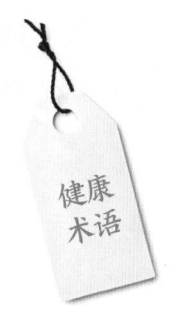

健康术语

睡眠温度曲线

睡眠温度曲线是指整夜睡眠中，随着睡眠深度的变化，符合人体需要的环境温度变化所形成的曲线。

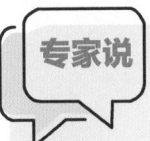

专家说

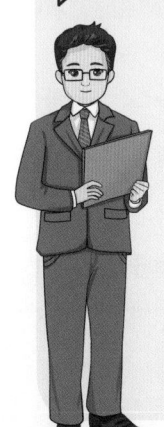

适宜的睡眠环境温度是高质量睡眠的关键因素。以下是一些关于调节温度的建议，能够帮助您营造舒适的睡眠环境，提高睡眠质量。

（1）入睡阶段温度应适当升高：在舒适温度范围内，低温环境下人体不容易入睡，适当升高温度可促进睡眠。

（2）清晨起床时温度应适当升高：在睡眠后期，逐渐增高的温度可帮助人体为起床做准备，这能提高

次日工作效率，适当升高温度可提高睡眠效率。

（3）入睡后温度应适当降低：入睡后逐渐下降的环境温度可延后体温最低点出现的时间，并适当增加深睡眠时长。

（4）动态调节睡眠温度：设置合理的温度范围、动态的热环境，可减少觉醒时长，增加深睡眠时长和睡眠总量，夜间睡眠温度曲线呈 U 形时更有利于提高人体睡眠质量和次日的工作效率。

（汪　凯）

39. 为什么**过于松软的床垫**不利于睡眠

睡眠寝具是睡眠环境的重要组成部分，床垫是其中之一。床垫包括弹簧床垫、棕榈床垫、乳胶床垫、水床垫、气床垫等。床垫是否适合与睡眠质量息息相关，虽然舒适床垫没有准确定义，但能够使人感到舒适的床垫至少需要达到两个标准：一是无论处于哪种睡眠姿势，脊柱都能保持平直舒展；二是人躺在上面全身能够得到充分放松。

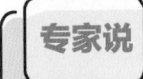

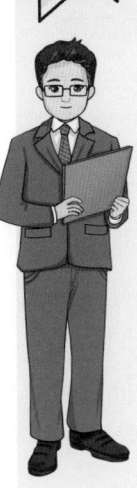

一个合适的床垫应该能够单独承托身体的每一个部位，能完全顺应人体曲线，且干扰性低，不同的床垫对睡眠产生的影响不同。

（1）床垫过软不能支撑身体：过软的床垫无法支撑身体，会导致腰肌酸胀僵硬，长此以往可能引起腰肌劳损和骨质劳损，甚至引发脊椎的弯曲或扭曲，继发睡眠浅、早醒和再入睡困难等睡眠问题。

（2）床垫过软影响通气：床垫过软不能撑托头颈部位，可导致睡眠中通气障碍，从而导致缺氧，可能会导致睡眠多梦以及醒后疲惫。

（3）床垫过硬会损伤腰椎：人躺在过硬的床垫上时，只有头、背、臀、脚跟几个点来承受压强，只能依靠腰背肌肉给全身提供支撑，会导致腰酸背痛和腰椎受损，也会引发睡眠障碍等相关问题。

（4）特殊疾病患者需要特殊床垫：如肌肉损伤的患者不能睡硬质床垫，骨骼损伤的人不能睡软质床垫。

（5）婴幼儿床垫选择：一般为婴幼儿选择平板床搭配柔软的床垫，使婴幼儿整个身体能够平展，不至于因床铺的折叠而出现皮肤疮疖，同时应兼顾安全性。

（6）青少年床垫选择：青少年最好选用偏硬的床及床垫，例如木板床搭配棕榈床垫，有利于矫正脊柱发育不良。

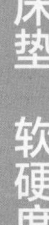

关键词

床垫 软硬度 睡眠

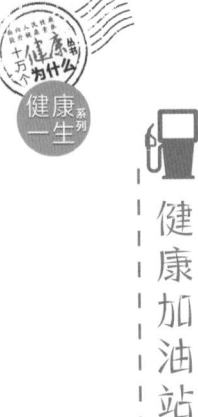

健康加油站

在选择床垫的过程中，可以参考以下标准：

（1）材质透气：选择吸湿与透气性良好的床垫，尤其是夏季婴幼儿、长期卧床人群使用的床垫，应考虑到防止湿疹、压疮。

（2）质量过关：一般床垫寿命至少是 5 年，高档及功能床垫可以有 10 年的使用期。

（3）有支撑力：身体压力变化及变换体态时，发生变动的部位限定，不会影响同一张床垫上其他人的睡眠。

（4）卫生保障：床垫应达到不霉变、不生虫、不产生噪声、不引起伤害和无污染等要求。

（汪　凯）

40. 为什么**室内湿度**会影响睡眠

除了睡眠温度会影响睡眠质量，环境湿度同样影响睡眠。环境湿度通常会改变个人主观的身体感受，进而影响整体的睡眠质量。睡眠湿度一般指睡眠时空气中含水分的程度，过高或过低都会影响睡眠状态。如冬天干燥的空气容易导致鼻腔阻塞、嘴唇干裂，吸入太干的空气还会刺激咽喉，引发咳嗽甚至呕吐，湿度大的环境容易引发喷嚏、过敏等，这些因素都会影响人入睡。睡眠环境的最佳湿度是 50%~65%。为了保证室内湿度适宜，现代人可以利用空调、自动除湿机，或是冷暖气机对室内的湿度进行调节，避免湿度过高或过低。

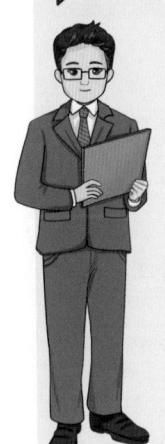

专家说

睡眠湿度究竟对睡眠环境、睡眠质量有哪些影响？

（1）**睡眠湿度低**：湿度过低会导致空气干燥，人体睡眠时也会因汗液蒸发而流失水分，易导致呼吸道黏膜干燥，影响睡眠状态。

（2）**睡眠湿度高**：睡眠时人体出汗和蒸发减少，空气潮湿憋闷，容易影响睡眠质量，干扰深睡眠，造成睡眠浅。

（3）**睡眠湿度受季节影响**：湿度会随着天气或季节的改变而发生变化，为了避免湿度过低，出现口干、难以入睡等不舒适反应，冬天可以在暖气或火炉上放水壶，夏季可以在地面上洒水。在湿度过高时，可通风换气或使用除湿器，以调节睡眠湿度。

（4）**室内除湿保证适宜湿度**：当室内湿度超过适宜程度时，可以在室内摆放抽湿机或除湿机，或者开启空调的除湿功能。

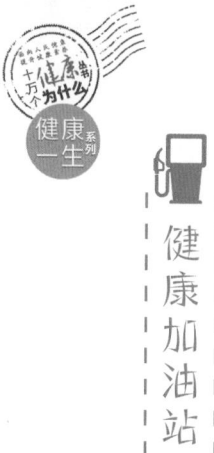
除了应用除湿机等改善室内湿度外，还需要注意不同季节湿度的管理事项。

（1）**夏季除湿：**可以通过使用除湿器、空调和经常开窗通风来达到室内除湿的目的，也可以在家里的衣柜和橱柜中放入适当的除湿剂，如活性炭等，改变室内湿度来改善睡眠质量。

（2）**冬季加湿：**将加湿器放置在房间内，或用盆装上干净的水，可以增加室内的湿度。需要注意的是，盆或加湿器中的水要及时更换，避免细菌滋生。

（3）**选好睡衣：**穿着吸汗性佳的睡衣有助于身体周围适宜湿度的维持。

（汪　凯）

41. 不同季节的睡眠
有什么差别吗

中国传统文化中有"春生，夏长，秋收，冬藏"的四时阴阳理论。四季的气候截然不同，人们的作息和精力也有很大不同。一般来说，春夏生机蓬勃，人们习惯于晚睡早起，每天需睡 5~7 小时。但夏季天气炎热，昼长夜短，使人多汗且容易疲劳，容易早醒。秋天适合早睡早起，每天需要睡 7~8 小时，气候适宜，睡眠时间稍长。

四季时令不同，温度、湿度、日照时间都不同，对睡眠究竟有哪些影响？我们又需要作出什么调整？

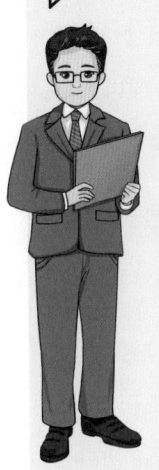

（1）**春天不宜贪睡，应多参加体育锻炼：** 春天日长夜短，人们户外活动增多，新陈代谢也加快，全身各个组织的耗氧量随之增加，人们可能会变得昏昏欲睡。另外，春季某些地区雨水充沛，空气湿度大，太阳辐射减弱，人体生物反应降低，神经系统兴奋性下降，使人容易感到疲乏。所以"春困"的原因并非缺少睡眠，不需要延长睡眠时间。克服"春困"最好的办法是调整作息时间，规律生活，多参加体育锻炼。

（2）**夏季避免贪凉，适当出汗来助眠：** 夏季天气炎热，尽量避免贪凉裸睡。裸睡所致的习惯性腹痛、腹泻可能影响睡眠。同时，适当出汗可改善身体功能，有助于睡眠。夏季睡觉最好穿轻薄柔软的棉质睡衣，在吸汗的同时还可以防止身体受凉。

（3）**秋季忌开窗当风睡眠：** 秋夜里温度明显下降，开窗睡眠，风吹在头面部，很容易引起偏头痛、头晕头昏等不适。此外，地面上的灰尘容易被吹进气管，引起咽炎、气管炎等，影响睡眠。

（4）**冬季睡眠注意保暖：** 冬季天气寒冷，不要轻易裸露皮肤或穿着过于单薄，过低的环境温度或继发感冒等可影响睡眠。

关键词

季节 睡眠 时长

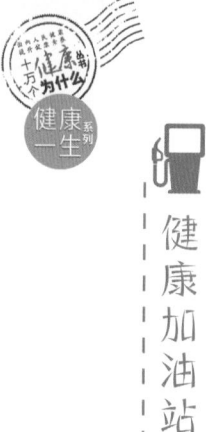
如何适应四时规律，调整并掌握科学的睡眠习惯？

（1）春夏晚睡早起： 春天可适当晚睡（晚上 11 点以前入睡）早起，适当缩短睡眠时长。而夏季入睡时间可较春季更晚一些，但不宜超过晚上 11 点，起床时间则应更早一些，以顺应春夏昼长夜短的特点。

（2）秋季尽早入睡： 秋季睡眠时间要明显长于夏季，比较合理的安排是晚上 9 点到 10 点入睡，早上 5 点到 6 点起床。

（3）冬季早睡晚起： 冬季适当的早睡晚起可避免低温和冷空气侵袭人体而引发的呼吸系统疾病，同时也可以避免寒冷刺激诱发心脑血管疾病。

（汪　凯）

42. 不同的**环境噪声**
对睡眠的影响有哪些

研究发现，超过 55dB 的声音就会促进觉醒，超过 75dB 的声音会增加入睡难度和睡眠觉醒次数，超过 85dB 的声音则会改变睡眠的持续时间。可见，严格控制噪声是改善睡眠的必要条件。

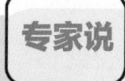

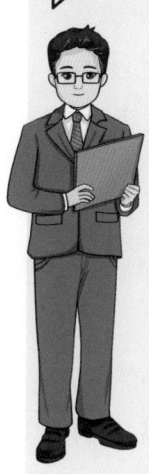

环境噪声直接影响睡眠节律和睡眠结构，长期的睡眠障碍可诱发心理和躯体问题，严重影响生活质量，选择适当的降低噪声的方法，对改善睡眠至关重要。

（1）**耳朵缺失屏蔽作用：**睡眠时只要闭上眼睛就能隔绝大部分的光线，减少光线刺激和视觉刺激，但耳朵无法主动隔绝噪声刺激，夜深人静时这些声音会无限放大，严重干扰睡眠。

（2）**噪声维持警觉状态：**不安静的外界环境下，大脑会缩短睡眠周期的持续时间，使人体处于随时可以清醒的警觉状态，在这种警觉状态下，睡眠很容易受到干扰。

（3）**噪声诱发躯体化障碍：**睡眠时的噪声可使人体处于警觉状态，长期处于警觉状态可诱发情绪不稳、烦躁、疲乏等躯体化障碍。

（4）**噪声损害日间功能：**长期在噪声环境中睡眠，易出现头痛、脑涨、耳鸣、全身疲乏无力以及记忆力减退等症状。

（5）**改变物理环境降低噪声：**一般来说，70% 以上的噪声是通过窗户传递进来的，如果房屋墙体厚度足够或安装隔音窗，处理好窗户问题可以很好地隔绝交通噪声。此外，室内来源的噪声也不容忽视，选用软木地板、无纺布墙纸和选用模压门等均能一定程度上减少室内噪声，保证睡眠不受干扰。

关键词

噪声　睡眠　隔音

除了空间物理降噪外，还可采用下列方法减少噪声，改善睡眠。

（1）耳塞： 耳塞可阻挡外界 60% 以上的噪声。但使用耳塞时，需注意贴合度，如果感到不适或者隔音效果不好，可缓慢转动耳塞，实时调整。

（2）助眠音乐： 可应用一些白噪声类的音乐助眠，如钢琴催眠，可以弱化其他噪声。

（3）全身放松法： 仰卧，四肢自然舒展，然后开始全身放松，从身体躯干到四肢，然后到面部，转移注意力，减轻噪声对睡眠影响。

（汪 凯）

43. 音乐对睡眠的影响有哪些，如何选择适合睡眠的音乐

美妙的音乐能带给我们愉悦的体验，丰富我们的精神世界。同时，音乐还会对睡眠、血液循环和呼吸等基本生理活动产生影响。听着音乐入睡、用音乐改善睡眠质量，是心理学或睡眠医学常用的一种治疗方法，现在越来越多的人通过收听音乐来缓解睡眠问题。大量研究也证实音乐可以改善睡眠。睡前聆听助眠音乐，能够减少负性情绪（如焦虑、沮丧等）、提高睡眠质量。

特定节奏节拍的音乐可以使大脑产生阿尔法脑电波（一种处于放松状态下产生的脑电波），让人体会到放松的感觉。平静的音乐可以使大脑产生德尔塔脑电波（一种深睡眠时常见的脑电波），从而引导进入深睡眠状态。另外，音乐还会通过增加乙酰胆碱、去甲肾上腺素等神经递质的释放，降低神经肌肉的紧张程度，降低血压、心率等，使人产生放松的感觉。

助眠音乐除了可以临时缓解偶尔的失眠外，还对慢性失眠有一定的效果，但这种治疗效果不是一蹴而就的。在临床实践中，通常2周以上持续聆听才会使整体睡眠状态有所改善。大多数研究者用于助眠的音乐类型一般是古典音乐。另外，助眠音乐一般是 60~80 拍 /min 的舒缓乐曲，可能的原因是这样的节奏接近人平静时的正常心率。

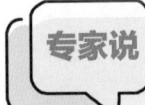

专家说 如何选择适合自己的助眠音乐？建议如下：

（1）选择能让自己安静下来的音乐，摇滚、说唱等可能不适合睡眠时聆听。

（2）避免可引起过多悲伤情绪或者引起过多思绪的音乐。

（3）避免旋律过于强烈的音乐，选择不易"洗脑"的音乐。

（4）白噪声相关的音频很适合用来助眠。

（5）聆听助眠音乐结合调整睡眠行为，可能更有利于长期改善睡眠。

音乐 音乐治疗 睡眠质量

（6）严重的慢性失眠患者需要前往医院就诊，进行系统评估和专业治疗。

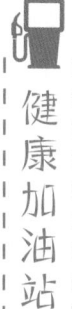

日常音乐为什么不适合用来助眠？

日常音乐多具有强烈的思想情感，节奏旋律具有较强的记忆点，多次聆听后容易在脑海中反复出现旋律，这类情况被称为"耳虫现象"，反而可能影响睡眠。助眠音乐是为了缓解睡眠问题、提升睡眠质量而专门创作的，有固定的特点，整体的音乐结构相对比较平稳，不会有大幅度的律动或起伏，也不易产生"洗脑"的效果，所以也更有利于睡眠。

（孙洪强　陈　云　王　丽）

44. 音乐是如何通过调节身心状态来促进睡眠的

古言道："乐之务在于和心。"这体现了音乐对于心理的正向作用。在日常生活中，人们感觉到压力、工作疲累或情绪低沉时，也常通过聆听音乐来改善心理状态。舒缓的音乐能降低神经系统的兴奋性，减轻焦虑情绪，调节血压、心率及呼吸频率，还可以分散人们对于负性认知的注意力，减少对失眠的感受和对身体病痛的注意，从而改善睡眠。

音乐也会刺激海马（大脑存储记忆的主要部位），唤起愉快或悲伤的记忆，使人们产生联想。除了唤起熟悉的记忆，音乐还可以刺激大脑边缘系统，诱发相应的情感体验，或快乐，或哀伤，使人沉浸其中。失眠常与焦虑、抑郁等不良情绪密切关联，令人身心愉悦的音乐可以激发积极的情绪状态，从而改善失眠患者的睡眠。

音乐还能结合肌肉的渐进性放松训练来改善身体紧绷僵硬。在音乐治疗师的引导下，通过正念身体扫描，将注意力集中到身体不同部位，以达到平衡、放松的状态。音乐营造了一种舒适、安全的环境，能帮人们缓解紧张、焦虑等负性情绪。

专家说

如何采用音乐治疗调节身心？

建议如下：

（1）规范的音乐治疗需要在具有专业资质的治疗师的引导下进行。

（2）音乐治疗可以改善身心状态，从而促进睡眠，但需要选择合适的音乐，这一点可以与音乐治疗师进行讨论。

（3）音乐治疗可以唤起记忆、改善不良情绪、帮助缓解压力，还可以结合渐进性放松训练，对身心产生有利影响。

关键词

音乐　心理状态　放松

（4）并不是所有人都适合做音乐治疗。

（5）如有严重、持续的情绪问题，需要前往医院就诊，进行系统评估和专业治疗。

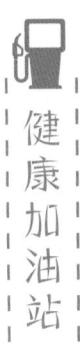

音乐调节心理状态的方法有哪些？

（1）可以选择熟悉、舒缓的音乐，带给自己愉悦的体验。

（2）必要时可以尝试专业的音乐治疗。

（3）可以与同类型音乐的爱好者分享喜欢的音乐并谈论感受。

（4）集中注意力聆听音乐或者将其作为背景音乐播放（以不打扰学习、工作为前提）都是不错的选择。

（5）睡前不宜选择旋律节奏或情感表达过于强烈的作品，避免被"洗脑"，反而干扰睡眠。

（孙洪强　陈　云　王　丽）

45. **香熏**对睡眠的影响
有哪些

睡眠对维持生理和心理健康是非常重要的。人们可以通过应用一些药物帮助改善睡眠，但这些药物可能有一定的副作用，比如可能会产生药物依赖。因此，大众一直在探索更加温和、安全、简单、有效的助眠方式。

香文化在我国源远流长，古人用香来除秽杀菌、静心安神、养生助眠。现在人们常常利用天然植物精油，通过按摩或吸入的方式使其进入人体，帮助人身心纾解，达到皮肤保养、改善心情、改善睡眠等目的。

很多研究验证了香熏可以帮助改善睡眠，其优势是渗透率高、代谢快和毒性低。通过个体独特的体验，吸入某种独特的香气，可能会在情感和心理上觉得舒适和放松。另外，一些研究发现，精油或者芳香类植物挥发油的香气，可能触发大脑产生相应的神经递质，这些神经递质会影响神经内分泌系统，促使脑垂体分泌化学物质，从而影响大脑的神经电活动，激活副交感神经系统，从而达到调节情绪、促进入睡的作用。

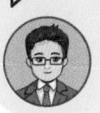

人体吸入精油或者芳香类植物挥发油，可以通过嗅觉系统向大脑发出信号，而通过蒸气吸入的精油分子也可以通过呼吸系统的肺泡进入血液循环，小的亲

脂分子可以穿过血脑屏障影响大脑，影响相关受体，触发大脑产生相应的神经递质，例如 5- 羟色胺和多巴胺，这些神经递质会影响神经内分泌系统，促使脑垂体产生内啡肽等激素，从而影响大脑的神经电活动，产生调节情绪、促进入睡的效果。

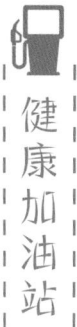

常供人们选择的香熏有哪些？

（1）薰衣草：薰衣草精油是促进睡眠最常用的。薰衣草精油可能会阻止乙酰胆碱的释放，以诱导镇静、降低焦虑水平、改善睡眠质量。

（2）薄荷：薄荷精油可以通过降低心率、呼吸频率、血压缓解疲劳和焦虑，还可以通过放松支气管平滑肌增加肺部和大脑的氧合。

（3）佛手柑：研究表明，佛手柑油可以降低血压和心率，并且有助于睡眠。

此外，洋甘菊、檀香木、乳香、甜橙香、茉莉、玫瑰精油也被证明在一定程度上能够改善睡眠质量。

（孙洪强　周盈盈　胡思帆）

46. 如何使用**香熏**来 调节情绪、促进入睡

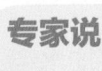

香熏的气味芳香，可以营造一种清新宁静的氛围，让人感到放松、舒适。很多研究表明，吸入香熏可以帮助缓解焦虑和抑郁、促进睡眠，不仅是由于人体对气味的心理感知，也是因为香熏经过嗅觉系统被吸收后会对神经系统产生一定影响，从而改善情绪、帮助睡眠。那么，如何使用香熏来调节情绪、促进入睡呢？

一般来说，在香熏的选择上，洋甘菊、薰衣草、佛手柑、鼠尾草、迷迭香、依兰、乳香和玫瑰香熏，通常都有改善情绪的作用。在用法上，鼻腔吸入是最常见也最实用的使用方法之一，可将精油喷入空气，或将其滴在纸巾或棉球上，直接经鼻吸入，也可以使用蒸气扩散器。

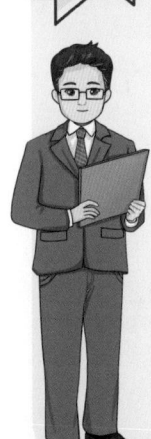

专家说

香熏使用时需要注意什么？

（1）虽然精油的成分相对于改善情绪的传统药物来说副作用更小，但必须考虑精油的安全性和纯度，所以应选择质量安全可靠的精油。

（2）研究表明，吸入是最实用和最有效的使用香熏的方式。

（3）精油一般是从香料植物中加工提取所得到的挥发性含香物质，需要大量植物才能萃取出少量精油，

是浓度很高的物质。直接吸入或者涂抹浓缩的纯精油可能会对眼睛和皮肤造成刺激。所以，无论采用吸入或是涂抹的方式，都建议将其稀释。

（4）如果希望使用香熏来改善睡眠，建议在睡前 20 分钟使用。

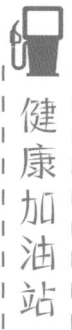

健康加油站

香熏使用方法：

（1）**室内香熏：**使用香熏机或加湿器，在其中加入纯净水后，再滴入几滴精油，即可使精油随水雾散发到空气中。也可用棉球沾上精油，放在暖气管等散发热气的地方，使精油挥发到空气中。

（2）**简单嗅吸法：**将精油滴入热水中，以深呼吸的方法缓缓吸入蒸气，尽可能用鼻子吸入，持续5~7分钟；或直接取 1~3 滴精油滴入面巾或手帕中，用鼻子吸入。

（3）**芳香喷雾：**可将精油滴入喷雾瓶，并加水稀释，摇匀后喷洒。

（4）**精油饰品：**常见的有精油项链。可以将其佩戴在胸前，自然扩香。

（5）**按摩法：**纯的植物精油直接接触皮肤可能会造成过敏，需要将精油用按摩油来稀释，然后用作脸部、头部、肩颈部或身体按摩，建议在专业人士的指导下完成。

（孙洪强　周盈盈　胡思帆）

47. 如何**运用颜色**来打造一个**有利于睡眠**的环境

我们每天生活在色彩斑斓的世界中，色彩已经成为我们生命中不可缺少的一部分。缺少颜色的世界将晦暗无光，生活的趣味将大大减少，而且色彩本身也会影响人的情绪状态甚至是睡眠质量。

颜色大致可分为冷色系与暖色系两大类，在人们的正常生活习惯中，夏天多使用冷色系的床上用品，冬天多使用暖色系。人们常从色调、明度和纯度三个维度来描述一个颜色。冷暖色系强调了不同颜色对于人的不同心理影响。不同的颜色对不同身体素质的人有着不同的功效，并与睡眠息息相关。不同的人对于色彩的不同喜好也会对睡眠产生不同的影响。研究表明，在睡眠时使用个人偏好颜色的光照有利于缩短入睡时间。根据需求选择适合的床上用品和居住环境的色彩，在保证美观的同时，还可以改善睡眠质量，一举两得。

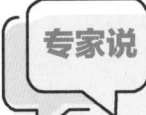

专家说

不同的色彩对于人的睡眠有不同的影响，以下是不同色彩对于睡眠的不同作用的总结，可以帮您选择合适的睡眠环境色彩，从外界颜色的角度帮助改善睡眠质量。

（1）红色属于暖色系，可以刺激神经系统、增加肾上腺素分泌、增强血液循环。而睡眠需要副交感神

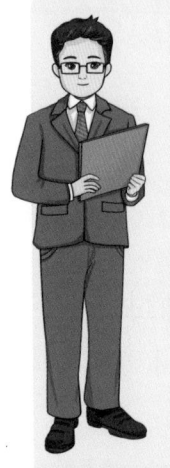

经系统活跃，应避免刺激。并且接触红色过多可能会让人产生焦虑情绪。所以，失眠人群不推荐使用红色家居用品。

（2）绿色属于冷色系，绿色往往可以舒缓紧张情绪，使精神松弛，适合情绪不稳容易急躁的人群。总体来说，绿色是有利于提高睡眠质量的色彩。

（3）金黄色属于暖色系，但是金黄色相对来说可能会影响情绪的稳定性，所以，患有抑郁症和躁狂症的人群不宜用金黄色，它可能会加重失眠。

（4）蓝色属于冷色系，具有安神静心的作用，适合用脑过度的白领一族。

（5）紫色属于冷色系，有安神作用，但可能对运动神经有抑制作用。

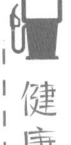

健康加油站

颜色与情绪之间的关系

红色可引发欢快、喜悦的感受；橙色可引发愉快、温暖的感受；黄色可引发开心、快乐的感受；绿色可引发朝气、舒适的感受；蓝色可引发冷静、舒适的感受；紫色可引发讨厌、忧郁的感受；黑色可引发伤心、害怕的感受。

（孙洪强　李祥雪　王　丽）

48. 如何选择适合
自己的**睡眠环境参数**

城市化的发展对于现代人的睡眠有着各种影响，如人工照明发展带来的环境光线问题，城市建设、交通等带来的噪声问题等，都会对睡眠产生影响。

睡眠常常受到个体因素和环境因素的影响，个体因素包括影响睡眠的疾病、睡眠习惯和年龄等，环境因素包含声、光、温度、湿度等。虽然每个人的体质有差异，但是外界的睡眠环境对于人有一些普遍性的影响，每个人可以根据自己的体质特点，个性化地选择最适合的睡眠环境参数。

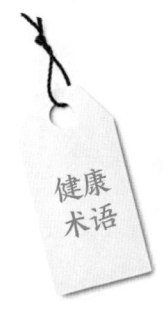

睡眠环境学

睡眠环境学是睡眠科学的重要分支科学，包含睡眠生理学、环境生理学的内容。它的主要研究内容包括睡眠环境对睡眠的影响、睡眠环境与觉醒节律、老年及婴幼儿睡眠环境的调整、居室环境设计、寝室用品、人工睡眠环境设计等。

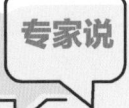

不同的睡眠环境因素对睡眠有哪些影响？

（1）**噪声**：一般在安静的环境中，人的睡眠时长、深睡眠时长及快速眼动睡眠时长均有增加，而中间清醒的时间与次数减少。但也有研究发现，白噪声可以帮助新生儿入睡，改善大学生、住院患者等人群的睡

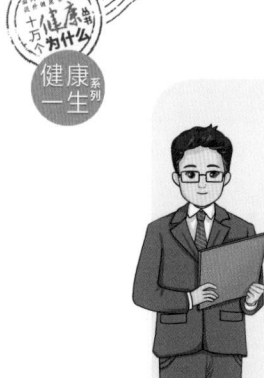

眠质量；另一种中低频段的噪声能够降低脑电波的复杂度，稳定睡眠，提高睡眠质量。

（2）光：光对睡眠的影响主要与光照强度、光照时间等相关。与昏暗的光线相比，白天明亮的光线可减少主观睡意，且困倦程度与神经运动警觉时间成正相关，而夜晚光照强度增加会使睡眠质量下降。

（3）温度和相对湿度：一般来说 20~23℃ 是睡眠的舒适温度，此时睡眠潜伏期最短且慢波睡眠时间最长，但这可能存在性别差异，相比于男性，女性睡眠时倾向于更高的温度。室温恒定时，睡眠时间随着相对湿度的增加而逐渐缩短。然而，当控制皮肤温度恒定不变时，不同相对湿度状态下婴儿的睡眠总时长、清醒时间及各阶段睡眠时长均不受影响。一般来说，人在被窝温度（被子与人体之间温度）为 32~34℃、相对湿度为 50%~65% 的环境中，较易获得舒适的睡眠。

（孙洪强　李祥雪　王　丽）

四

睡得好，
中医也能帮不少

49. **中医**是如何看待**睡眠**的

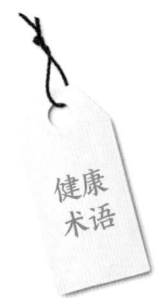

健康术语

不寐

　　不寐是指以经常不能获得正常睡眠为特征的一类疾病，常见症状有睡眠时间减少，睡眠深度不足，轻者入睡困难，或时寐时醒，寐而不酣，或醒后不能再寐，严重者表现为彻夜不寐，常影响人们的精神心理状态以及日常活动。

　　从中医的角度来看，睡眠是机体适应自然变化及脏腑、阴阳、气血、营卫变化的一种状态。自然界有昼夜交替，昼属阳，夜属阴。人体阴阳之气随着昼夜交替而变化。现代医学中的失眠，在中医被称为"不寐"。引起不寐的原因包括久病体虚、情志所伤、饮食不节、劳逸失调等。其病机是由于阴阳不交、阳不入阴、气血阴阳失和，加上脏腑功能失调所导致的心神被扰。

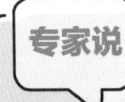

专家说

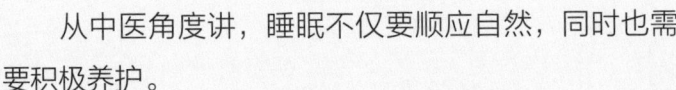

　　从中医角度讲，睡眠不仅要顺应自然，同时也需要积极养护。

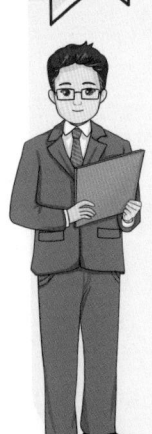

　　（1）规律作息：子时（晚上 11 点至凌晨 1 点）为胆经工作时段，适宜入眠；大肠经工作时间为卯时（早上 5 点至 7 点），适宜吐旧纳新，建议进食，以刺激胆经工作。

　　（2）"胃不和则卧不安"：三餐饮食宜规律、易消化，不宜食用辛辣、油腻、生冷食物，避免在睡觉前过度饱食或过度饥饿。

（3）**调畅情志：**避免情绪激动、发怒、悲伤等，睡觉前解决烦恼的事情，放下执念。

（4）**顺应自然、调和阴阳：**顺应四季规律，春季应夜卧早起；夏季夜卧早起，保持精神愉快，勿发怒、生气；秋季早卧早起，与鸡俱兴，神志安宁；冬季宜早卧晚起，神志深藏，安静自若。

（孙洪强　张绿凤　胡思帆）

50. 如何根据**中医五行理论**来**调节睡眠环境**

五行平衡，五脏和谐，才能保持健康的睡眠。五行是指金、木、水、火、土，对应的五脏分别为肺、肝、肾、心、脾胃。阳气从肝木升（左升）、从肺金降（右降），五行之间紧密相连，相克相生，循环往复。五行不仅与人体五脏相对应，还和天地万物、四季、颜色、音乐等相对应。春生夏长、秋收冬藏，天人相应，人们应顺应自然，平衡人体气血阴阳、营卫、经络、五脏等功能，从而获得睡眠健康；阴阳失调，五脏功能失衡，则易引发失眠等。

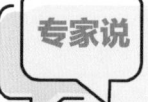

关键词

五行 五脏 失眠

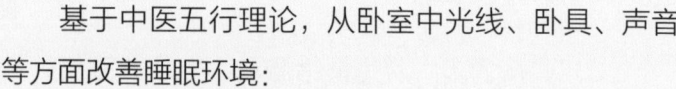

基于中医五行理论，从卧室中光线、卧具、声音等方面改善睡眠环境：

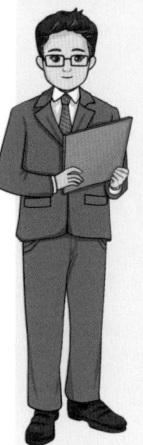

（1）卧室环境需温度适宜：白天适当开放门窗，夏天防暴晒，注意降温；秋天天气较燥，注意保持一定湿度；冬天重在保暖，窗户不宜长时间开放，夜间关窗防寒。

（2）睡前灯光应及时调暗：中医认为"神安则寐"，白天人的阳气渐生发，神志清醒，宜活动，不建议入睡。睡前宜关灯，灯光虽然不及日光纯盛，但也是阳热之源，干扰人体内的阳气，不利于入睡。

（3）卧具宜简单舒适：床、褥（席）、被、枕等寝具都应简单、整齐、干净。床应优先考虑能够使肢体得到均匀放松和休息的；被褥方面建议优先考虑保温透气的。

（4）五音疗法：建议选择中国传统音乐角调，音量选择40dB为佳。

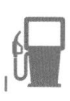

健康加油站

五音与五行的对应关系为：木（角）、火（徵）、土（宫）、金（商）、水（羽），五脏与五行的对应关系为：木（肝）、火（心）、土（脾）、金（肺）、水（肾）。中医认为五音可调节五行，五音能够调节五脏，五脏也能影响五音，运用五行原理，结合五音的特点调节五行之间的相生、相克，通过调和五音，重新搭配组合，从而突出一种音调以调和五行，比如肝气郁结者，建议其选择传统音乐中的角调来缓和情绪。科学研究发现，当声音振动与人体内的生理振动规律相吻合时，就可以形成生理上的共振或共鸣现象，这就是"五音疗疾"的身心调节原理。

（孙洪强　张绿凤　胡思帆）

51. 中医有哪些方法可以帮助改善睡眠

中医对睡眠的治疗方式，除了传统的中医药治疗外，还包括外治方法，比如普通针刺、电针、艾灸、穴位埋线、耳穴埋豆等。另外有报道称，中医传统养生术，如五禽戏、太极拳、八段锦等也有改善睡眠的作用。

中医治疗失眠应当四诊合参，审证求因，辨证组方用药，从整体上调整阴阳、气血、经络等，从而改善睡眠。

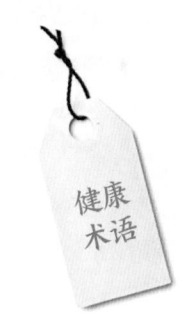

健康术语

（1）穴位埋线

穴位埋线指将羊肠线埋藏于穴位来治疗失眠。

（2）耳穴埋豆

耳穴埋豆指用王不留行籽按压具有安眠作用的耳穴，也可以达到改善睡眠的作用，操作简单，安全性高。

关键词

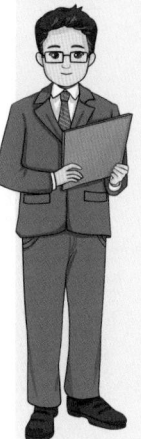

不寐 辨证治疗

专家说

不寐在临床上常被分为 5 个证型：

（1）肝郁化火：情志因素为主要原因，表现为烦躁易怒，睡眠时间较短，大便干燥。治疗以清肝泻火、疏肝理气为原则。方选柴胡加龙牡汤加减，急躁易怒，加黄芩、栀子。

（2）痰热扰心、虚实夹杂：常见于喜食肥甘厚腻、生冷，饮酒过度的人。症状表现常见为入睡困难，头重、胸闷、心烦嗳气，不思饮食。治疗以清热化痰为主，方选用十四味温胆汤加减。

（3）阴虚火旺：主要因为身体虚弱，贫血，精亏等，表现为入睡难，睡前烦躁，周身不适，心烦不寐，或者五心烦热（手脚心潮热感），耳鸣、健忘。治疗原则为益气养阴。方选六味地黄丸加减。阴虚严重者，加白芍、枸杞、麦冬，重用生地黄。

（4）心脾两虚：常见于久病之后或年老体虚，或过思过虑、劳心伤神后，表现为多梦易醒，头晕目眩，食欲差，神疲乏力。治疗以健脾养心为主。方选归脾汤加减。眩晕头痛加天麻、钩藤、川芎、菊花；饮食差、乏力者加白术、党参、熟地黄、鸡血藤。

（5）心胆气虚：主要由被惊吓引起，睡眠过程中噩梦多，易醒，早醒，醒后难以再入睡。治疗以安神益气镇惊，选方安神定志丸加减。

（孙洪强　张绿凤　王　丽）

52. 中医如何根据**体质类型**推荐不同的**睡眠调理方法**

中医认为体质秉承于先天，是一种相对稳定的固有特质，通过体质辨析选择合适的调理方法有益于改善睡眠。

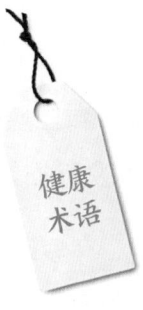

健康术语

体病相关

依据中医体质理论，个体特定体质对某些疾病具有易感性，将直接影响疾病的发生发展。体质不同，疾病发展的趋向性也不同，即体病相关。

关键词

体质　调理　辨证论治

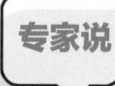

专家说

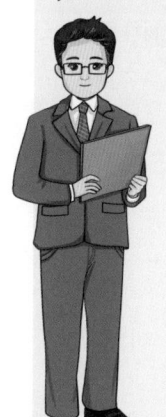

中医有"九大体质"之说，不同体质在失眠症状等方面各有特点，调理方式各有侧重，具体如下：

（1）**平和质**：阴阳气血调和，体态适中，面色红润，精力充沛。规律饮食，忌过冷、过热、辛辣刺激、过于油腻之物，宜吃五谷杂粮、蔬菜瓜果。

（2）**气郁质**：气机郁滞，有神情抑郁、忧虑多思等气郁表现。重在调理心情，充实生活；调理脾胃，酌情选用推拿按摩、针灸疏通经络。

（3）**痰湿质**：痰湿凝聚，有形体肥胖、腹部肥满、口黏苔腻等痰湿表现。宜控制体重，戒除烟酒，辨证清热解毒、化痰除湿。

（4）湿热质：湿热内蕴，有面垢油光、口苦、苔黄腻等湿热表现。宜修身养性，饮食清淡，辨证施用针灸、推拿。

（5）阳虚质：阳气不足，有畏寒怕冷、手足不温等虚寒表现。规律运动，助于阳气生发；宜推拿穴位提升阳气，药方选用肾气丸等补阳补肾。

（6）阴虚质：阴液亏少，有口燥咽干、手足心热等虚热表现。宜饮食清淡，可酌情服用六味地黄丸、杞菊地黄丸。

（7）气虚质：元气不足，有疲乏、气短、自汗等气虚表现。宜规律运动，增强体质，避免过度劳累；多吃具有益气健脾功效的食物。

（8）瘀血质：血行不畅，肤色晦暗、舌质紫黯等血瘀表现。宜运动缓和，适当晒太阳；辨证施用拔罐等方法活血化瘀。

（9）特禀质：先天失常，有生理缺陷、过敏反应等。需要特别护理，宜远离过敏原；辨证选用艾灸、电针等调和气血阴阳。

上面为大家介绍了中医九种体质的辨识方法和调理方法，建议在中医师指导下进行调养。

（孙洪强　张绿凤　胡思帆）

53. 对于养成
良好的睡眠习惯，
中医有哪些建议

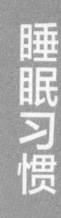

　　良好的睡眠与睡眠习惯的养成有密切关系，起卧休息习惯应当遵循自然界阴阳消长的变化规律。阴阳消长是有规律的，例如，平旦之时阳气从阴始生，到日中的时候，阳气最隆盛，到黄昏时分，阳气渐亏，阴气渐长，深夜之时，阴气最盛。意思是说，人们应在白昼阳气隆盛之时从事日常活动，到夜晚阳气衰微时应静卧休息，这样才能保持阴阳运动的平衡协调，维护健康。

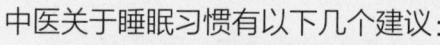

中医关于睡眠习惯有以下几个建议：

　　（1）起居有时：根据季节变化，四时的阴阳消长变化，养成按时作息的习惯，有益于机体功能保持平衡稳定的状态。

　　（2）睡眠姿势：建议选择侧卧睡眠，仰卧次之，不建议俯卧。酌情选择"还阳卧"，双手放于腹部，双下肢弯曲，髋关节外展，脚掌对脚掌，有助于放松身心。

　　（3）睡眠卫生：睡觉时应用鼻子呼吸，鼻毛可以过滤灰尘，尽量不要张口呼吸。睡觉之前，不要饮酒。

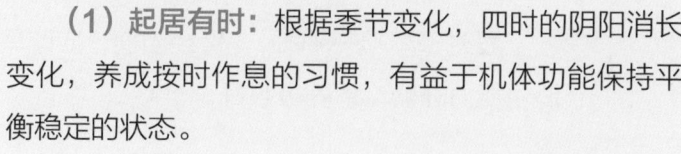

（4）调整情志：唐代医药学家孙思邈说："能息心，自瞑目。"《睡诀铭》也提到"先睡心，后睡眼。"意思是睡前放下一切喜怒忧思，放松心情，恬淡虚静，自然欲睡。

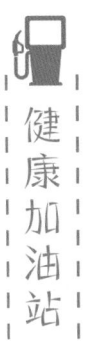

健康加油站

睡眠养生与十二时辰的关系，具体如下：

子时（23:00—1:00）：胆经当值应入睡，此时阴气最盛，阳气开始生发，胆气初生。

丑时（1:00—3:00）：肝经当值，此时阳气生发，肝经旺盛，肝血回流。

寅时（3:00—5:00）：肺经当值，适宜于入眠，人体温度降至最低，注意保暖。

卯时（5:00—7:00）：大肠经当值，宜排二便，经络气血流注于大肠经中，宜排出废物。

辰时（7:00—9:00）：胃经当值，应吃早餐，此时消化能力旺盛，营养吸收好。

巳时（9:00—11:00）：脾经当值，建议9点前结束早餐，否则引起脾经运化功能不良。

午时（11:00—13:00）：心经当值，此时阳气渐转阴，为气血调整阶段，不要剧烈运动。

未时（13:00—15:00）：小肠经当值，13点前应吃完午饭，使小肠更好地吸收食物精华。

申时（15:00—17:00）：膀胱经当值，输送食物精华至全身各处，有助于恢复精力。

酉时（17:00—19:00）：肾经当值，晚饭不宜过饱、过晚，肾经发挥贮藏脏腑精华的作用。

戌时（19:00—21:00）：心包经当值，保持心情放松，避免生气，宜散步。

亥时（21:00—23:00）：三焦经当值，准备入睡，睡前泡脚放松肌肉，缓解疲劳。

（孙洪强　张绿凤　王　丽）

54. 中医如何看待**睡眠质量和情绪之间的关系**

阴阳失衡是不寐发生的重要病机，各种原因导致阴阳不交或由于自身之偏盛偏衰，阴阳平衡被破坏，如饮食不节、情志失常、劳逸失调、体虚失养等，均可引起不寐，其中以情志失常为最常见因素。情志失常，通常是指过度或短暂兴奋、抑郁、焦躁等引起的情感波动及精神状态不佳。情绪可影响睡眠，反过来，长期失眠也会造成各种情绪问题，二者相互影响，常表现为失眠、嗜睡、恐惧、抑郁、焦虑和过度紧张等。

肝藏魂，肝体阴而用阳，长期失眠导致的营卫不和、气机不畅、

肝火上炎、心神被扰等，都可引起情绪暴躁；长期忧思过度、肝气郁结，又致木克土、脾虚气弱、运化不健、气血生化乏源、血不养心，心神不宁而致不寐。

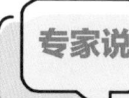
中医 睡眠质量 情绪

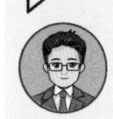

专家说 情志所致睡眠问题，中医建议从七情论治。怒伤肝，喜伤心，思伤脾，悲忧伤肺，恐惊伤肾，均可引起不寐。七情所伤致不寐各有特点，在诊疗时必须辨证论治。比如症见易怒、口苦咽干、多梦易惊、两胁肋胀痛之肝胆火旺证，治疗以疏肝泻火、镇心安神为主，方选龙胆泻肝汤加减。除了药物治疗，还有心理情志调整的方法。

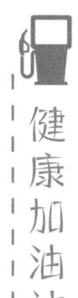

健康加油站

积极地调整情志，改善不良情绪，以自然、放松的心态认识睡眠，可以帮助入睡，具体方法如下：

（1）劝说开导法： 以诚相待，鼓励患者说出心中疑虑，然后进行针对性的疏导，使其心情舒畅。

（2）情志相胜法： 用一种情志去纠正相应所胜的另一种情志，比如悲胜怒、怒胜思、恐胜喜、喜胜悲等，此法可用于防治心身疾病，需在医师指导下使用。

（3）移情易性法： 当忧虑、悲哀、抑郁的情绪缠绕心际，难以排解之时，当用移情法。即通过语言、行为、环境转移注意力，使负性情绪、不良心态得以缓解，从对内心感受的关注中解脱出来。

（4）定情安神法： 因重病、伤残，或家庭、工作、学习压力等原因，引起患者出现悲观厌世的消极情绪，应安抚患者情绪，帮助患者树立战胜疾病的信心。

（孙洪强　张绿凤　胡思帆）

55. 如何根据**中医经络理论**来改善睡眠质量

关键词

疏通经络　穴位按摩　针刺

经络是经脉和络脉的总称，是运行全身气血、联络脏腑形体官窍、沟通上下内外、感应传导信息的通路系统，是人体结构的重要组成部分。中医把经络的生理功能称为"经气"。经络的生理功能主要表现在沟通表里上下，联系脏腑器官，通行气血，濡养脏腑组织。可采用穴位按摩、针刺的方式来疏通经络，调节身体功能，从而改善睡眠。

专家说

良好的睡眠质量是保持身体健康和精神状态稳定的关键。以下这些疏通经络的方法，可以帮助改善睡眠质量：

（1）按摩神阙穴： 神阙穴是中医治疗失眠的重要穴位之一，位于人体肚脐中央。胃不和则卧不安，可以通过按摩神阙穴调节胃肠功能，促进胃肠蠕动和胃

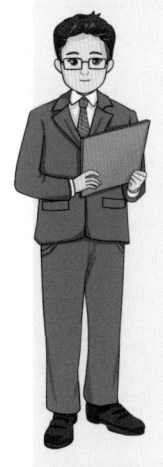

肠血液循环，从而改善睡眠。

（2）按摩太冲穴：太冲穴位于足背侧，第一、二趾跖骨连接部位中，以手指沿踇趾、次趾夹缝向上移压，压至能感觉到动脉映手，即是此穴。太冲穴归属足厥阴肝经，按摩此穴可以起到平肝泄热、疏肝解郁、清利下焦的作用，从而缓解紧张情绪和疲劳，促进血液循环，最终达到改善睡眠质量的目的。

（3）按摩心俞穴：心俞穴位于背部第五、六胸椎棘突间旁开 1.5 寸（5cm）处。心俞穴属足太阳膀胱经，按摩此穴可有宽胸理气、通络安神的功效，从而帮助入睡。

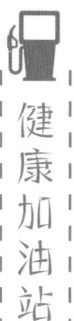

健康加油站

采用针灸疗法治疗失眠的时候，先去医院进行全面的检查，找到失眠的病因，再进行针对性的治疗，效果才是比较好的。如果采用针灸的方法治疗失眠，也应先进行全面的检查，尤其要检查是否存在凝血功能的障碍，如果存在那就不宜进行针灸治疗。

还应检查是否患传染性的疾病，针灸针要使用一次性的、标准厂家生产的针灸针。

（王育梅　张姝媛　赵增仁）

56. 如何通过**中医食疗缓解****精神紧张**，从而改善睡眠

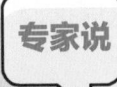

精神压力过大会导致思虑过度、耗伤心神，思虑过度伤脾，致脾运化血液的功能下降，导致心失所养，从而引起一系列的症状，继而形成焦虑。这种情况下患者往往有情绪不宁、心悸、失眠、健忘等症状，严重者会出现体重下降、脱发、注意力不集中等症状。可以尝试利用中医食疗进行调理。

专家说

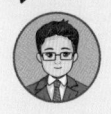

《黄帝内经》提出阴阳平衡，在平衡的状态下，功能活动在抑制与兴奋之间，身体器官的功能运转相对正常。中医对失眠的认识也主要是从阴阳的角度进行，失眠是阳不入阴，因此中医治疗失眠一般会尽量采取用药、食疗或者其他的手段，对身体功能进行平衡治疗。食疗治疗失眠是指通过摄取多种常见的食物成分，来调节经络气血，从而改善失眠症状。

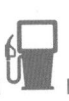

健康加油站

以下是几种常见的治疗失眠的食疗配方：

（1）党参陈皮桂圆茶：取党参 10g、陈皮 5g、桂圆 5g，用开水冲泡 10 分钟后饮用。

（2）解郁甜梦三花茶：取桂花 1g、玫瑰花 3 朵、

菊花 2 朵、枸杞子适量，热水闷泡 10 分钟后饮用。

（3）**养血安神龙骨汤：**取猪龙骨（脊背）250g 斩块焯水，与茯神 10g、桂圆 10 颗、山药 10g、大枣 3 颗（去核）、生姜 3 片放入汤煲，大火煮沸后小火慢煲 1 小时。

（4）**百合莲子小米粥：**将莲子（去心）30g、小米 200g 一起放入煲内，大火煮沸后小火慢煲 30 分钟，加鲜百合 2 个、鲜山药 50g，熬至米软粥稠。

中医食疗虽然对失眠有一定的改善作用，但必须根据失眠患者的具体症状来辨证食疗。为此，建议经常失眠的患者在进行食疗养生前，先请中医师对自己体质与失眠症状进行辨证，根据具体症状、体质情况来进行相应的食疗，切勿盲目。

（王育梅　张姝媛　赵增仁）

57. 如何通过中医的 **传统运动方法**促进 气血运行，从而改善睡眠

经络不畅，则百病丛生。中医认为，人体经络堵塞，就容易引发病痛，打通经络能够祛除风、寒、湿、痰、瘀等各种邪气，使气血与

各种营养物质在经络内正常运行而送达人体的五脏六腑，保持四肢百骸、五官九窍的能量平衡，使人浑身轻松，不会轻易得病。可以通过一些简单易学的传统运动来促进气血运行、调节脏腑功能。八段锦、太极拳、五禽戏等传统运动则应运而生。

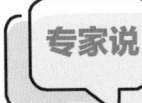

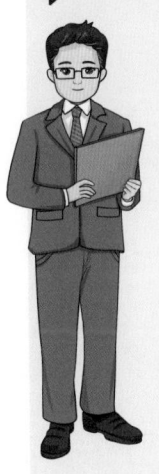

八段锦是一种用来调理脏腑气血、恢复代谢功能、强身健体的体操，历来深受人们喜爱，被比作精美的锦，共八段动作，故名八段锦。八段锦属于健身气功，并不属于武术范畴，并不能达到"打通任督二脉，练就绝世武功"的功效，主要是以呼吸的调整、身体活动的调整和意识的调整为手段，达到强身健体、防病治病的目的。

五禽戏是模仿虎、鹿、熊、狼、鸟五种动物的动作和神态，并结合人体脏腑、经络和气血的功能，编成的一套具有我国民族风格和特色的导引健身术。它的动作不仅具有医学原理，而且将传统保健思想融于其中，练习者既能提高身体的生理功能，又能锻炼肌肉和骨骼的功能。经常练习它，能够促进人体长期保持良好的身体功能状态，防治疾病。

练习太极拳可以调整神经功能活动，使高度紧张的精神状态得到恢复，阴阳达到平衡。因此，练拳养神能够治疗神经衰弱、健忘失眠、神志不宁等症。可见，睡前练习太极拳，既能有效地改善睡眠，又能防治多种疾病，是养生保健的上乘方法。

传统运动 八段锦 五禽戏 太极拳

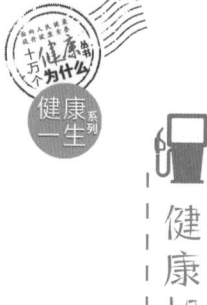

八段锦、五禽戏、太极拳等传统运动方法对失眠有一定作用。然而许多人无法练习，如急性脊髓损伤者，脊髓疾病患者，严重的心、脑、肺疾病患者以及身体虚弱的人。失眠患者应加强白天锻炼，确保良好的工作和休息规律。

（王育梅　张姝媛　赵增仁）

58. 如何通过**中医音乐疗法**调节情绪，从而改善睡眠

音乐疗法是利用音乐对情绪的巨大影响来改变人的精神状态，进而调节人体之气。体感共振音乐床垫按照音乐的旋律采用声波振动的方法作用于人体骨骼、肌肉、神经、经络等，使人在感受音乐美妙的同时感受躯体的振动，处于相对舒适状态，对缓解失眠症状有一定作用。

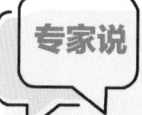

五行音乐疗法以五行理论为基础，通过五音影响与其分别相关的脏腑，达到防病、治病之目的。不同的音阶有不同的作用。因此，治疗时应遵循五行生克制化的规律，因病、因人、因地、因时辨证选乐。辨证论治可以求助中医师，根据不同的证型选用不同的音乐。

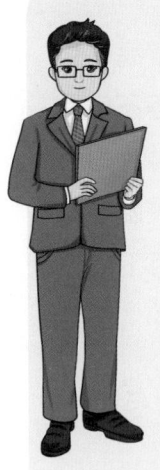

（1）宫音：正宫调式能促进全身气机的稳定，调节脾胃之气的升降，具有养脾健胃、补肺利肾、泻心火的作用。可用于治疗脾胃虚弱，升降紊乱、恶心呕吐、饮食不化、消瘦乏力，神衰失眠等病症。代表曲目有《秋湖月夜》《鸟投林》《闲居吟》《马兰花开》等。

（2）商音：正商调式能促进全身气机的内收，调节肺气的宣发和肃降，具有养阴保肺、补肾利肝、泻脾胃虚火之功效。可用于治疗肺气虚衰、气血耗散、自汗盗汗、咳嗽气喘，心烦易怒、头晕目眩、悲伤不能自控等病症。代表曲目如《阳光三叠》《广陵散》《高山流水》《黄河大合唱》等。

（3）角音：正角调式能促进体内气机的上升、宣发和展放，具有疏肝解怒、养阳保肝、补心利脾、泻肾火的作用。可用于防治肝气郁结、胁胀胸闷、食欲不振、性欲低下、月经不调、心情郁闷、精神不快、烦躁易怒等病症。代表乐曲如《草木青青》《绿叶迎风》《步步高》《行街》等。

（4）徵音：正徵调式能促进全身气机上升，具有养阳助心、补脾利肺、泻肝火的作用。可用于防治心脾两虚、内脏下垂、神疲力衰、神思恍惚、胸闷气短、情绪低落、形寒肢冷等病症。代表曲目有《汉宫秋月》《喜相逢》《苏武牧羊》《金蛇狂舞》等。

（5）羽声：正羽调式能促进全身气机的潜降，具有养阴、保肾藏精、补肝利心、泻肺火的功效。可用于治疗虚火上炎、心烦意躁、头痛失眠、夜寐多梦、腰酸腿软、性欲低下、阳痿早泄、肾不藏精、小便不利等病症。代表曲目有《昭君怨》《塞上曲》《渔樵唱晚》《小夜曲》等。

单纯放松音乐治疗失眠症的有效率非常高，且无镇静催眠类药物产生的嗜睡、疲乏、头晕等不良反应和副作用。但音乐治疗是一门年轻的学科，由于受文化、政治、经济等因素的影响，各国对失眠症音乐治疗的认识并不一致，且五行音乐的运用不适合病房。

（王育梅　张妹嫒　赵增仁）

59. 如何通过中医的理论 **辨证施治，对症下药，** 从而改善睡眠和情绪问题

中医认为，失眠属"不寐"范畴，是因为外感六邪、七情所伤、思虑劳倦太过或暴受惊恐，也可以因为先天不足、久病或年迈体虚，导致心、肝、脾、肺、肾、胆、胃、大肠等脏腑功能失调，阴阳失衡，进而导致经常失眠。其病机是阴阳、气血失和，脏腑功能失调，导致神不安舍。各种情绪，如暴怒、思虑、忧郁等，伤及各个脏器，致精血内耗，脏腑与情绪彼此影响，容易导致五脏功能失调而成顽疾。失眠的证型虚实兼有，根据不同的证型，可以选用不同的中药方剂，从而改善睡眠和情绪问题。

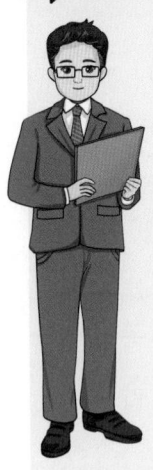

专家说

　　失眠的证型虚实皆有，治疗应以补虚泻实，调整脏腑阴阳为原则：

　　（1）心火偏亢： 主要临床症状为心烦不寐、烦躁不安、心悸恐惧、口干舌燥、小便短赤、口舌生疮、舌尖红、苔薄黄、脉细数。可采用朱砂安神丸清心泻火、宁心安神。

　　（2）肝郁化火： 主要临床症状为急躁易怒、失眠多梦，甚至彻夜不睡，伴有头晕脑涨、目赤耳鸣、口干而苦、便秘、舌红苔黄、脉弦而数。可采用龙胆泻肝汤清肝泻火、镇心安神。

　　（3）痰热内扰： 主要临床症状为不寐、胸闷、心烦、恶心、长叹气，伴有头晕目眩、口苦、舌红苔黄腻、脉滑数。可采用黄连温胆汤清化痰热，和中安神。

　　（4）胃气失和： 主要临床症状为不寐、脘腹胀满、胸闷嗳气、嗳腐吞酸，或见恶心呕吐、大便不爽、舌苔腻、脉滑。可采用保和丸和胃化滞、宁心安神。

　　（5）阴虚火旺： 主要临床症状为心烦不寐、心悸不安、腰酸足软，伴头晕、耳鸣、健忘、遗精、口干津少、五心烦热、舌红少苔、脉细而数。可采用六味地黄丸配合黄连阿胶汤滋阴降火、清心安神。

　　（6）心脾两虚： 主要临床症状为多梦易醒、心悸健忘、神疲食少、头晕目眩，伴有四肢倦怠、面色少华、舌淡苔薄、脉细无力。可采用归脾汤补益心脾、养心安神。

关键词

阴阳失和　脏腑失调　补虚泻实

（7）心胆气虚：主要临床症状为心烦不眠、多梦易醒、胆怯心悸、触事易惊，伴有气短自汗、倦怠乏力、舌淡、脉弦细。可用安神定志丸搭配酸枣仁汤益气镇惊、安神定志。

健康加油站

临床对不寐的辨证宜遵循三个要点：

（1）辨轻重不寐的病证轻重，与其病因、病程长短有关，要通过不同的临床表现加以辨别。轻者为少眠或不眠，重者彻夜不眠；轻者数日即安，重者成年累月不解，苦于入睡困难。

（2）辨虚实不寐的病性有虚实之分。虚证属阴血不足、心脑失其所养，表现为体质瘦弱、面色无华、神疲懒言、心悸健忘，多因脾失化源、肝失藏血、肾失藏精、脑海空虚所致。实证为火盛扰心或瘀血阻滞，表现为心烦易怒、口苦咽干、便秘溲赤、胸闷且痛，多由心火亢盛、肝郁化火、痰火郁滞、气血阻滞所致。

（3）辨受病脏腑不寐的主要病位在心脑。由于心神被扰或心神失养、神不守舍而致不寐，亦因肾精亏虚、脑海失滋、神不守持而致失眠。同时，其他脏腑如肝、胆、脾、胃、肾的阴阳气血失调，也可扰动心脑之神而致不寐。如急躁易怒而不寐者，多为肝火内扰；入睡后易惊醒者，多为心胆虚怯；面色少华，肢倦神疲而不寐者，多为脾虚不运，心神失养。

因此，中药治疗失眠应在专业医师的指导下，根据患者病情辨证施治。

（王育梅　张姝媛　赵增仁）

60. 中医还有哪些**调节人体气血阴阳**的方法，可以帮助改善睡眠

失眠从根本上讲是人的气机紊乱。所谓气机，就是指气的运动变化机制，是对人体脏腑功能活动基本形式的概括。气在人的身体中发挥很多作用，包括促进生长发育、维持体温、提高免疫力、保护脏器、促进身体代谢等。有时人们在突发事件、吵架或考试之后，感觉睡不好了，就是因为气的运动发生紊乱。

《黄帝内经》提到："恬淡虚无，真气从之，精神内守，病安从来。"意思是：思想上要清净淡泊，没有欲求，这样，体内的正气就会和顺不乱，精神能够安守于内，那么病邪又怎么能侵害人体呢？想保持良好的睡眠，一定要保持气机的调达，保持心情、思绪平顺，睡眠才会安稳。中医还有很多方法可以帮助调节人体气机，如足浴、睡子午觉等，对睡眠均有改善作用。

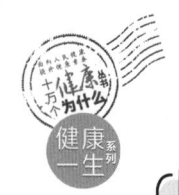

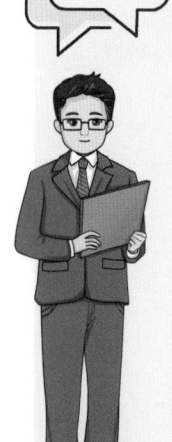

专家说

中医重视睡子午觉，主要原则是"子时大睡，午时小憩"。根据中医经典著作《黄帝内经》的睡眠理论，子时是晚 11 时至凌晨 1 时，是阴气最盛、阳气衰弱之时。中医认为"阳气尽则卧"，这个时刻休息睡眠效果最好，睡眠质量也最高，可以起到事半功倍的效果。

午时是中午 11 时到下午 1 时，此时阳气最盛，阴气衰弱，"阴气尽则寐"，所以午时也应睡觉。不过，阳气盛时通常工作效率最高，因此午休以小憩为主，半个小时即可。因为午睡时间太长会扰乱人体生物钟，影响晚上睡眠。

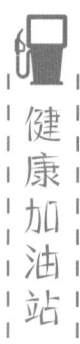

健康加油站

睡子午觉还有几点注意事项：

（1）即使天气再热也要在肚子上盖一点东西。

（2）不要在有穿堂风的地方休息。

（3）睡前最好不要吃太油腻的食物，因为这样会增加血液的黏稠度，增加心血管病变风险。

（4）午休虽是打个盹，但也不可太随便，不要坐着或趴在桌子上睡，这会影响头部血液供应，让人醒后头昏、眼花、乏力。午休姿势应该是舒服地躺下，平卧或侧卧。

（王育梅　张姝媛　赵增仁）

五

睡不好，
调节方法很重要

61. 什么是**睡眠卫生知识**，它对睡眠有什么影响

　　睡眠卫生知识是一套旨在促进健康睡眠的行为与环境的建议。睡眠卫生是长期改善睡眠最直接，同时也是最有效的方法之一。它不仅为更高质量的睡眠和更好的整体健康铺平了道路，而且也几乎没有任何的成本和风险，这也使其成为应对睡眠不足和失眠等睡眠问题的公共卫生策略的重要组成部分。

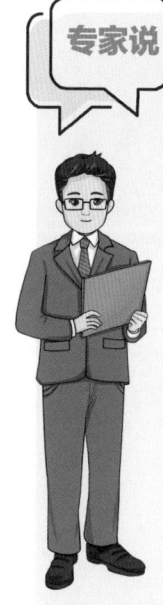

专家说

　　以下是一些有关睡眠卫生的知识：

　　（1）保持良好的睡眠规律：保证每晚睡眠时间在8小时左右，即使在节假日里也应保持正常的睡眠规律，不要随意打乱生物钟。

　　（2）保持理想的睡眠姿势：中医认为右侧屈膝而卧是最理想的睡眠姿势，可以使全身肌肉松弛，有助于呼吸通畅。

　　（3）睡前保持身心舒缓，静心易眠：睡前应放下杂念，可以听舒缓的音乐，使身心放松，情绪舒缓，以利于入眠；不应看紧张刺激的电影、电视或一些使人兴奋的节目。

　　（4）创造良好的睡眠环境，养心安神：应关灯入睡，调整好窗帘，避免过强的光线刺激。强光不仅影响入睡，还会导致易醒、睡眠过浅以及多梦。

（5）采用舒适的寝具：舒适的寝具需要符合人体工程学原理，床宽大小应适宜，床垫软硬需适中，枕头高度、软硬也应适中。

（6）适度运动：运动时间以白天为宜，睡前 2 小时内应避免进行大量运动；运动量因人而异；运动方式以有氧运动为宜。

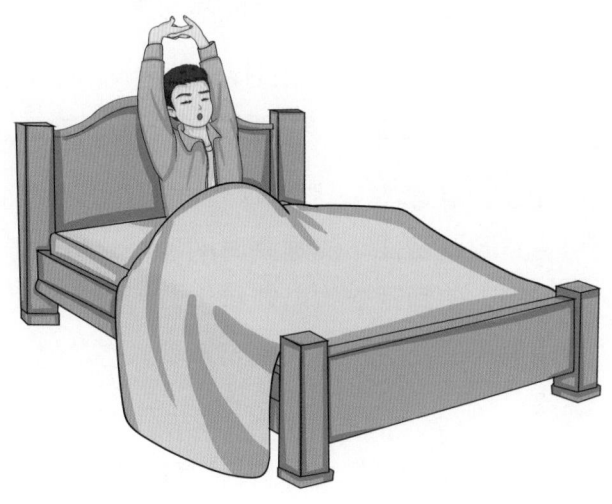

（王育梅　张姝媛　赵增仁）

62. 睡前的哪些**不良习惯**会影响**睡眠质量**，如何改变这些习惯

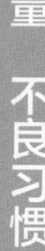
　　睡前的不良习惯会严重影响睡眠质量，减弱抵抗疾病的能力，导致学习和记忆能力显著下降，并降低情绪稳定性，使人烦躁易怒。

专家说

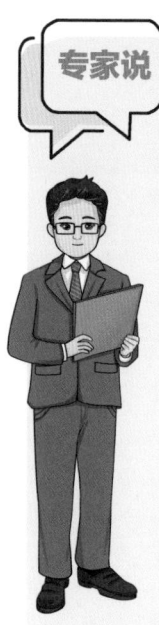

　　以下是一些影响睡眠的不良习惯：

　　（1）睡前吸烟：睡眠时，吸烟者比不吸烟者大脑活跃程度更高，深睡眠的时间更少。因此吸烟者睡眠不佳。

　　（2）睡前饮酒：睡前饮酒虽能缩短入睡时间，但可导致睡眠变浅，浅睡眠时间延长，中途觉醒次数也增多，使睡眠变得断断续续。同时，半夜酒精的作用消失后还会引起失眠与多梦，使总的睡眠质量下降。

　　（3）开灯睡觉：人处在睡眠状态时，虽然双眼紧闭，但仍能感知外界光线。当灯光直射眼睛的时候，人会感觉心神不宁，即使闭上双眼，也很难进入睡眠状态。即使已进入睡眠状态，也只能是浅睡眠，很容易惊醒，导致睡眠质量下降。

　　（4）睡前玩手机或看电视：这种情况使床从一个

睡眠场所变成了一个娱乐场所，导致很多人见到床就兴奋而无法产生睡意，从而使睡眠的时间被机械性地推迟并缩短了。同时，屏幕发出的人造光会抑制褪黑素的分泌，导致睡眠时间延迟，打乱睡眠节律，扰乱整晚睡眠时相，进而影响睡眠质量。

（5）睡前剧烈运动：适量运动对睡眠有益，但是睡前过度运动、剧烈运动则会降低睡眠质量。剧烈运动会导致大量出汗，肢体在睡前处于兴奋状态，体温过高，这些都会降低睡眠质量。入睡前 2 小时，应该避免做剧烈运动。

（6）晚上吃夜宵：晚上大吃大喝，尤其是进食油炸、辛辣的食物，不仅难以消化，延缓胃排空时间，而且会引起胃肠不适，影响夜间睡眠质量。

（7）睡前过度用脑：睡前用脑过度的人上床后大脑依然持续兴奋，想法很多，难以入眠。即使睡着了，起床时也会感到疲乏。

（8）睡前"卧谈会"：睡前"卧谈会"时，人会不由自主地说太多的话，尤其是聊到一些让人情绪激动或者辩论性话题的时候，常常精神兴奋难以入眠或出现多梦，进而影响睡眠质量。

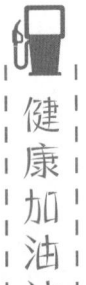

健康加油站

想要改变不良的睡眠习惯，需要从多个方面作出努力，同时，也要尊重自身的睡眠需求和特点，不强迫自己遵循别人的标准或建议。只有这样，才能享受到高质量的睡眠。

（王育梅　张姝媛　赵增仁）

63. 为什么睡前不要过度兴奋

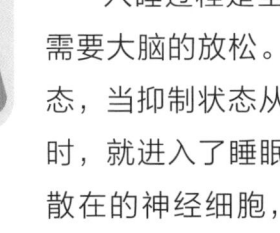

关键词

兴奋　大脑皮质兴奋　大脑抑制

入睡过程是全身心放松的过程，不仅仅需要躯体的放松，更需要大脑的放松。大脑皮质神经细胞由兴奋状态逐渐进入抑制状态，当抑制状态从局部逐渐向周围扩散，且达到一定范围和程度时，就进入了睡眠状态。具体来说，在脑干的中央部位，有许多散在的神经细胞，它们通过神经纤维相连接，交织如网，称为"网状结构"。网状结构的功能是激动整个大脑皮质，维持大脑皮质的兴奋水平，使机体处于觉醒状态。当网状结构向上的冲动减少时，大脑皮质神经细胞的活动水平就降低，由兴奋转入抑制，人就处于安静或进入睡眠状态。睡前过于兴奋会使网状结构向上传的冲动增多，让大脑皮质处于兴奋状态，而大脑的抑制作用没有占优势，大脑的亢奋状态就不能让身体放松，不能使人进入睡眠状态。

专家说

（1）睡前尽量避免看电视、玩各种网络游戏、聊天或者看惊恐的电影，这会让大脑处于特别兴奋的状态，导致入睡困难，或者夜里反复做梦，影响夜间睡眠质量。

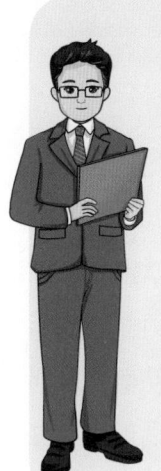

（2）睡前尽量避免剧烈运动，睡前剧烈运动会使大脑控制肌肉活动的神经细胞呈现极强烈的兴奋状态，这种兴奋在短时间内不会平静下来，人便不能很快入睡。

（3）睡前学会情绪放松，因为焦虑情绪会让大脑处于紧张状态，脑内释放的兴奋物质过多，使大脑皮质细胞处于亢奋状态，不能进入抑制状态，进而影响入睡或是睡眠质量。

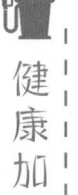

健康加油站

睡前应避免引起亢奋的行为。应当尽量保持身体平静，也可进行些轻微活动，让心静下来。睡前请把忧虑暂时放在一边，不要去想它，闭上眼睛静静入睡；如果实在静不下来，可以采用静坐的方法，挺直脊背，数呼吸次数，让精神逐渐地放松下来，进入安静的状态，有助于睡眠。放松呼吸也是一个有效的方法，可以尝试深呼吸、腹式呼吸等方式，有助于放松身心，缓解焦虑和紧张的情绪。此外，还可以尝试深度放松，如渐进性放松训练、瑜伽等，有助于放松身心，促进入睡。

（王育梅　张姝媛　赵增仁）

64. 为什么要在基本
固定的时间睡觉

生物节律 规律睡眠

固定时间睡觉，会使睡眠时间节律化，形成良好的生物钟，使睡眠时间和质量有保障，从而使大脑得到有效的休息和保护，使身心得到健康发展，有利于进行学习、工作等各项活动。人们只有生活规律与生物钟同步，才能保护大脑并保障功能协调。睡眠不规律会造成生物钟紊乱，可以打破原有的生物钟，改变睡眠习惯，引发失眠或加重失眠症状。睡眠不规律会导致年轻人机体免疫力下降，容易生病；会影响未成年人的生长发育，导致个子长不高；会增加老年人患阿尔茨海默病、帕金森病等疾病的风险。建议睡眠不规律的人养成良好的作息习惯。

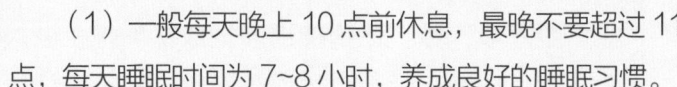

专家说

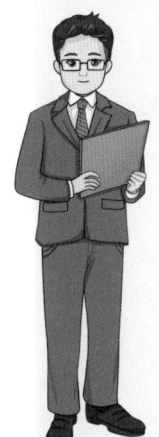

（1）一般每天晚上 10 点前休息，最晚不要超过 11 点，每天睡眠时间为 7~8 小时，养成良好的睡眠习惯。

（2）人的生物钟有向后延迟的倾向（也就是熬夜的人，入睡及晨起都会比较晚），一下子调整到早睡的规律睡眠，势必有困难，因此调整时要顺着生物钟的特性逐步向前移。采用每两天调 15 分钟的方式，依次类推。

（3）对于乘飞机环球跨时区旅游或办公的人，在旅行前应提前调整睡眠时间：根据目的地针对性地调整就寝时间。可以根据选择的航班，以目的地点的时间适时就寝，同时要控制饮食，晚上避免饮食过量，避免喝咖啡。

（4）倒班的人应尽量控制光线来协助维持睡眠与保持清醒。例如，在工作时尽量维持在光线下，以刺激自己保持清醒；下班回家后，就把窗帘拉下，营造夜晚的气氛，帮助睡眠。但中午醒来后，应尽量外出接受光照，以避免生物钟后移。

（5）利用光照来辅助生理时钟的调整。早上接受强光照射可以帮助生物钟前移，每天接受至少光照半小时。

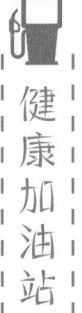

健康加油站

尽量不要熬夜，睡前不饮用咖啡、浓茶等刺激性的饮料；心态平和，睡前不要有太大的心理压力，有助于睡眠；减少白天卧床时间，除中午小睡（尽量不超过半小时）；晨起不赖床，即使夜间没有睡好，形成到点就起床的习惯。

（王育梅　张姝媛　赵增仁）

65. 半夜总是醒来
有什么好办法可以治疗

在日常生活当中，有很多人会出现半夜醒来难以继续入睡的情况。半夜醒来是一种正常现象，但如果经常这样或醒来后睡不着，影

响到了睡眠质量，就需要引起重视了。探寻导致经常半夜醒来的原因尤为重要，平时压力过大、疾病困扰、生活习惯是常见原因。

压力过大的人群很容易出现一些睡眠问题，比如出现失眠或者多梦以及容易惊醒的现象。

不良生活习惯也容易引起半夜醒来的情况，晚上睡得太早，可能会早早醒来就睡不着；午睡时间过长，晚上睡眠时间可能会变短，这样大脑深度休息的时间也会减少，会影响睡眠质量，或者中途醒来；睡前玩手机游戏、刷短视频，手机屏幕的蓝光会阻止身体生成褪黑素，进而影响睡眠。

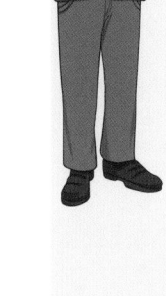

专家说

良好的睡眠是保持健康的身体和精神状态的关键因素之一。以下是一些建议，帮助您培养良好的睡眠习惯：

（1）调整作息时间。

（2）加强体育锻炼。

（3）适当减轻压力。

（4）户外多晒太阳。

（5）控制干扰因素：如果对噪声敏感，可以戴上耳塞；避免光线干扰睡眠，尽量在睡眠期间减少打开照明灯的次数，还可以用眼罩遮挡；睡前减少喝水次数，至少在睡前 6 小时停止咖啡因的摄入。

（6）专科医院就诊：对于经常半夜醒来，睡眠不佳已经干扰正常生活、工作的人，建议前往正规医院就诊治疗。

关键词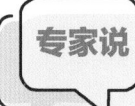

调整作息 减轻压力 去除干扰

一些呼吸道的疾病，也会影响睡眠，如鼻中隔偏曲、鼻息肉、扁桃体肥大、哮喘等。还有一些疾病，如甲状腺问题、胃食管反流、维生素 D 缺乏等，都可能造成半夜醒来的情况。

（王育梅　张姝媛　赵增仁）

66. 睡不着一定要借助催眠药吗

失眠的治疗方式包括药物治疗和非药物治疗。药物治疗的副作用以及可能产生的耐受性和依赖性使一些失眠患者望而止步或不敢长期使用，非药物治疗的突出优势就是能够避免药物的不良反应和药物滥用现象的出现。

失眠的非药物治疗方法分为四大类：一是心理治疗，主要包括失眠认知行为治疗、正念、冥想、催眠和强化睡眠再训练等；二是物理治疗，包括光照疗法、经颅磁刺激和生物反馈治疗等；三是中医技法，包含针灸、刮痧和推拿等；四是其他治疗方法，包括运动锻炼、饮食疗法、音乐疗法、超声波疗法、芳香气味疗法、电磁疗法、紫外线光量子透氧疗法等。其中，失眠认知行为治疗是目前国内外失眠治疗中普遍推荐且公认较为安全有效的非药物治疗方法，各种失眠治疗指南都将其推荐为首选治疗方案，其短期疗效与催眠药疗效相当，且长期疗效往往优于药物治疗。

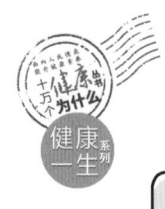

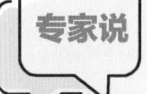

关键词

失眠 非药物治疗

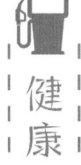

健康加油站

（1）运动锻炼调节睡眠：国内外研究证实，太极拳、武术、八段锦、广场舞、瑜伽等对睡眠有一定的改善作用，且对老年失眠患者颇为适用。

（2）中医技法的耳穴疗法：古人认为耳廓皮肤含有丰富的神经感受器，对耳廓皮肤进行有规律的刺激，能改善睡眠状态。可用王不留行籽贴压于耳朵上的神门、皮质下、枕、脑干、肾上腺等穴位，操作简单，尚未发现不良反应。

失眠认知行为治疗中睡眠限制疗法的实际应用：

假如平均每晚卧床时间为 8 小时，而实际总睡眠时间仅为 6 小时，那么睡眠效率为 6÷8=75%（睡眠效率＝总睡眠时间 ÷ 卧床时间，一般大于 80% 为正常）。如果应用睡眠限制疗法，就只允许每晚卧床 6 小时。坚持一周后，若前一周的平均睡眠效率超过 85%，则将卧床时间增加 15~20 分钟，若前一周的平均睡眠效率低于 80%，则将卧床时间缩短 15~20 分钟，使得睡眠效率维持在 80%~85%。每周进行一次调整，直至达到最佳睡眠持续时间。

以上建议仅供参考，因人而异，可以根据个人情况选择适合自己的方式。

（王育梅　张姝媛　赵增仁）

67. 有哪些调节睡眠的**心理调适技术**

调节睡眠的心理调适方法有很多，包括睡眠限制、刺激控制、放松训练、矛盾意向、正念疗法以及综合的睡眠认知行为治疗等。方法有很多，但总的原则不变，即让患者了解自己对失眠的错误认知，并塑造有助于睡眠的认知模式，加强床、放松和睡眠之间的积极联系，从而形成规律健康的睡眠周期。当然，这种调节也要因人而异、量力而行，不过度要求自己，施加额外的压力。如果有长期困扰的睡眠问题，请咨询医生或医疗保健专业人士，以获得更好的解决方案。

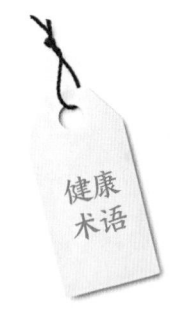

健康术语

心理调适

心理调适是用心理技巧改变个体心理活动绝对强度，减弱或加强心理力量，改变心理状态性质的过程，也就是我们常说的随"心"而动。

专家说

积极正确的心态有助于调节睡眠，下面是一些建议，帮助您做好自身心态的调适：

（1）**刺激控制**：加强床、放松和睡眠的积极联系，不在床上做与睡眠无关的事，减少卧床时间，在有困意时或规定睡眠时间内才可上床，若卧床 20 分钟仍无困意，需下床做一些放松活动，直到有困意为止，如

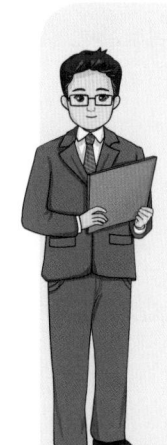

有必要，整晚可重复该步骤。无论前一天睡得多晚，都要在规定时间起床。

（2）放松训练：睡前可听一些舒缓的音乐，深呼吸及进行轻柔的瑜伽锻炼，帮助放松自己的神经。

（3）认知治疗：纠正不切实际的睡眠期望，理性看待睡眠的不良后果，不因几次的失眠就产生消极心态，不要过于关注并试图努力入睡，理性分析失眠的可能，不要过多地将白天的不良后果与夜晚的失眠联系起来。

（4）矛盾意向：失眠患者对失眠的恐惧、担心和急于摆脱症状的心理使患者焦虑不安的情绪加剧，从而加重了症状本身。矛盾意向疗法的目的是使患者直面觉醒和失眠可能带来的后果，及其所引起的恐惧和焦虑，使患者在床上努力保持清醒状态，而不是努力入睡，可以让患者更放松，而无须面对入睡的压力，这反而促使患者快速入睡。

（王育梅　张姝媛　赵增仁）

68. 如何应对**多梦**的问题

梦是睡眠过程中产生的正常生理现象，多出现在快速眼动睡眠期间。由于某种原因，某些脑细胞仍处于活跃状态，进而刺激部分大脑皮质，使得日间记忆痕迹重现，梦便形成了。但频繁出现强烈、逼真的梦境，也就是我们所说的多梦，不仅会影响睡眠质量，还会影响白天的精神状态和生活质量。因此，了解多梦的成因和解决方法对于提高睡眠质量具有重要意义。

引起多梦的原因可以分为以下几个方面：

（1）**心理因素：**情绪波动、心理压力过大等可能导致多梦，如焦虑、抑郁等。

（2）**营养不良：**缺乏 B 族维生素和锌等微量元素，会导致多梦。

（3）**药物因素：**某些药物的使用可能会导致多梦，如抗抑郁药、镇静药等。

（4）**生活环境：**疾病、工作、生活等事件以及饮用太多茶或咖啡等刺激性食物等都可能促成多梦。

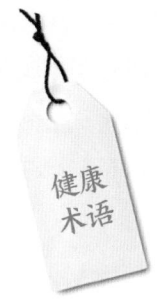

健康术语

关键词

梦 多梦

快速眼动睡眠期

睡眠可宽泛分为快速眼动睡眠期和非快速眼动睡眠期，非快速眼动睡眠期是从夜间入睡开始，随着睡眠加深而进展的，在这个阶段中，人的呼吸变浅、变慢而均匀，心率变慢，血压下降，全身肌肉松弛，无明显的眼球运动。而快速眼动睡眠期通常发生在入睡后 70~90 分钟，呼吸变得更加急促、不规则，眼球快速运动，四肢肌肉暂时松弛，但大脑的某些部位却处于清醒状态，脑电波也与清醒状态下类似。

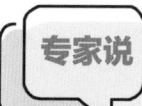

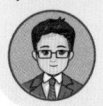

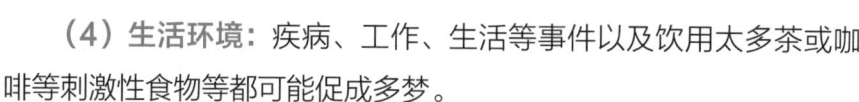

可以根据多梦的成因采取相应的措施来缓解多梦，如：①保持良好的心态，缓解精神压力，控制情绪的波动，避免影响日常生活；②注意营养均衡，健康饮

食；③保持睡眠环境的安静舒适，保证足够的睡眠时间；④如果多梦问题严重影响生活质量，可以考虑向专业医生或心理学专家寻求帮助，进行相应的治疗或心理疏导。

（王育梅　张姝媛　赵增仁）

69. 如何正确使用光线调节睡眠

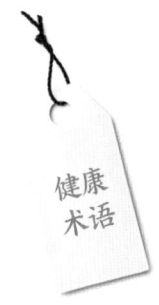

健康术语

生物钟

生物钟是从白天到夜晚的一个 24 小时循环节律，比如一个光 - 暗的周期，与地球自转一次吻合。地球上几乎所有动物都受各自生物钟的调节。人类的睡眠、觉醒以及进食等行为都可归因于生物钟的作用。

地球表面的昼夜交替包括光照、温度等很多环境因子在 24 小时内周期性变化，而绝大多数生物为了适应这种周期性变化演化出一种内在节律调控机制——生物钟。其中光对生物钟的调节作用最为明显，主要通过影响人体内褪黑素的分泌而发挥作用。早晨 6:00—8:30 生物钟对阳光的反应最强烈，这时，褪黑素分泌减少，人们清醒过来；夜幕降临之后，光刺激减弱，体内褪黑素的分泌水平也相应增高，人们随之产生困意。

日常生活中的手机、电脑、LED 灯

光等可释放波长在 400~480nm 的有害蓝光,对大脑的昼夜节律产生严重影响。研究表明,居住在人口密集地区,夜间被明亮的路灯或发光标志照射的人群更有可能产生睡眠问题。基于光线影响褪黑素进而影响睡眠的原理,也可以利用光线照射调节睡眠 - 觉醒周期来改善睡眠。

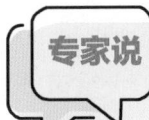

如何利用光线照射来调节睡眠呢?

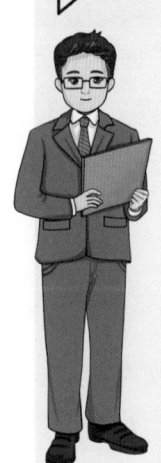

(1)**合理利用自然光:**研究表明,每个人每天褪黑素的分泌量基本是恒定的,白天分泌减少有利于褪黑素在晚上的分泌,有利于睡眠。鉴于光照和褪黑素分泌的节律,不妨在早上起床后拉开窗帘让身体晒一晒太阳,持续 10~15 分钟,这有助于形成良好的昼夜节律。

(2)**学会使用人造光:**目前,光照治疗睡眠障碍已经得到了国内外相关专家的一致认可。光照治疗已经被推荐作为睡眠障碍的物理治疗手段之一,已写入《中国失眠症诊断和治疗指南》和《中国成人失眠伴抑郁焦虑诊治专家共识》。另外,波长 650nm 的红光可以促进褪黑素分泌,改善睡眠。

(3)**避免不利光线影响:**卧室的光线不适宜睡眠时,需要利用窗帘或者其他隔离光线的物品,塑造睡眠的环境。

(张克让 李忻蓉)

70. 如何通过**饮食**调节睡眠

合理、健康的饮食是维持健康生命所必需的，也是健康睡眠所必需的。众所周知，健康的昼夜节律可以促进高质量的睡眠。大家可能不知道的是，规律的进餐时间可能也是维持良好昼夜节律的重要条件。已经有诸多研究证实，进食不规律或深夜进食会损害睡眠节律。中医上讲，胃不和则卧不安，也说明饮食不当容易引起睡眠障碍。比如，晚餐吃得过饱会增加胃肠负担，易导致消化不良，进而影响睡眠。

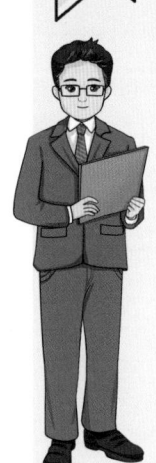

专家说

如何吃才能有利于睡眠呢？

（1）进食利于安神、镇静、催眠的食物，如牛奶、小米、核桃、全麦等，水果中的香蕉、大枣、桂圆、无花果等。这些食物富含色氨酸，而色氨酸可以促进褪黑素的分泌，进而促进睡眠。

（2）少吃易引起兴奋的食物。减少含咖啡因食物的摄入，如咖啡、浓茶、可乐、巧克力等。咖啡因是神经兴奋剂，摄入过多易使人焦虑不安乃至失眠。此外，咖啡因还会减少褪黑素的分泌，所以，建议睡前避免喝咖啡或浓茶。

（3）合理安排三餐，晚餐宜清淡，易消化，忌油腻食物。晚餐进食过多或过于油腻，会延长胃的消化时间，增加胃肠负担，导致无法快速入眠。因此，丰盛的一餐应尽量安排在早上或中午。同时晚餐尽量早食，建议睡前 2 小时内不要进餐。但 1 型糖尿病患者以及值夜班的人可以少量进食，以避免出现低血糖。

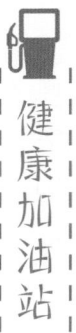

健康加油站

饮酒会助眠吗？

答案是否定的。酒精摄入会对睡眠产生不良影响。酒精本身具有镇静作用，这意味着它不是真正的睡眠。虽然有人感觉饮酒后会增加总睡眠时间，但整体睡眠质量还是降低的。还有人饮酒后反而更为兴奋，这是因为饮酒可以兴奋交感神经系统导致的。

（张克让　李忻蓉）

71. 有哪些适合**睡前**进行的**运动**

运动和睡眠关系密切，人体在经过适量的运动后会产生需要休息的信号，经过运动后身体的疲惫状态一般会使睡眠更加香甜。很多体力劳动者的睡眠质量好，也与他们的体力消耗大有关。所以，可以通过运动消耗体力，从而达到促进入睡和改善睡眠质量的目的。

有研究显示，太极拳、气功、八段锦等中国传统运动，以及瑜伽等舒展连贯的心身锻炼，注重活动与呼吸的统一，可能会增加副交感神经张力，有助于释放情绪，放松心身，改善睡眠质量。

但如何选择运动因人而异，由于个人体质、失眠症状等存在差异，需选择符合自身实际情况的锻炼方式，并注意循序渐进，持之以恒，这才是缓解失眠的长久之计。

关键词

运动　运动时间　坚持运动

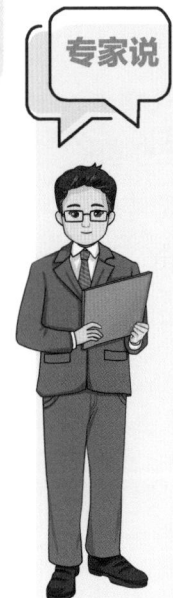

专家说

有相当一部分人在运动或者过度劳累后反而更难入睡，这是因为运动对神经和内分泌系统具有兴奋作用，运动强度过大，或者运动时间太长，会让人长时间处于兴奋状态，久久无法入睡。因此，运动助眠要注意以下几点：

（1）调整运动时间，避免睡前运动：30 分钟的运动可以使体温在之后的 4~5 小时内持续保持升高状态，峰值过后体温将持续走低，利于改善睡眠质量。因此，一般睡前 4~5 小时为运动最佳时间。需要注意的是，晚上 9 点后不宜再进行运动。如果喜欢晚上运动，建议把强度高的运动提前，把强度低的运动推后。如果运动严重影响睡眠，那不要做任何高强度的运动，做低强度的运动就可以了。

（2）延长运动时间，进行户外运动：如果运动过后仍然感觉睡眠质量不高，在身体素质允许的情况下，也可以适当延长运动时间和运动强度，尤其是适当增加白天的运动时间。

（3）保持运动节律，坚持运动：身心锻炼频率一般为单次60分钟且每周至少 2 次，坚持 10~12 周才可最大程度改善睡眠质量。因此，运动需要持之以恒。

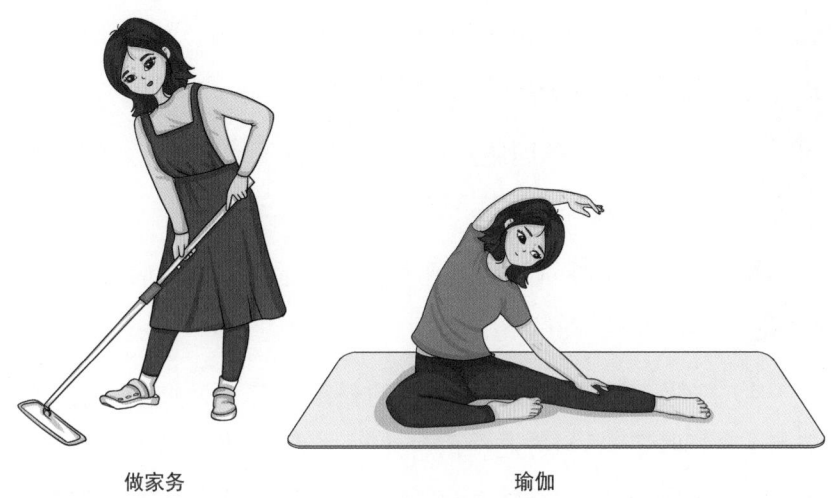

做家务 　　　　　　　　　 瑜伽

（张克让　李忻蓉）

72. 如何通过**调节呼吸**来**促进入睡**

睡眠与呼吸密切相关，入睡时，呼吸渐渐地平缓，我们也渐渐进入身心安宁的状态，睡眠就自然而然地发生了。有睡眠障碍的人，尤其是对睡眠存在紧张、担心甚至恐惧情绪的人，大多呼吸急促，所以可以通过对自己呼吸模式的控制，调节紧张情绪，进而改善睡眠。

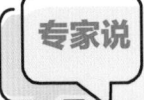
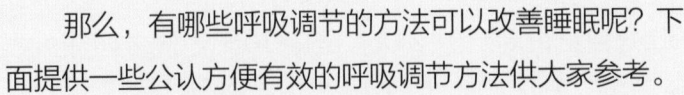

那么，有哪些呼吸调节的方法可以改善睡眠呢？下面提供一些公认方便有效的呼吸调节方法供大家参考。

（1）腹式呼吸法

1）仰卧位，让身体尽量放松下来，双手可以自然地放在身体两侧，也可以叠放在腹部。

2）吸气时用鼻吸气，最大限度地向外扩张整个腹部，胸部尽量保持不动。

3）呼气时用口呼气，最大限度地向内收缩腹部，胸部尽量保持不动。

4）一吸一呼要深长而缓慢，时长掌握在 12 秒左右，即深吸气（鼓起肚子）5 秒左右，屏息 1 秒，然后慢呼气（回缩肚子）5 秒左右，屏息 1 秒。通过慢慢地放缓腹部呼吸的速度，呼吸频率逐渐变慢，会使人体得到放松，产生睡意。

（2）4-7-8 呼吸法

1）仰卧体位，让身体尽量放松下来，舌抵上腭。

2）闭上嘴，用鼻子吸气，心中从 1 默数到 4。

3）屏住呼吸，心中从 1 默数到 7。

4）用嘴呼气，同时心中从 1 默数到 8。

5）吸气时用鼻子，不要发出声音，呼气时用嘴巴，要发出轻微的"呼"气声。

需要注意的是，呼吸、屏气时不必过度用力，尽量保持相对自然，不然容易使人更加清醒、更难入眠。

上述方法是大多数人可接受的呼吸调节方式，但也有部分人不能根据上述节奏进行呼吸调节，尤其是心肺功能不太好的人，可能会出现呼吸困难加重的情况，这种情况下不要强求，除了呼吸调节，还有很多别的方式可以用来调节睡眠。

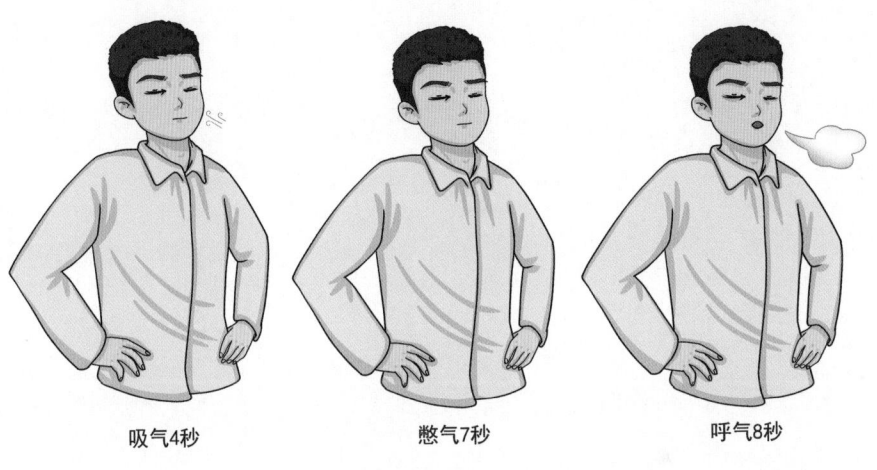

吸气4秒　　　　　　　憋气7秒　　　　　　　呼气8秒

（张克让　李忻蓉）

第三章

睡眠疾病的防与治

一

知晓睡眠
好与坏

1. 如何**自我评估**睡眠质量

自我评估睡眠质量的方法也叫睡眠的主观评估，包括睡眠日记和主观睡眠问卷。

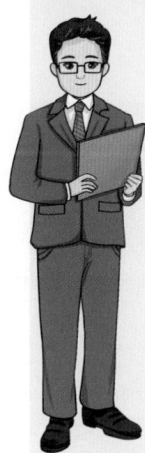

填写睡眠日记可以帮助记录睡眠时间，识别不良的睡眠卫生习惯。睡眠日记的记录内容包括日常入睡时间及起床时间，是否摄入酒精和咖啡因，是否使用催眠药，疲劳程度和思睡的情况等。

常用的主观睡眠量表或问卷包括：

（1）匹兹堡睡眠质量指数：评估睡眠障碍患者最近一个月的睡眠质量。

（2）失眠严重程度指数：评估失眠严重程度及治疗效果。

（3）睡眠呼吸暂停初筛量表：对可疑患有睡眠呼吸暂停的人群进行评估。

（4）不宁腿综合征评估量表：评估不宁腿综合征的严重程度。

（5）艾普沃斯嗜睡量表：用于评价受试者在不同的社会环境和更长的时期内的思睡可能性，可以在不同环境下对"打瞌

睡眠日记 主观睡眠问卷

睡"的严重程度进行自我评价。

（6）**快速眼动睡眠行为障碍量表：**用于对快速眼动睡眠行为障碍患者的症状、严重程度等进行评估。

此外，可选用小熊（BEARS）睡眠筛查工具对儿童睡眠情况进行筛查，在对其他类型睡眠障碍进行评估及辅助诊断时，应注意量表在儿童中的适用性。

若自我评估睡眠质量出现问题，建议前往医院的睡眠专科，由医务人员辅助进行专业睡眠量表评估以及多导睡眠监测以明确诊断。

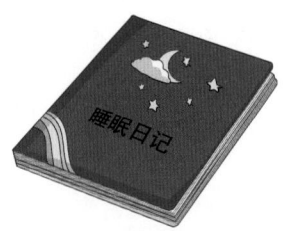

"睡眠日记"标例

记录时间限定在起床后的30分钟内,
并进行自我状态评估（0-最不好；5-很好），最后获得自己的数据：

问题	第1天
昨晚何时上床？	23:40
昨晚何时熄灯？	00:30
上床后经多长时间才能够入睡？	30分钟
早上何时醒来？	6:40
早上醒来后，最终何时离床铺？	7:00
早上是如何醒来的？	被影响
入睡后夜间醒来过几次？	3
夜间总共醒来多长时间？	80分钟
醒来的原因是什么？	睡得不深
醒过来后，感觉是否睡得充足？（0-1-2-3-4-5）	2
精神是否饱满？（0-1-2-3-4-5）	2
情绪是否良好？（0-1-2-3-4-5）	2

如何自我评估睡眠质量

（宿长军　赵显超）

2. 可以用**睡眠手环 监测睡眠**吗

睡眠手环是一种睡眠监测辅助设备，多用于失眠和昼夜节律障碍的评估。它可以在一定程度上反映睡眠的大致情况，辅助健康管理。但因其不能满足临床睡眠监测和诊断的要求，不建议仅通过睡眠手环来判断自身睡眠质量。若怀疑罹患睡眠疾病，建议至医院就诊并且完善多导睡眠监测，以明确诊断。

睡眠手环分为生活类睡眠手环和医用睡眠手环。人们常提及的手环为生活类睡眠手环。

生活类睡眠手环监测睡眠的基本原理包括：①通

关键词

睡眠手环　体动仪

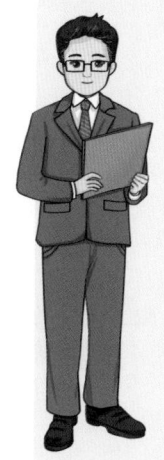

过手环内的加速度传感器感受人体的运动状况，进而估计清醒和睡眠状态。然而，根据运动状态估计人体的睡眠状态并不精准，如果患者长时间保持清醒状态但肢体不活动，又例如患者处于深睡眠状态但出现了睡眠行为异常，则有可能会被睡眠手环误判。②智能手环内部安装了多种生物传感器，可以整合接收到的体温、心率、体动等多种数据，对睡眠进行监测和分期。

医用睡眠手环又称体动仪或体动记录仪，多用于评估睡眠昼夜节律，也可用于了解伴有日间思睡儿童的夜间行为紊乱。可记录的参数包括总睡眠时间、睡眠时间百分比、总清醒时间、清醒时间百分比、觉醒次数、觉醒间隔时间和入睡潜伏期等。

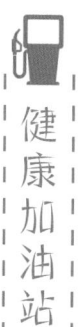

健康加油站

睡眠手环是一种睡眠监测的简易设备，主要是用"陀螺仪"（加速度传感器）来监测多维的运动，比如侧向运动和上下运动，还有少部分是通过监测心率、体温等生理信号，来判断是否睡眠及睡眠的深与浅。睡眠手环目前分为生活类和医用类，其中医用睡眠手环又称体动仪，多用于评估睡眠清醒节律，尽管其无法代替脑电图和多导睡眠监测，但是其费用低廉，可以在自然环境下长时间记录睡眠状态及日间和夜间的行为活动，并且可用于无法适应睡眠中心环境的受试者。这两类手环，都只是简易粗略地显示夜间睡眠的质和量，因受到很多因素的影响，其结果仅供参考。

因此，要想了解真实准确的睡眠情况需要到医院睡眠中心进行专业监测。

（宿长军　赵显超）

3. 戴着睡眠手环入睡
有哪些优缺点

睡眠手环虽可在一定程度上反映睡眠的大致情况，辅助健康管理，但不能达到临床睡眠监测和诊断的目的。间断失眠患者佩戴睡眠手环可能会加重焦虑情绪进而加重失眠。

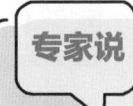

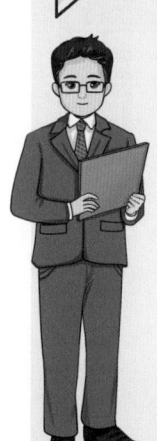

生活类睡眠手环越来越受到欢迎，其优缺点如下：

（1）优点：①携带使用方便；②可提供大致的睡眠时间及睡眠状态；③可及时反馈睡眠数据；④有一些辅助功能，包含睡前闹钟或屏幕时间限制等；⑤医生虽不会根据这些数据作出诊断，但可以参考这些数据决定患者是否需要完善睡眠监测。

（2）缺点：①只监测多导睡眠监测中的部分指标，通过间接推算得出睡眠分期、睡眠质量等信息，精确

度相对较低；②对偶尔失眠的人来说，睡眠监测数据有时反而让人徒增烦恼，加重焦虑、抑郁等情绪障碍，尤其对焦虑型人格的患者影响更大；③有些人不习惯睡眠时佩戴手环，导致配合度较低。

相较于生活类睡眠手环，医用睡眠手环（体动仪）有其独有的优势：①能够长时间较为精确地记录自然环境下睡眠状态、日间和夜间的行为活动；②可记录到的参数有更多；③是随访研究和判断临床疗效的重要工具；④可用于特殊人群和特殊环境下的监测；⑤对于周期性肢体运动障碍患者，可以将体动仪放置于跖趾关节处进行腿动的监测。

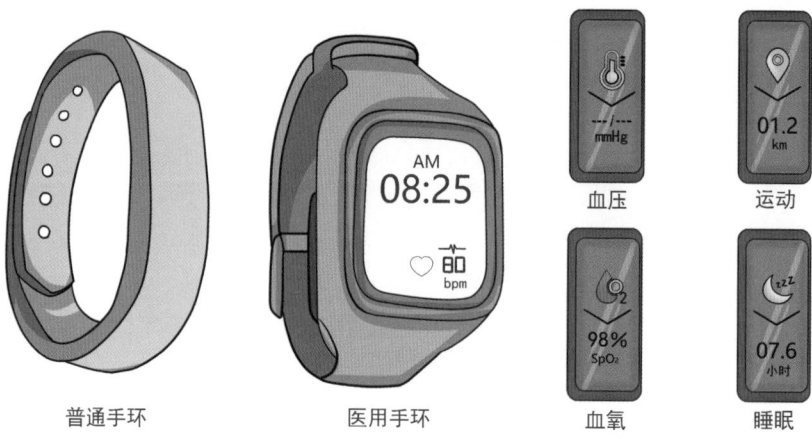

普通手环　　　　　医用手环　　　　　血氧　　　　睡眠

（宿长军　赵显超）

二

失眠打鼾
不可怕

4. 为什么会患**失眠障碍**

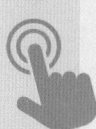
失眠障碍根据构成原因可以分为以下几类：精神障碍引起的失眠障碍、躯体和药物引起的失眠障碍、单纯睡眠障碍和单纯失眠障碍，以及原发性失眠障碍。

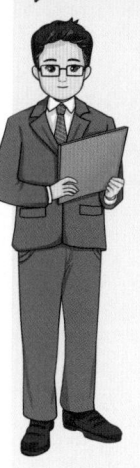

本文中所提到的失眠障碍主要是单纯失眠障碍。

（1）睡眠障碍国际分类根据病程的长短将失眠障碍分为三类：慢性失眠障碍、短期失眠障碍、其他失眠障碍。

1）慢性失眠障碍：是指持续失眠 3 个月或更长时间的睡眠问题。它通常是由多种因素综合作用导致的。

2）短期失眠障碍：也称为急性失眠，是指失眠问题出现的时间不超过 3 个月。常见的原因包括情绪压力、环境改变、生活事件（如失恋、搬家等）、健康问题或药物使用。

3）其他失眠障碍：患者存在失眠症状但不符合上述两类失眠障碍的诊断标准。

（2）导致失眠障碍的常见原因：当今社会，失眠已经成为了一个普遍问题。失眠障碍通常是患者本人身体生物学因素、压力、生活事件或扰乱失眠的习惯作用的结果，治疗同时存在的某些基础疾病可缓解失眠症状，但失眠障碍也有可能持续数年。失眠障碍的发病原因尚不清楚，目前的医学研究结果表明失眠障碍可能与以下因素有关。

1）应激压力：对工作、学习、家庭、人际关系和健康的担忧会使人夜间思维活跃，难以入睡。

2）旅行或工作安排：跨多个时区旅行产生时差、值夜班、频繁换班等破坏身体昼夜节律的行为均会导致失眠的发生。

3）不良睡眠习惯：不规律的睡眠时间，睡前剧烈运动，不舒适的睡眠环境，以及在床上工作、进食、看电视等不良习惯都可能影响睡眠。

4）夜晚进食过多：晚餐建议清淡饮食，适量即可别吃太多，睡前2小时不建议再进食。

5）咖啡因、尼古丁和酒精：咖啡、茶、可乐和其他含咖啡因的饮料都属于兴奋剂，在下午或晚上饮用可能会影响夜晚的正常入睡；烟草产品中的尼古丁是另一种可能干扰睡眠的兴奋剂；酒精可能有助于入睡，但会阻碍进入更深层次的睡眠阶段，而且常会使人在半夜醒来。

6）其他：噪声、光线、温度、床垫硬度等都可能影响睡眠。这些因素对睡眠的影响是直接的，可以通过干扰人们的睡眠环境，影响睡眠的质量和时间。

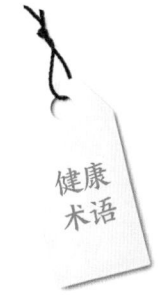

健康
术语

失眠障碍

　　失眠障碍是一种常见的睡眠障碍，是指尽管有适当的睡眠机会和环境，依然出现睡眠起始或睡眠维持困难，导致个体对睡眠时间和 / 或质量的不满足，并存在日间功能受损的一种主观体验。

（潘集阳　潘　超）

5. 哪些人容易患

失眠障碍

　　随着生活节奏的加快和精神压力的增大，失眠障碍对生活质量的影响受到更广泛的关注，哪些人更容易患失眠障碍？应该如何保证充足的睡眠？相关医学研究结果表明，失眠障碍的危险因素主要包括年龄、性别、家族史和遗传因素等。

专家说

　　根据目前研究所得出的证据，失眠障碍的危险因素包括以下几个方面：

　　（1）性别：女性患失眠障碍的概率是男性的 1.44 倍，女性更容易患失眠障碍，这可能与生理周期、怀孕、更年期等生理心理变化有关，也可能与女性神经生物学特征有关。

（2）**年龄：** 随着年龄的增长，老年人的身体功能逐渐下降，体力活动、社交活动减少，睡眠调节功能下降，容易觉醒。老年人的睡眠可能会变得更浅、更易中断。老年人常伴有慢性疾病，如疼痛、糖尿病、心血管疾病等，这些疾病也可能导致失眠。

（3）**精神疾病或躯体疾病：** 精神或者躯体疾病本身就可能伴有失眠症状，而这些疾病也会引起失眠障碍的发生。焦虑、抑郁、创伤后应激障碍等精神疾病患者更容易患失眠障碍。

（4）**睡眠不规律：** 不良的睡眠习惯或者因工作原因需要频繁换班而导致的睡眠不规律会使人更容易患失眠障碍。

（5）**其他：** 如家族中存在患睡眠障碍的个体，则有更高的风险患失眠障碍，这可能与遗传有关，但也可能与家庭环境和生活方式有关。

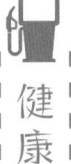

健康加油站

如何保证充足的睡眠？

（1）建立一个安静、放松的睡前程序，放松呼吸，选择柔和、舒缓的音乐，有助于放松身心，缓解紧张情绪。睡前避免长时间使用电子设备。

（2）放松身体，可以尝试渐进性放松训练、瑜伽等深度放松的方法，有助于放松身心，促进入睡。

（3）一个有利于睡眠的卧室，保持光线、噪声和温度在舒适的水平，不会打扰正常的休息。

（4）避免吸烟，烟草中含有的尼古丁会干扰睡眠。

（5）定期锻炼：但是在睡前需避免剧烈运动。

（6）有困意时才去睡觉：如果到了就寝时间仍然没有困意，可做一些放松的事情帮助平静下来。

（7）失眠障碍患者尽可能要避免睡午觉：午睡会进一步打破睡眠周期。

（8）把时钟放在卧室中看不见的地方，因为晚上醒来，看时钟会造成压力，很难再次入睡。

（9）午后避免摄入咖啡因并限制睡前饮酒：咖啡因和酒精都会影响睡眠。

以上建议因人而异，可以根据个人情况选择适合自己的方式。

（潘集阳　范晓萱）

6. **倒班族**经常失眠，如何**调节**

失眠是指难以入睡或早醒，或在夜间醒来并难以再次入睡的情况。失眠可能导致白天疲劳、注意力不集中、情绪波动，甚至会对身体健康产生负面影响。

倒班族是指经常有夜间工作或轮班工作的人，因为工作时间和休息时间不规律，在不同班次工作就需要身体和心理有一个适应过程，倒班族的生活节律与正常的生物节律有冲突，导致睡眠易受到干扰，从而易出现难以入睡、睡得浅、易醒、白天困倦等睡眠问题。

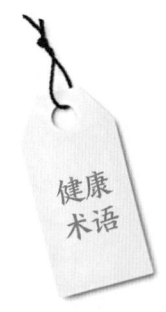

健康术语

关键词

倒班相关睡眠障碍

倒班相关睡眠障碍是指由个体工作时间与社会常规的工作时间不一致导致的失眠及日间思睡过多。诊断症状如下：

（1）失眠和/或过度思睡，伴总睡眠时间减少，与工作时间经常性占用常规睡眠时间有关。

（2）症状存在至少 3 个月，并且与轮班工作日程有关。

（3）至少 14 天（包括工作日和休息日）的睡眠日志和体动仪监测提示睡眠 - 清醒节律紊乱。

（4）这些症状不能用其他睡眠障碍、躯体疾病、精神障碍、药物使用、睡眠卫生不良或物质使用来更好地解释。

失眠　倒班族　倒班相关睡眠障碍

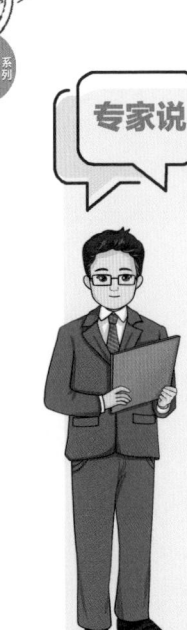

专家说

以下是一些帮助倒班族改善睡眠的建议：

（1）维持规律的睡眠时间：无论是白班还是夜班，尽量保持倒班时的生活规律，以帮助身体建立起规律的生物钟。

（2）营造舒适的睡眠环境：倒班族白天需要睡眠，而白天外界的噪声和光线会影响他们的睡眠，需要在房间内做好隔绝的工作，以保持房间安静、避光。

（3）减少刺激性物质的摄入：烟草、酒精、咖啡和茶等刺激性物质会刺激神经中枢，导致难以入睡或者在入睡后频繁醒来。

（4）科学恰当的锻炼：倒班族应选择适当的运动方式，如散步、慢跑、练瑜伽等，每周进行 3~4 次有氧运动。

（5）心理放松：掌握一些放松和冥想技巧，如深呼吸和渐进性放松训练，可以有针对性地缓解生活中的压力和焦虑，促进睡眠。

如果失眠问题长期存在，建议寻求医学帮助，找到合适的方式进行治疗。

（张　斌　程壹虹）

7. 失眠会给身体带来哪些危害

失眠会造成白天疲劳、注意力不集中等日间功能的损害，不仅会严重影响患者的生活质量，长期持续还会对身体造成损害。

以下是失眠会造成的部分身体损害：

（1）失眠可能导致抑郁和焦虑等精神心理问题，影响学习和记忆能力。

（2）失眠会对心脑血管系统产生不良影响，增加冠心病和脑卒中等心脑血管疾病的发病风险。

（3）失眠会削弱免疫系统的调节功能，降低抵抗力，增加感染风险。

（4）失眠可能增加糖尿病、肥胖症和高血压等疾病的发病风险。

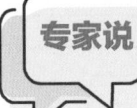

专家说

以下是一些建议，有助于应对失眠带来的身体损害：

（1）**固定作息时间：**固定睡眠的时间，周末也尽量不改变，睡前避免吸烟和饮酒。保证身体各个系统能够规律协调地工作。

（2）**改善情绪状态：**适当放松，寻求专业调理，以减少精神因素对大脑及其他器官的影响。

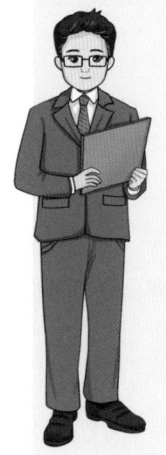

（3）合理使用电子设备：睡前 2 小时尽量避免使用电子设备，减少蓝光对激素分泌的影响，维持各项机体功能的稳定。

（4）提高身体素质：规律适量的运动在提高睡眠质量的同时还可以调节免疫功能，降低心脑血管疾病的发病风险。

（5）合理饮食：保证充足的蛋白质、维生素、碳水化合物等物质的摄入，避免摄入过多高糖食品及饮料，可以有效降低失眠风险和减少心脑血管及代谢系统功能的紊乱。

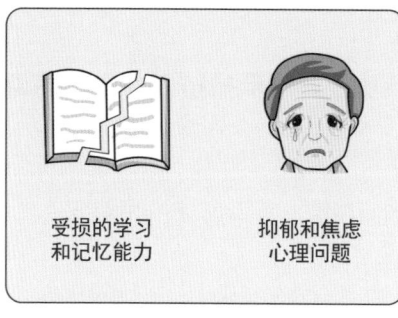

受损的学习和记忆能力　抑郁和焦虑心理问题

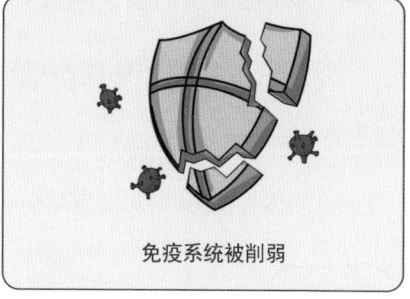

免疫系统被削弱

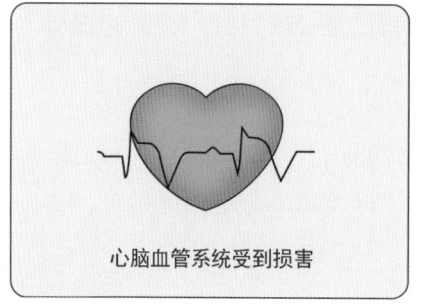

心脑血管系统受到损害

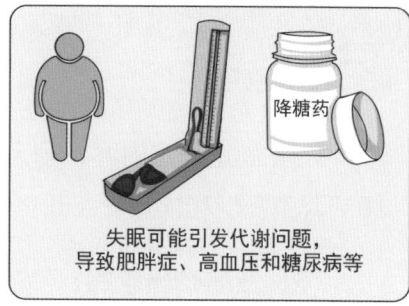

降糖药

失眠可能引发代谢问题，导致肥胖症、高血压和糖尿病等

（潘集阳　孙熙哲）

8. 日常生活中如何
预防失眠

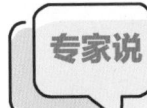
由于日常生活中的忽视，许多失眠患者常常拖延到病情恶化，不得不依赖药物才能缓解症状，有些患者甚至需要终身服药。通过培养良好的睡眠习惯、注重饮食健康、适量运动和优化睡眠环境等方式，可以实现失眠的有效预防。

但失眠问题是一个涉及多因素、多层次的复杂问题，很难依靠单一措施达到理想的效果。因此，在预防失眠时，需要全方位地考虑，制订综合性的预防策略。

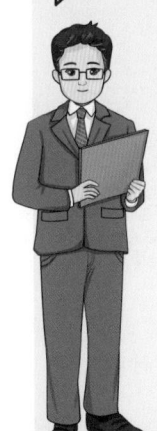

专家说

以下是一些建议，有助于在日常生活中有效预防失眠：

（1）保持良好的睡眠习惯： 每天固定入睡时间和起床时间，避免在休息日改变作息，避免或限制白天打盹。

（2）优化睡眠环境： 创建安静、舒适、温度适宜的卧室环境，减少噪声、光线干扰。选择舒适的床品，播放柔和的有利于睡眠的音乐。

（3）规律运动： 每周进行适量的有氧运动，不宜过度锻炼。尽量在白天或傍晚进行锻炼，避免在临睡前 1~2 小时剧烈运动。

（4）**维护心理健康：**保持乐观积极的心态。可在睡前进行深呼吸、冥想等，有利于舒缓情绪和松弛肌肉。

（5）**注意健康饮食：**避免睡前摄入刺激性和高热量的食物，如咖啡、巧克力等。睡前 2~3 小时避免过度饱腹和大量饮水。

（6）**合理用药：**一些药物有引起失眠的副作用，故在服用新药前要仔细了解。如出现失眠症状或加重失眠，应及时向医生咨询并且寻求帮助。

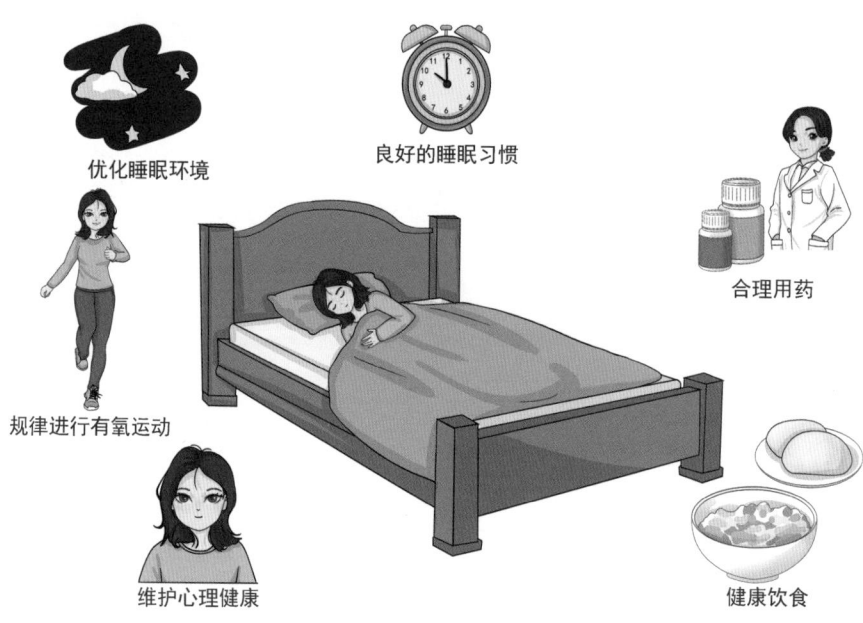

优化睡眠环境

良好的睡眠习惯

合理用药

规律进行有氧运动

维护心理健康

健康饮食

（潘集阳　孙熙哲）

9. 诊断**失眠障碍**需不需要**做检查**，该做哪些检查

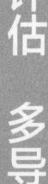

　　失眠通常是指睡眠的时间不足或睡眠质量差。若失眠症状频繁发生且影响日间功能则称为失眠障碍。通常情况下，确诊失眠障碍并不需要做特殊的检查，医生根据询问病史可明确是否存在失眠障碍，同时判断失眠障碍的严重程度。但当要确定失眠障碍病因或存在其他的睡眠 - 觉醒障碍、精神障碍及躯体疾病时，医生会建议进行一些辅助检查予以鉴别，最常用的客观检查有多导睡眠监测和体动仪监测等。

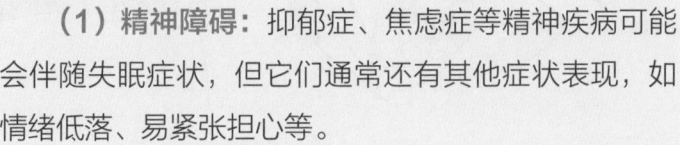

　　诊断失眠障碍时，需要与其他可能诱发失眠症状的疾病进行鉴别。

　　（1）**精神障碍：**抑郁症、焦虑症等精神疾病可能会伴随失眠症状，但它们通常还有其他症状表现，如情绪低落、易紧张担心等。

　　（2）**睡眠 - 觉醒障碍：**如发作性睡病、阻塞性睡眠呼吸暂停综合征。这些疾病往往有其他特异性表现，如过度思睡、猝倒、夜间睡眠中打鼾（即鼾症）、呼吸暂停等症状。

　　（3）**药物所致失眠：**某些中枢神经系统兴奋剂、抗抑郁药等也可能导致失眠症状。

（4）**其他躯体疾病：** 如甲状腺功能亢进、心律失常和关节炎等疾病也可能导致失眠症状。

根据病史采集、躯体检查、相关实验室检查及多导睡眠监测结果，医生可以帮助患者判断是否存在以上疾病，并最终明确失眠障碍的病因。

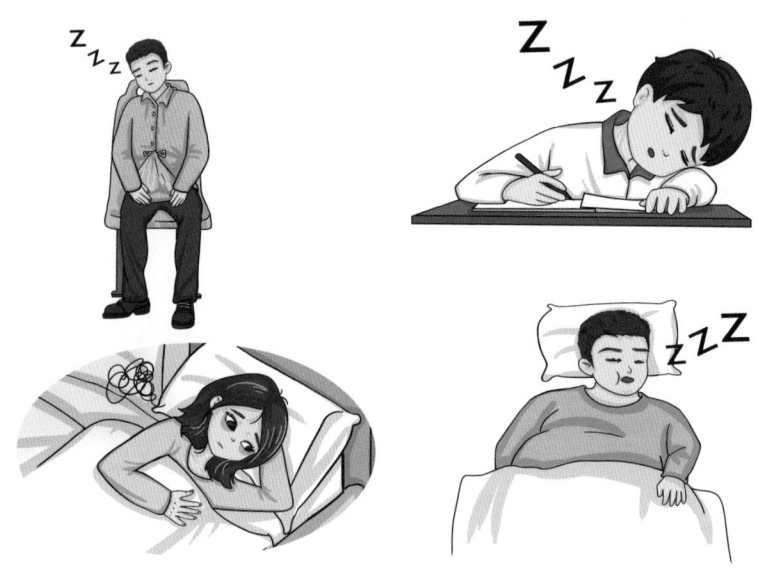

（潘集阳　唐　瑞）

10. **失眠障碍**有哪些**治疗方法**，各有什么优缺点

失眠障碍不仅严重影响生活质量、身心健康，还与抑郁症、糖尿病和心血管疾病等关系密切。因此针对失眠障碍的早期、规范化的治疗刻不容缓。医生需根据失眠障碍的严重程度、具体症状决定治疗方式。治疗目标主要为改善睡眠质量、延长有效睡眠时间及减少患者痛苦。

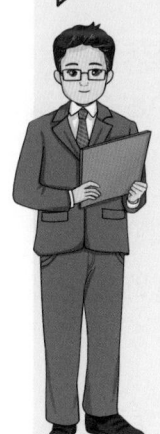

失眠障碍治疗主要包括非药物治疗与药物治疗两类。

（1）失眠认知行为治疗：失眠认知行为治疗作为治疗失眠障碍的首选方案，其长期疗效优于催眠药物，但目前因为实施成本高、对实施医生要求较高，公众普及性较差。

（2）药物治疗：当患者无法配合完成失眠认知行为治疗，或失眠认知行为治疗效果不佳时，可使用药物治疗，主要的药物包括：

1）非苯二氮䓬类药物：包括唑吡坦、扎来普隆、佐匹克隆和右佐匹克隆等。优点是仅有单一的催眠作用，无肌肉松弛和抗惊厥作用，缺点是长期使用仍有可能产生耐受性和药物依赖。

2）苯二氮䓬类药物：俗称安定类镇静催眠药，包括艾司唑

仑、氯硝西泮等。该类药物具有催眠、抗焦虑、抗惊厥和肌肉松弛等多种作用，半衰期往往较长，缺点为不良反应较多，包括日间困倦、认知损害和戒断综合征，长期大剂量使用可能产生耐受性和药物依赖。

3）其他药物：包括褪黑素和褪黑素受体激动剂，具有镇静作用的抗抑郁药和抗精神病药，促食欲素受体拮抗剂、组胺 H_1 受体拮抗药等，部分药物目前在国内进行上市临床试验。

（3）其他治疗： 物理治疗也可用于治疗失眠障碍。常见的物理治疗方法包括光照疗法、经颅电刺激治疗。中药治疗等其他治疗方法也有一定应用。

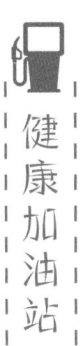

健康加油站

部分短期失眠障碍可能自行缓解，而慢性失眠障碍的治疗可能持续较长时间。药物治疗过程中也有许多注意事项：

（1）催眠药物半衰期长，可能引起残留效应，导致次日晨起思睡，从事需要集中精神才能完成的工作时，应当谨慎使用。

（2）须避免与酒精或其他引起思睡作用的药物合用。

（3）苯二氮䓬类药物长期应用后不能立即停药，需在睡眠专家指导下逐渐减药至停药。

（4）肝肾功能损伤患者需减量使用。

（潘集阳　唐　瑞）

11. 为什么失眠障碍的治疗
首推认知行为疗法

关键词

认知行为疗法 刺激控制疗法 睡眠时间限制疗法 放松疗法

失眠障碍的治疗方法有很多种，其中失眠认知行为治疗是首推的一种心理治疗方法。这是因为失眠障碍往往与负性思维和行为模式有关，如患者对睡眠状况的过度担忧、不良的睡眠习惯等，而失眠认知行为治疗可以帮助识别和改变这些模式，纠正错误的睡眠认知与不恰当的行为。目前，国内外指南推荐失眠认知行为治疗为慢性失眠障碍的一线治疗方案。失眠认知行为治疗能有效改善患者的睡眠质量，提高睡眠效率，对治疗失眠障碍有确切的疗效。

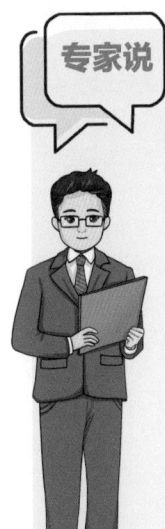

专家说

与药物治疗相比，失眠认知行为治疗有以下优势：

（1）失眠认知行为治疗无药物相关的不良反应，不产生药物依赖，不反弹。

（2）失眠认知行为治疗可改变患者对失眠的主观认知，如果接受，终身受益。

（3）失眠认知行为治疗能显著提高患者的睡眠质量，减少复发。

（4）失眠认知行为治疗长期疗效优于服用催眠药物。

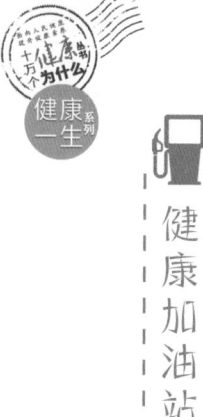

失眠认知行为治疗可分为认知治疗和行为治疗，常见疗法有刺激控制疗法、睡眠限制疗法和睡眠卫生教育等。

（1）刺激控制疗法： 限制清醒时躺在床上的时间和待在卧室或床上的行为，加强床与快速而稳定的睡眠之间的联系。

（2）睡眠限制疗法： 限制平均总睡眠时间以增加睡眠的驱动力，建立稳定的睡眠节律。

（3）睡眠卫生教育： 通过增加患者对睡眠的了解帮助患者正确认知睡眠，减少影响入睡和睡眠维持的因素。

（潘集阳　邓方仪）

12. 为什么推荐使用
非苯二氮䓬类药物
治疗失眠障碍，这类药物有哪些

传统的苯二氮䓬类药物如艾司唑仑被广泛应用于治疗失眠障碍，但这类药物具有白天镇静作用，可产生对精神和记忆功能损害等不良反应，因此，非苯二氮䓬类药物成为治疗失眠障碍的临床常用药物。

推荐使用非苯二氮䓬类药物的原因如下：

（1）**安全性更高：**苯二氮䓬类药物容易出现药物依赖和耐药，使用过量还会导致昏迷、呼吸抑制等严重副作用，而非苯二氮䓬类药物上述副作用更少，对记忆和精神运动功能影响甚微。

（2）**起效快：**苯二氮䓬类药物的半衰期长，容易有残留效应，而非苯二氮䓬类药物对睡眠结构影响小，有些可增加深睡眠，作用效果明显，药效更加持久。

专家说

非苯二氮䓬类药物主要包括以下几种：

（1）**唑吡坦：**短效催眠药，镇静作用较强，半衰期短，能明显缩短失眠患者的入睡潜伏期，延长睡眠时间。患者次日清醒后能保持警觉，无明显镇静作用和运动障碍。

（2）**佐匹克隆：**有镇静、抗焦虑和肌肉松弛的作用。催眠作用迅速，可缩短睡眠潜伏期，减少中途觉醒和早醒，次晨残余作用小。

（3）**右佐匹克隆：**能缩短入睡潜伏期，延长慢波睡眠时间和总睡眠时间，减少觉醒次数。半衰期为 6 小时，是较理想的适用于入睡困难和睡眠维持困难治疗的非苯二氮䓬类药物，可改善失眠患者的日间不良后果。

（4）**扎来普隆：**作用时间短，不能明显增加睡眠时间和减少觉醒次数，适用于入睡困难型失眠的短期治疗。无明显宿醉作用、反跳性失眠及戒断症状。

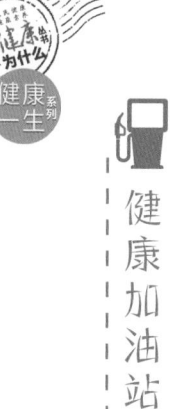

《中国成人失眠诊断与治疗指南》使用非苯二氮䓬类药物治疗失眠的策略：

慢性失眠障碍患者，从安全角度和服药的依从性方面考虑，提倡非苯二氮䓬类药物按需服药原则，即每周选择数晚服药（每周给药 3~4 次），而不是连续每晚服药。

（1）预期入睡困难时：于上床睡眠前 5~10 分钟服用。

（2）根据夜间睡眠的需求服用。

（3）夜间醒来无法入睡，且预期起床时间大于 5 小时，可以使用短半衰期药物。

（4）次日白天有重要工作或事务时：睡前服用。

（潘集阳　邓方仪）

13. **中药治疗**
失眠障碍效果如何

失眠障碍是临床常见疾病，表现为入睡困难、难以维持睡眠、早醒且无法再入睡，给人们的工作和生活带来困扰，并且会诱发或加重其他多种躯体疾病。因此，关注失眠障碍并及时地进行治疗非常重要。

中药治疗失眠障碍历史悠久，主要以安神类、补益类、清热类中药为主，临床效果良好，不良反应较小。与西药相比，中药有着独特的辨证论治体系，并在调整睡眠结构、改善睡眠质量及戒除镇静催眠药依赖等方面具有独特优势，因此受到越来越多临床医生和患者的青睐。

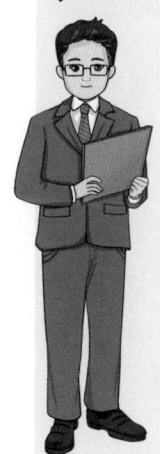

尽管中药治疗失眠障碍效果良好，不良反应较小，但在用药过程中仍需注意以下几点：

（1）**寻求正规中药治疗**：务必前往正规医疗机构就诊，切忌盲目相信偏方，因为偏方用药的安全性和有效性都难以保证，可能无法改善甚至加重失眠症状，并可能对身体造成其他严重危害，如肝功能损害、肾功能损害等。

（2）**遵循医生指导用药**：严格按照医生的指导用药，切忌自行随意调整药物种类、剂量以及用药时间。

（3）**特殊人群谨慎用药**：老年人、孕妇和哺乳期妇女等人群如需使用中药改善失眠症状，务必在正规医疗机构的医生指导下用药。

（4）**关注药物间相互作用**：如果还同时服用除治疗失眠外的其他药物，为避免药物间相互作用可能对身体造成的不良影响，请在就诊时准确地告知医生用药信息，以便医生酌情制订治疗方案。

（5）关注病情变化和不良反应：请在用药后密切关注自身病情变化，并遵从医嘱定期复诊。如果在用药过程中出现任何不良反应，请前往正规医疗机构寻求帮助。

健康加油站

中医治疗失眠障碍除采用内治法给予口服中药治疗，还有多种外治法，如艾灸法、药枕疗法、针灸疗法、中药足浴法、推拿按摩疗法、刮痧法、刺络放血疗法、五行音乐疗法等。

（潘集阳　刘雅茜）

14. 如何避免苯二氮䓬类药物可能产生的**药物依赖**

苯二氮䓬类药物在临床上的应用十分广泛，除用于焦虑症、情感障碍、酒精戒断等疾病的治疗外，也是治疗失眠障碍最主要的药物之一。目前，治疗失眠障碍的苯二氮䓬类药物包括氟西泮、替马西泮、夸西泮、艾司唑仑等。

苯二氮䓬类药物具有起效快、疗效确切及相对安全的优点，但同时也存在着明显的弊端，即使用者可快速对该类药物产生药物依赖和耐受性。

因此，在使用苯二氮䓬类药物时应当持以谨慎的态度，尤其需注意以下几点：严格遵从医嘱使用药物，限制用药时间和剂量，停药时须逐渐减少用药剂量，定期复诊以及寻求其他可替代的治疗方法。总之，避免产生耐药性的关键是在医生指导下合理使用药物，同时密切关注病情变化和药物不良反应。

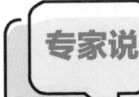

专家说

合理使用苯二氮䓬类药物可避免产生药物依赖，以下是一些建议：

（1）按照医生的建议使用药物：切记遵循医生的处方和用药指导，不要擅自更改用药时间和剂量。

（2）避免长期使用药物：苯二氮䓬类药物通常只适合短期使用，不要长期使用或滥用此类药物，以避免产生药物依赖。

（3）逐渐减少用药：如果需要停用药物，不要突然停药，务必在医生指导下逐渐减少药量。

（4）定期复诊：定期复诊可以让医生对病情变化和用药情况进行评估，及时对目前的治疗方案作出针对性的调整。

（5）寻求其他治疗方法：服用苯二氮䓬类药物并非治愈失眠的根本方法，只是暂时缓解症状的一种方式。因此，建议在使用药物的同时，积极探索其他治疗方法，如认知行为疗法、运动、冥想等，可有助于更好地控制症状，减少药物用量。

关键词 @

苯二氮䓬类药物 药物依赖

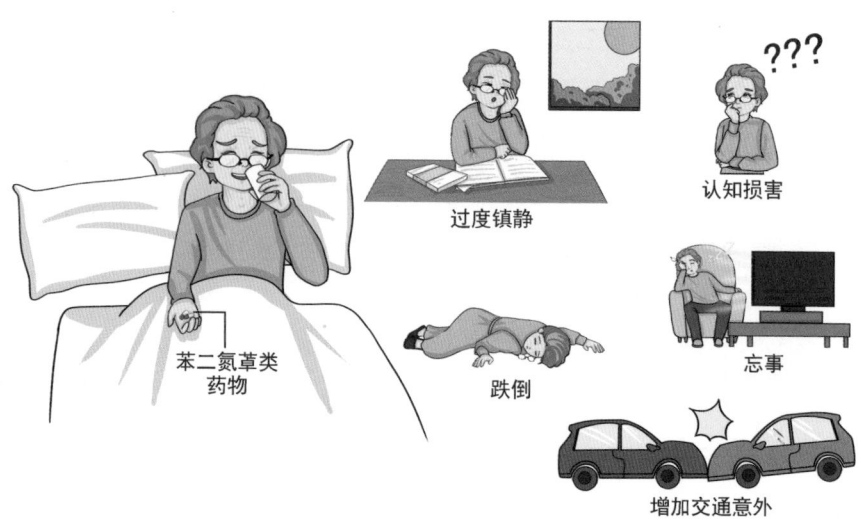

认知损害

过度镇静

跌倒

忘事

增加交通意外

苯二氮䓬类
药物

（潘集阳　刘雅茜）

15. 如何**停用**
镇静催眠药

镇静催眠药在临床上主要用于治疗各种睡眠障碍，如失眠、夜惊、梦魇等。常用的镇静催眠药包括苯二氮䓬类药物（如地西泮、劳拉西泮等）、非苯二氮䓬类药物（如唑吡坦、右佐匹克隆等）、褪黑素受体激动剂、促食欲素受体拮抗剂和部分具有镇静作用的抗抑郁药等。当达到治疗期限、症状缓解、产生严重不良反应或需要更换治疗方式时，需要考虑停用镇静催眠药。

停用镇静催眠药需要谨慎进行，且在专业医师的指导下进行。以下是停用镇静催眠药的建议：①避免突然中止药物治疗，以避免失眠反弹或出现戒断症状；②停药应在专科医生指导下逐步减停，过程可能需要数周至数月；③常用的减量方法为逐步减少夜间用量和变更连续治疗为间歇治疗；④保持规律的作息，养成良好的睡眠习惯，必要时辅以物理治疗、放松训练及心理治疗，以改善睡眠，减少药物依赖。

总之，需要谨慎停用镇静催眠药，并需要在医生的指导下进行。同时，应该采取一些措施帮助改善睡眠质量，减少对药物的依赖。

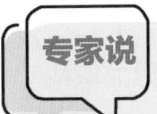

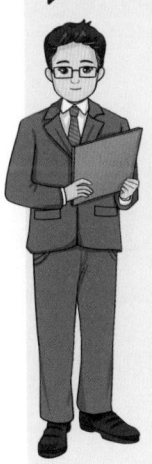

镇静催眠药在临床上的使用较为广泛，主要用于治疗各种睡眠障碍，其临床总体使用量一直在增长。然而，使用镇静催眠药也存在一些潜在的风险和副作用，如戒断症状、药物依赖、记忆力和注意力障碍等。因此，在使用这类药物时，应该遵循医生的指示，掌握正确的用药方法，并定期进行复诊和调整用药方案。对于镇静催眠药的使用，有以下建议：

（1）严格按照医生的建议使用药物，不超量，不超时，不自行更改药物使用方式。

（2）避免与兴奋性药物/物质或酒精等同时使用，否则可能会增加药物的副作用或危险。

（3）使用镇静催眠药期间，应避免参与驾驶或操作机械等需要高度警觉性的活动。

（4）镇静催眠药可能引起疲倦无力，甚至昏迷或记忆丧失等不良反应，服药期间须加强看护及注意安全。

镇静催眠药　睡眠障碍　停药

（5）部分镇静催眠药可能影响呼吸和心跳，如使用过程中出现呼吸急促、心动过速或不规律等症状，应立即停药并就医。

（6）镇静催眠药产生药物依赖的可能性大，使用过程中应严格遵循处方，在停药时需要逐渐减少剂量，以避免戒断症状的发生。

（7）孕妇和哺乳期妇女应谨慎使用，需在医生的指导下使用。

综上所述，在使用镇静催眠药时，需要仔细阅读药品说明书，严格按照医生的指导使用药物，以确保安全和有效地使用。

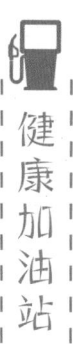

健康加油站

用药小贴士：

（1）镇静催眠药应按需服用，每周服药 3~4 次而不是连续每晚用药。

（2）当预期入睡困难时，可于睡前 5~10 分钟服药。

（3）如上床后 30 分钟仍不能入睡，可即时服药。

（4）夜间醒来无法再次入睡，且距离预期起床时间大于 5 小时，可即时服用半衰期短的药物。

（5）对于上班族而言，若在周末休息时间无重要日程，建议不用药。

（潘集阳　蔡艺娴）

16. 服用**褪黑素**治疗 **失眠障碍**效果如何

褪黑素是由脑松果体分泌的一种激素，主要作用是诱导睡眠。褪黑素的分泌量在黑暗环境下会增加，而在明亮环境下则会减少。褪黑素在我国被允许作为保健食品原料使用，即调节身体功能但不能防治疾病。

褪黑素主要适用于两类人群。一类是跨国旅行或轮班工作需要调节昼夜节律、缓解时差反应的人。另一类是内源性褪黑素分泌不足、难以维持正常睡眠周期的老年人。短期补充小剂量褪黑素有助于改善睡眠质量，缩短入睡时间，减少入睡后觉醒次数和缩短觉醒时间，延长深睡眠时间和总睡眠时间，提高晨间警觉性。

而关于褪黑素治疗失眠障碍，目前研究结果不一，普遍认为褪黑素对治疗失眠障碍并无明显作用。

专家说

褪黑素使用过程中仍需注意以下几点：

（1）不建议长期使用：长期使用会使体内自身褪黑素的分泌进一步紊乱，出现不良反应，且停药后睡眠问题反而更加严重。

（2）儿童、青少年、备孕期女性、存在认知功能损害的老年人以及肝肾功能不全的人应尽量避免服用。

褪黑素　失眠障碍　适用人群

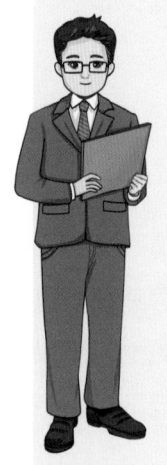

（3）有凝血功能障碍、抑郁症、癫痫、器官移植病史的人群尤其不建议服用褪黑素；有心脑血管疾病，并长期服用阿司匹林的患者，不建议使用褪黑素，因为阿司匹林与褪黑素会发生药物相互作用，影响两者疗效。

（4）使用褪黑素时应注意剂量，大剂量虽会帮助入睡，产生镇静作用，但次日会出现宿醉，而剂量过少则起不到作用。

（5）服用褪黑素后1小时内禁止开车。

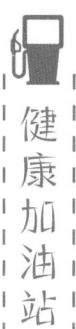

健康加油站

褪黑素对因昼夜节律紊乱（如时差或夜班等）而难以入睡的治疗尤为有效，除此以外，褪黑素还有以下几种作用：

（1）抗氧化作用： 褪黑素具有抗氧化作用，能够清除自由基，保护人体细胞免受氧化损伤，从而起到延缓衰老的作用。

（2）免疫调节作用： 褪黑素能够调节免疫系统的功能，增强人体的免疫力。

（3）抗肿瘤作用： 褪黑素能够抑制某些肿瘤的生长和扩散。

总之，褪黑素在调节人体的睡眠周期、抗氧化、免疫调节和抗肿瘤等方面的效果还需要进一步临床研究确定。

（潘集阳　蔡艺娴）

17. 如何应对
儿童青少年失眠

关键词

《国际睡眠障碍分类》2014年修订版不再将失眠障碍分列为多个不同的诊断类别，不过为了在临床实践中评估和应用特定的行为干预措施，将儿童期失眠按照原因分为以下几类：儿童期行为性失眠（包括入睡联想相关型失眠、父母限制设定不当型失眠）、心理生理性失眠、一过性睡眠紊乱。

儿童和青少年失眠的常见表现有：抗拒上床睡觉，入睡延迟或需要很长时间才能入睡，焦虑或担心睡眠，噩梦或夜惊，在床上辗转反侧，白天思睡、疲劳或注意力不集中，易怒或情绪波动，行为问题如多动或冲动等。

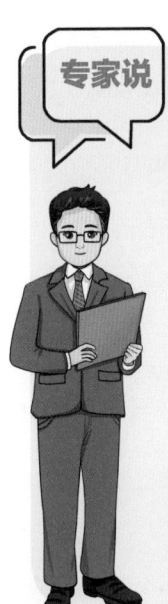

专家说

一般来说，非药物干预如失眠认知行为疗法、睡眠卫生教育和生活方式改变是治疗儿童和青少年失眠的首选。从长远来看，这些干预措施更安全、更有效，可以帮助儿童和青少年建立健康的睡眠习惯，使他们终身受益。

不建议将失眠药物作为儿童青少年失眠的一线治疗方法。当认知行为疗法无效或效果不显著时，可采用药物治疗。药物治疗通常只用于儿童青少年的慢性失眠，不适合用于急性失眠的治疗，而且需要在医生

儿童青少年　认知行为疗法　药物治疗

指导下使用药物。许多用于治疗成年人失眠的药物尚未被批准用于儿童和青少年，并且可能给他们大脑和身体的发育带来不良影响。

如果认为有必要用药，专业人员可以开低剂量的镇静药物，如苯二氮䓬类或非苯二氮䓬类药物，以帮助调节睡眠。然而，需要特别注意的是，这些药物在儿童和青少年中的长期安全性和有效性尚未得到充分证实，需要在专业人员的监督下使用。

儿童和青少年失眠的症状因个体和睡眠障碍的原因而异。对于父母和照护者来说，重要的是注意孩子睡眠模式的变化，并在必要时寻求专业帮助。

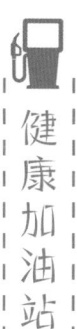

健康加油站

儿童青少年在不同年龄段的睡眠需要量不同，根据年龄建议睡眠时间如下：

学龄前儿童（3~5岁）：需要睡眠 10~13 小时；

学龄儿童（6~12岁）：需要睡眠 9~12 小时；

青少年（13~18岁）：需要睡眠 8~10 小时。

（潘集阳　林晶晶）

18. 如何治疗
老年人失眠障碍

关键词

许多老年人由于昼夜节律和睡眠 - 觉醒周期的自然变化而出现睡眠问题。老年人的失眠障碍诊断标准和成年人的一样。导致老年人失眠障碍的原因有很多，最常见的原因包括睡眠节律的变化、慢性疼痛、部分药物副作用以及心理因素如焦虑或抑郁。另外，睡眠呼吸暂停和不宁腿综合征等也会引起老年人的失眠障碍。

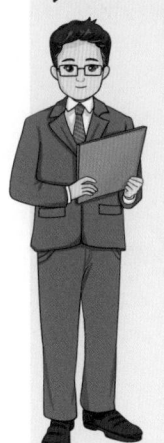

专家说

临床上针对老年失眠障碍患者，首选心理和行为干预治疗，其次考虑药物治疗。老年人失眠障碍的治疗方法包括以下几个方面：

（1）失眠认知行为治疗：可以帮助老年人改善失眠症状，包括通过定期锻炼、建立良好的睡眠习惯和减少白天小睡等来改善睡眠质量。

（2）药物应用：老年人应谨慎使用药物，并在医疗保健专业人员的监督下使用，因为老年人可能对催眠药的副作用更敏感，更容易因为服用镇静催眠药出现思睡、跌倒、肝肾功能损害等。用于治疗老年人失眠的常见药物包括：

1）老年人处方催眠药：要按老年人推荐剂量确定

老年失眠障碍 认知行为治疗 药物治疗

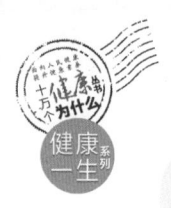

使用剂量，医生通常不建议持续数周使用处方催眠药，但一些药物获批准长期使用，如右佐匹克隆、雷美替胺、扎来普隆、唑吡坦等。处方催眠药可能产生副作用，如导致白天昏昏沉沉和增加跌倒的风险，可能产生药物依赖。

2）老年人非处方催眠药：如抗组胺药，容易使老年人昏昏欲睡。其他副作用还有白天思睡、头晕、神志不清、认知能力下降和排尿困难，这些在老年人中可能更严重。

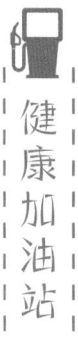

其他帮助老年人改善睡眠的方法：

（1）**改善睡眠环境：**老年人的睡眠环境应该舒适、安静、避光，以帮助提高睡眠质量。对于有睡眠呼吸障碍的老年人，睡眠呼吸机可以帮助改善呼吸问题，从而改善失眠。

（2）**减少刺激性食物摄入：**老年人在晚上应避免饮用咖啡、茶、酒等，以避免影响睡眠。

（3）**处理慢性疾病等原发性疾病：**老年人常伴随着多种慢性疾病，这些疾病可能会影响睡眠。因此，需要控制和治疗慢性疾病，以缓解睡眠问题。

（4）**心理治疗：**对于与心理因素有关的失眠，如焦虑、抑郁等，可以通过心理治疗来缓解失眠症状。

（潘集阳　林晶晶　张桂梅）

19. 孕妇失眠障碍
可以吃药吗

调查研究显示，78% 的准妈妈在孕期会出现失眠症状和其他各种睡眠问题。孕妇长期失眠会影响神经系统、消化系统和免疫系统的正常运行，从而影响腹中胎儿的发育。

很多因素会造成孕妇失眠障碍：

（1）精神、心理因素： 孕妇在怀孕初期由于对怀孕没有做好心理准备，可能会出现焦虑、紧张、担忧等情绪问题，进而导致失眠。

（2）尿频： 由于孕期增大的子宫压迫膀胱，孕妇会有不同程度的尿频现象，夜间尿频会使睡眠受到严重影响。

（3）孕期激素的变化： 怀孕后，体内的雌激素和黄体酮水平会随着孕期波动，这会对孕妇心理、生理产生双重影响，从而导致孕妇产生焦虑情绪，进而导致失眠。

（4）下肢抽筋： 孕期体形的变化致使孕妇夜间睡眠姿势发生改变，同时体内局部血液循环、血液酸碱度等的变化很容易引起腿抽筋，这会让孕妇从梦中惊醒，难以再次安睡。

（5）生活习惯和作息的改变： 孕期生物钟的紊乱也会引起孕妇失眠，需要进行调整，因为长时间失眠对于身体的健康不利，而且对于胎儿的发育也有一定影响。

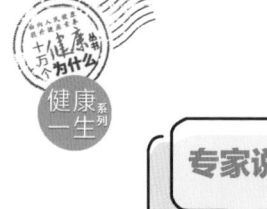

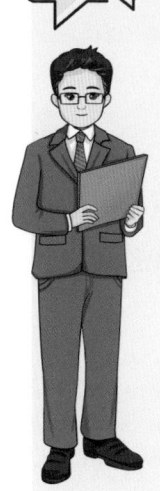

（1）**首选非药物治疗：** 孕妇失眠障碍首选非药物干预手段。其中失眠认知行为治疗是最有效的干预手段，包括向孕期女性提供有关睡眠、行为策略和技能的信息，以及放松技巧，改变其对睡眠无益的信念和想法。其中，睡眠卫生至关重要。良好的睡眠卫生是指个人为确保良好睡眠而采取的所有具体干预措施。主要措施如下：

1）固定每日的就寝时间。

2）避免在白天较晚的时候小睡。

3）确保床只用于睡眠，不在床上看电子产品、电视等，避免电子产品等产生的蓝光影响睡眠。

4）避免饮用影响睡眠的饮料。

5）给自己 15~20 分钟的时间入睡，如果还是不行，就离开床做别的事，然后再上床入睡。

6）使用舒适的枕头、毯子，并确保房间温度适宜，因为怀孕期间体温会有一定变化。

最后，基于正念的放松练习、冥想和瑜伽对很多女性很有帮助，可以帮助女性找到睡前平静状态，也可以更好地适应良好睡眠的精神和身体状态的发展。

（2）**次选药物治疗：** 根据已发表的研究，扎来普隆、唑吡坦和右佐匹克隆等催眠药是治疗孕妇失眠障碍最常用的处方药，建议孕妇在专科医生指导下使用镇静催眠药。

女性孕期失眠障碍需要引起一定的重视。因为失眠情况不仅会对孕妇本身生理层面和心理层面产生一系列的不良影响，同时对胎儿也有一定的危害。女性怀孕的前3个月，是胎儿生长发育的关键时期，在此期间不宜服任何催眠药，以免导致胎儿畸形。孕妇长期服药可引起药物依赖，使新生儿出现停药反应或撤药症状。妊娠后期用药，会影响新生儿的中枢神经活动。

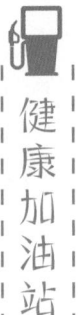

健康加油站

正确的生活、睡眠习惯可帮助孕妇改善睡眠问题

（1）改变睡觉姿势：试着变化一下姿势，避免仰睡。

（2）睡前吃些点心：苏打饼、白吐司、馒头有助于防止呕吐、血糖骤降。

（3）避免刺激食物：不要食用油炸、辛辣类刺激性食物，此类食物易引起胃部灼热，使孕妇难以入睡。

（4）使用多个枕头：准备几个舒服的枕头垫在腹部、双腿间、腰部可适当缓解不适。

（5）在夜晚保持平静，晚餐后做一些放松的事情，如读书、写字、听音乐和按摩。

（6）减少喝水：傍晚减少喝水可缓解孕期夜晚频尿。

（7）每天都要运动：试试每天半小时瑜珈、散步等运动。

（潘集阳　张桂梅）

20. 会有"**药物催你睡，醒来依然累**"现象吗

关键词

宿醉效应 半衰期 合理用药

一些人在服用催眠药以后，睡得踏实安稳了，但醒来疲劳感依旧。导致这一现象的原因有多种，其中包括药物残留效应，也叫"宿醉效应"，是药物的不良反应之一。

宿醉效应实际上是药物的过度镇静作用，它与药物在体内的清除时间有关，也就是药物的半衰期。半衰期指的是药物在体内经过一系列代谢后血药浓度下降一半所需的时间，它反映了药物在体内消除的速度，理想的催眠药半衰期是 6 小时。

哪些情况会导致出现宿醉效应呢？

（1）过度服用药物，如自行增加催眠药用量或缩短服药间隔时间，会导致血药浓度增高，引起残留效应。

（2）同时服用其他干扰催眠药代谢的物质，有些药物或物质合用时会减慢催眠药在体内的代谢，增加催眠药的血药浓度，或与其协同增强镇静作用，如酒精、毒品等精神活性物质等。

（3）特殊人群，如老年人、肝肾功能不良者，身体功能下降，代谢功能差，半衰期会变长。

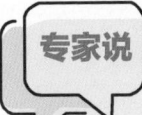

专家说

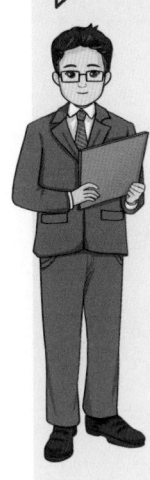

　　以下是一些建议，帮助失眠障碍患者安全使用催眠药，最大限度避免宿醉效应：

　　（1）由医生在仔细评估后开出适当药物，切勿自行购药使用。

　　（2）遵医嘱服用药物，避免擅自增加药量或服药次数。

　　（3）建议在预期入睡时间前半小时内服药，然后直接上床休息，不要随意推迟服药时间。

　　（4）如果夜间醒来后无法再入睡，但距离预期起床时间还有 5 小时以上，可以服用半衰期短的药物以帮助再次入睡。

　　（5）服药期间应尽量避免使用酒精、香烟、毒品等其他精神活性物质。如果需同时服用其他药物，需告知医生，遵医嘱使用药物。

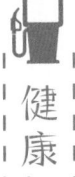

健康加油站

　　目前国内临床上最常被用来治疗失眠障碍的药物为苯二氮䓬类药物和非苯二氮䓬类药物。根据半衰期的长短，可分为短效（<8 小时），长效（>24 小时），介于两者之间的叫中效。

失眠障碍治疗中常用苯二氮䓬类药物和
非苯二氮䓬类药物的特点

药物	达峰时间 / 小时	半衰期 / 小时
非苯二氮䓬类		
短效		
佐匹克隆	1.5~2	5
唑吡坦	0.5~3	2.5
扎来普隆	1	1
中效		
右佐匹克隆	1	6~9
苯二氮䓬类		
长效		
氯氮䓬	2~4（口服）	5~30
地西泮	1（口服）	20~50
氟西泮	0.5~2	30~100
中效		
阿普唑仑	0.7~1.6	6~20
氯硝西泮	1~4	18~39
劳拉西泮	1~1.5（口服）	10~20
奥沙西泮	2~3	3~21
替马西泮	0.75~1.5	10~20
艾司唑仑	2	10~24
短效		
三唑仑	0.75~2	1.6~5.5

（潘集阳　樊　梅）

21. 抗精神病药
可以用于治疗失眠障碍吗

目前欧美和中国药物监管机构尚未批准抗精神病药治疗失眠障碍，但临床上存在超适应证使用喹硫平、奥氮平、鲁拉西酮等非典型抗精神病药治疗失眠障碍的情况。基于现有证据，抗精神病药治疗失眠障碍的人群仍是精神病性障碍或双相障碍等患者，而不是那些没有共病其他精神障碍的一般失眠人群。

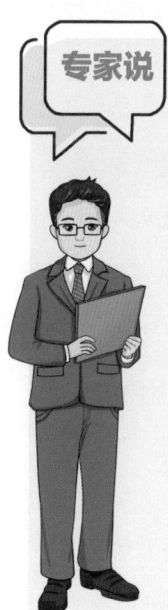

专家说

为什么抗精神病药不常规用于治疗失眠障碍？

理想的催眠药需具有以下优点：

（1）迅速帮助入睡。

（2）保持正常的睡眠结构。

（3）无残留效应。

（4）不影响记忆功能。

（5）无呼吸抑制作用。

（6）不与酒精或其他药物相互作用。

（7）无药物依赖现象。

失眠障碍　抗精神病药　药物作用机制

（8）无戒断效应（反跳、戒断综合征）。

抗精神病药物可引起体重增加、胰岛素抵抗、直立性低血压、口干、便秘、视物模糊、尿潴留、认知损害、锥体外系副作用（迟发性运动障碍、帕金森病）及性功能障碍等副作用。不具备理想催眠药的特点，因此，不常规用于治疗失眠。

为什么抗精神病药可以超适应证治疗失眠障碍？

因为抗精神病药可以广泛阻断促觉醒神经递质受体，包括多巴胺受体、组胺受体、5-羟色胺受体、胆碱和肾上腺素能受体，进而治疗失眠障碍，使用剂量通常低于用于精神病治疗的小剂量。因此，可以用于治疗与躁狂、精神分裂症、抑郁、焦虑、疼痛或压力共病的失眠患者。在难治性失眠障碍患者中考虑使用这些药物也是合理的。

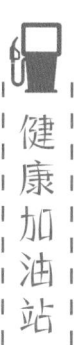

客观认识失眠障碍，合理使用抗精神病药：

（1）治疗失眠时，应寻求专业帮助，避免滥用药物。

（2）抗精神病药不常规用于治疗失眠障碍。

（3）抗精神病药治疗失眠障碍具有明显的残余效应，如白天过度思睡。

（4）抗精神病药的常见不良反应包括过度镇静、直立性低血压、口干、心动过速、食欲/体重增加、激越、头晕、便秘及静坐不能等。

（5）对于患有痴呆、低血压或存在心肌梗死、闭角型青光眼、便秘、尿潴留风险的个体应慎用此类药物。

（潘集阳　向　婷）

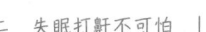
22. 为什么睡眠中会**打鼾**

正常人的睡眠呼吸应该是均匀、无声的过程，鼾声是睡眠时上气道产生的呼吸音，因为上气道狭窄或塌陷造成气流加速，产生涡流引发上气道周围软组织振动而出现。打鼾是睡眠呼吸不畅的信号，提示上气道发生了狭窄。

清醒时，上气道的肌肉保持紧张可维持气道开放；而睡眠期间，上气道的肌肉松弛，这时候如果上气道性能良好可保持通气稳定，若上气道狭窄则会引起打鼾。

很多因素会导致上气道狭窄的发生：

（1）**解剖因素：**鼻腔阻力增加，如鼻塞、咽腔软组织体积过大（如舌头肥大）、颅面解剖异常（如下颌短小后缩），都容易导致上气道狭窄。

（2）**体位因素：**仰卧位时由于重力作用，舌头会后移，造成气道变窄。

（3）**年龄因素：** 随着年龄增长，上气道肌肉的功能下降，使气道更容易塌陷。儿童上气道狭窄的主要原因是腺样体、扁桃体肥大。

（4）**肥胖：** 肥胖人群咽壁脂肪堆积，容易使咽腔塌陷。

（5）**其他：** 吸烟、酒精、药物、肌肉松弛药等均可引起保持上气道开放的肌肉松弛，造成上气道狭窄。

专家说

打鼾是睡眠呼吸障碍疾病的起始，以下是一些建议，帮助改善打鼾：

（1）尽早至医院进行临床检查及专业的上气道评估，必要时进行整夜多导睡眠监测。

（2）尽量采取侧卧位睡眠以减轻上气道塌陷。

（3）戒烟、戒酒。

（4）减重。进行有氧运动，配合饮食控制，以减轻体重。

（5）鼻腔阻力增加的患者可使用药物治疗鼻塞，必要时行鼻部手术。

（6）咽腔阻力增加或颅面结构异常的患者，经医生专业诊断可采取口腔矫治器治疗或手术整复。

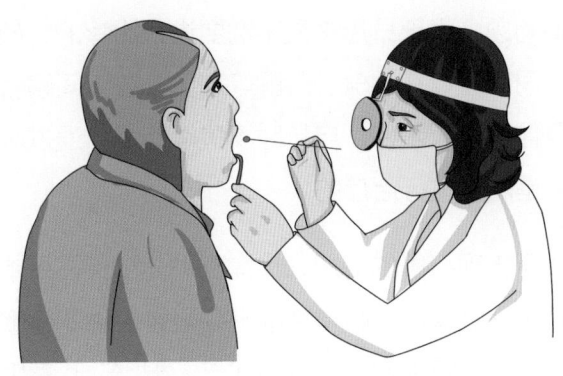

睡觉打鼾是为何

（张　斌　蒋锦浓）

23. **打鼾**是不是都需要**治疗**

打鼾是睡眠中的常见现象，成年人中的发生率为 30%~40%。很多人认为打鼾是睡得香、睡眠质量好的一种表现，但其实并不是这样。打鼾可以出现在不同疾病当中，而这些疾病，有些是需要临床干预治疗的，有些则不需要。

对于成年人，如果只是存在单纯的打鼾，不伴有白天思睡或失

眠等其他睡眠问题，大部分患者是不需要进行治疗的；如果平日睡眠中鼾声响亮，同时还存在憋气、憋醒等现象，或者同寝者发现存在呼吸中断，并且伴有白天困倦、自觉睡不醒等情况，通过医生的综合评估，部分患者是需要进行治疗的。

如果是儿童出现打鼾的情况，也需要进一步评估是单纯鼾症还是儿童阻塞性睡眠呼吸暂停。阻塞性睡眠呼吸暂停患儿睡眠过程中不仅会出现打鼾，还存在呼吸费力，但与成年人相比，儿童患者白天思睡症状并不明显，更多的是存在发育迟缓及行为问题，如身材矮小、多动、注意力缺陷等，应当引起足够的重视，家长应及时带孩子前往医院就诊。

综上所述，打鼾作为睡眠疾病中的一种常见症状，是否需要治疗，要由睡眠专业的医生通过询问病史、体格检查以及多导睡眠监测等辅助检查进行综合判断。

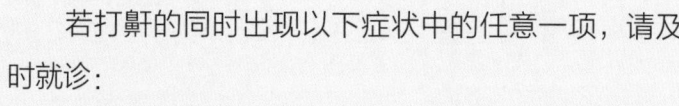

专家说

以下是一些打鼾症状评估建议，帮助评估是否需要前往医院就诊：

若打鼾的同时出现以下症状中的任意一项，请及时就诊：

（1）成年人

1）近期鼾声较之前变得响亮，睡眠中自觉出现憋气、憋醒等现象；同寝者报告睡眠中出现呼吸中断。

2）白日困倦，自觉睡眠后不能恢复精神。

3）记忆力减退，注意力不集中。

4）出现心脑血管或其他慢性代谢性疾病，且治疗效果不佳（高血压、脑卒中、冠心病、充血性心力衰竭、心房纤颤、2型糖尿病）。

5）合并失眠、情绪问题（抑郁）等。

（2）儿童（尤其指 12 岁以下的儿童）

1）睡眠期间存在呼吸费力、呼吸困难或矛盾呼吸。

2）生长发育迟缓。

3）日间存在思睡、情绪化、易怒以及行为问题或者学习问题（主要表现为多动、注意力缺陷）。

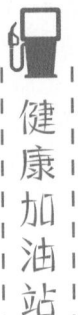
健康加油站

下面一些简单易行的方法可以帮助减轻打鼾：

（1）控制体重。

（2）避免在睡前饮用含酒精的饮料。

（3）治疗鼻塞。

（4）采取侧卧位睡眠。

（5）在医生指导下使用催眠药和肌肉松弛药。

（张　斌　王玉玲）

24. 打鼾与睡眠体位
有关吗

打鼾是阻塞性睡眠呼吸暂停的主要症状之一。阻塞性睡眠呼吸暂停对身体健康危害很大，不但会导致日间思睡，影响患者的生活质量，而且还与高血压、心脑血管病、2 型糖尿病等疾病的发生相关。

睡眠体位与阻塞性睡眠呼吸暂停有关，当人处于仰卧状态时，舌体由于重力作用向后移位压迫气道，造成舌后的气道变窄，增加了气道的阻力，使气道易于发生塌陷阻塞，更容易出现呼吸暂停；当人侧卧或俯卧时，舌体向侧或向前移位而对舌后气道的影响减少，显著减少了气道塌陷阻塞的机会；人抬高头部或头部后仰可使颈部伸展，同时紧张气道，也能显著减少气道塌陷。

所以，在睡眠时保持合适的姿势对于改善打鼾这一症状有一定效果。有许多种方法可以让我们在睡眠时保持合适的姿势，大家可以根据自身的情况，选择最适合自己的方法。

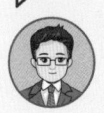

以下是一些建议，有助于在睡眠时保持合适的姿势：

（1）在睡眠时将枕头垫高，把头部抬高 30° 可以有效减少呼吸暂停发生的次数。

（2）如果无法适应较高的枕头，还可以将睡衣、泡沫球或软垫系在背部，以保持侧卧位睡眠。

（3）一些科技产品，如智能床垫，可以监测人的鼾声和体位，通过充气来引导人们在睡眠时改变体位。

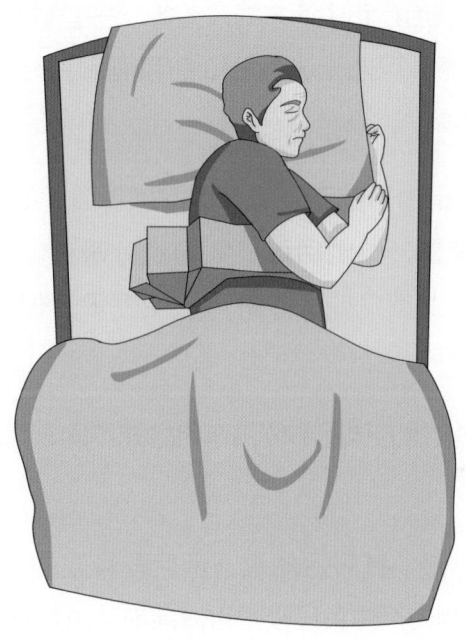

（张　斌　方瑞琛）

25. 为什么**口腔矫治器**能够治疗打鼾

关键词

打鼾 阻塞性睡眠呼吸暂停低通气综合征 口腔矫治器

目前治疗阻塞性睡眠呼吸暂停常见的方法包括应用睡眠呼吸机、手术、口腔矫治器治疗和生活方式改善等。一些阻塞性睡眠呼吸暂停患者体质比较敏感，可能无法手术和使用睡眠呼吸机，这种情况下可选择口腔矫治器治疗。

口腔矫治器是由口腔正畸医师根据患者口腔的具体情况特别制作的一种活动装置，佩戴后可扩大稳定呼吸道，减轻睡眠中气道的局部狭窄，达到减少或消除鼾声，使呼吸暂停时间缩短及次数减少。

根据口腔矫治器的作用部位和作用方式不同，常用的口腔矫治器分为以下两类：

（1）**舌牵引器：** 针对舌体大、舌后坠导致的上气道狭窄阻塞，矫治器前方球形物内产生负压吸附舌体向前，防止其后坠。

（2）**下颌前移器：** 下颌前移器是目前使用最广泛的一类矫治器，且耐受性良好。睡眠时佩戴可将下颌抬伸，舌体前移，使狭窄的咽气道增大，从而使睡眠呼吸紊乱得到缓解。

患者可根据具体情况选择适合自己的口腔矫治器类型。

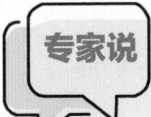

以下是一些建议，以帮助正确选择和使用口腔矫治器：

（1）口腔矫治器的适用人群及禁忌证

1）如果患有单纯鼾症，或患有轻、中度阻塞性睡眠呼吸暂停，经减重或体位治疗效果不佳，可选择口腔矫治器治疗；如果患有重度阻塞性睡眠呼吸暂停，但不耐受无创正压通气治疗、手术风险较大或手术失败亦可尝试使用口腔矫治器。

2）使用下颌前移器要求上、下颌至少各有6~10颗健康牙齿。若评估时发现牙列不齐，须植牙后再接受下颌前移器治疗。口腔矫治器治疗时要求将口张大至可放入口腔矫治器，并且能够有意识地前伸下颌。因此，如果患有中、重度颞下颌关节疾病或前伸程度不够，不宜使用口腔矫治器。

（2）口腔矫治器治疗的不良反应：口腔矫治器使用过程中会出现不同程度的不良反应：

1）轻度不良反应包括颞下颌关节痛、肌筋膜痛、牙痛、唾液分泌过多、口干、牙龈刺痛和晨起牙面咬合改变。这些不良反应程度较轻，使用后短时间内可缓解，未缓解的情况下一般1~2周亦可耐受。

2）中、重度持续不良反应可出现于治疗的任一阶段，不能随时间缓解。如果持续出现耳前关节痛、耳前关节痛酸软、舌痛、恶心、牙痛、口干和流涎等不能缓解，建议尽快咨询医生，可重新调改矫治器，必要时重新制作或选择其他治疗方法。

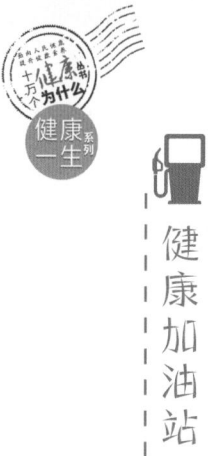

健康加油站

下面一些小常识有助于减轻鼾症并从口腔矫治器治疗中获得更多收益：

（1）尽量侧卧位休息，避免疲劳、饮酒，避免长期用镇静药、催眠药，控制体重。

（2）口腔矫治器不能永久地治愈造成打鼾及睡眠呼吸暂停的基础病变，所以应该每晚且整晚使用。

（3）佩戴口腔矫治器时应注意口腔卫生，早、晚及进食后必须刷牙，避免出现口腔炎症、龋齿等。

（4）需要每天早晨使用凉水冲洗矫治器以洗掉唾液，也可以一周一次在假牙洗洁液中浸泡。将洗净后的矫治器放在盒内，以免弄弯、折断或丢失。

（张　斌　何文娟）

26. 为什么**正压通气技术**能够治疗打鼾

睡眠呼吸暂停是睡眠时上气道反复塌陷、阻塞引起呼吸暂停和低通气，导致睡眠中发生血氧饱和度降低及睡眠结构紊乱的一种睡眠相关呼吸障碍。通常患者主诉睡眠时打鼾、憋气，日间思睡、注意力不集中，情绪障碍等症状，可增加高血压、糖尿病、缺血性心脏病和脑卒中等疾病的患病风险。

持续气道正压通气作为中、重度睡眠呼吸暂停的首选治疗，主要通过给予气道持续气流，提供一定水平的正压直接打开气道，防止气道塌陷，减少上呼吸道阻力，稳定上气道等，可有效减少睡眠呼吸暂停及低通气事件的发生，纠正缺氧，改善日间思睡，提高认知功能，改善相关代谢异常和心脑血管并发症。

**专家说**

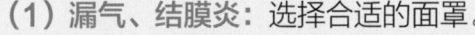

持续气道正压通气的长期治疗尚无严重不良反应，常见问题及相应的处理措施如下：

（1）漏气、结膜炎：选择合适的面罩。

（2）皮肤压痕：避免头带过紧，更换为其他类型面罩，使用皮肤保护敷料。

（3）口干：加温湿化，换用全脸面罩，调低治疗压力，应用其他模式类型呼吸机。

（4）面罩幽闭恐惧：脱敏、心理疏导或使用鼻枕。

（5）鼻塞、鼻炎、流涕：经鼻吸入糖皮质激素，使用抗组胺药、局部血管收缩药，鼻腔内滴入生理盐水，加温湿化或更换面罩类型。

（6）压力不耐受：更换机型，应用双水平或自动单水平模式；设置延时升压；降低治疗压力，加用辅助治疗策略（减肥、侧卧、抬高床头）。

（7）腹胀：使用双水平呼吸机或降低治疗压力。

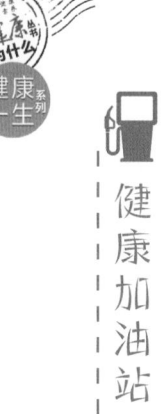

有助于控制、减轻打鼾的生活干预方式：

（1）通过饮食控制、药物、外科干预等方式减轻体重，可降低睡眠呼吸暂停严重度。

（2）加强呼吸肌力量

1）吹气球、声乐练习、喉咙后部漱口等可增加肺活量，锻炼口腔及喉部肌肉。

2）用牙齿咬住铅笔 5~10 分钟可以锻炼下颌肌肉力量。

（3）其他：跑步或游泳可以减轻睡眠呼吸暂停。戒酒、戒烟，慎用镇静催眠药及其他可引起或加重病情的药物，避免白天过度劳累。

（张 斌 黄 蓉）

27. 耳鼻咽喉科手术
能够治疗哪些打鼾患者

阻塞性睡眠呼吸暂停低通气综合征是常见病，且发病率逐年提高。阻塞性睡眠呼吸暂停低通气综合征的发生受多种因素的影响，上气道解剖结构的狭窄是其主要原因之一，导致上气道的狭窄常见的原因有慢性鼻炎、鼻息肉、舌体肥大、扁桃体肥大、腺样体肥大、口腔颌面部的先天性畸形、牙列不齐、咬合不正等。

阻塞性睡眠呼吸暂停低通气综合征的治疗包括减重治疗、体位治疗、口腔矫治器治疗、持续气道正压通气治疗和手术治疗。持续气道正压通气治疗就是我们说的"戴呼吸机"治疗，是有效、安全的首选治疗方法，但由于"戴呼吸机"不方便、操作太复杂等各种原因，患者很难坚持、规律"戴呼吸机"，因此部分患者选择进行手术治疗。

手术治疗的目的是减少或解决上气道的狭窄、阻塞。大部分打鼾的患者不满足手术治疗的条件，80%以上的患者需要保守治疗，包括"戴呼吸机"治疗、减肥、戒烟戒酒等。有明确导致上气道狭窄、塌陷的原因，且符合手术治疗条件的患者，手术后短期内的效果较理想，比如打鼾、夜间憋醒等症状都有改善，但长期的效果不能保证，随着年龄增长、体重增加，打鼾还是会发生、进展。

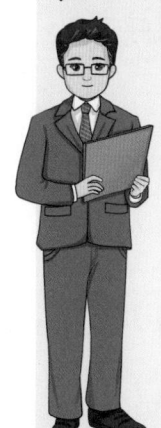

专家说

（1）哪些患者适合耳鼻咽喉科手术治疗？

1）不能耐受、不能接受持续正压通气治疗，或因为持续正压通气治疗并发症而无法继续进行持续正压通气治疗。

2）有明确的上气道解剖部位狭窄。

3）排除其他疾病继发的阻塞性睡眠呼吸暂停低通气综合征。

（2）合理预期、谨慎选择： 打鼾的患者，必须前往睡眠专科进行多导睡眠监测检查，明确诊断为阻塞

性睡眠呼吸暂停低通气综合征，排除其他疾病继发导致的阻塞性睡眠呼吸暂停低通气综合征。首选起始的治疗是持续气道正压通气治疗，治疗一段时间改善夜间缺氧和全身并发症情况后，也能提高手术安全性。手术前须明确手术方式及可能的并发症。肥胖患者整个咽腔、气道是一个环形的狭窄，手术效果可能达不到预期。总之，手术治疗不是一劳永逸，必须严格把握手术指征。术后仍需要通过控制体重、规律运动预防或减缓阻塞性睡眠呼吸暂停低通气综合征发生、发展。

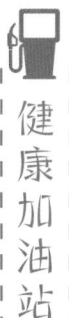

健康加油站

阻塞性睡眠呼吸暂停的手术治疗方式多样，有严格的适应证，必须由外科专科进行评估，充分知情同意。不能适应持续气道正压通气治疗的患者除了手术治疗外，还可以选择一般治疗，如减重、侧卧位睡眠、抬高床位睡眠，以及口咽腔肌肉锻炼，其原理是锻炼口咽腔肌肉群，增加肌肉的力量和张力，减轻或者预防打鼾，已有研究明确说明其对轻、中度睡眠呼吸暂停有效。

（张　斌　冯丽杰）

28. 减重能治疗打鼾吗

肥胖是打鼾重要的危险因素，主要与咽喉部脂肪增加、舌头脂肪增加和舌头体积增大有关。

对于合并肥胖的打鼾患者，减重治疗有助于预防上气道塌陷或降低塌陷的程度，改善打鼾，并降低心血管病等并发症的发生风险。

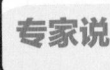**专家说**

以下一些建议，可以帮助通过科学减重的方式治疗打鼾：

（1）对于骨骼异常为主的患者，如小颌畸形、下颌后缩畸形等，减重对打鼾的改善可能不明显。

（2）需要排查有无严重扁桃体肥大、鼻甲肥厚、鼻中隔偏曲等相关疾病。

（3）打鼾合并肥胖的患者，可以通过减重来减少咽腔黏膜下的脂肪，从而使呼吸的气流更加顺畅，改善打鼾问题。

减重是较漫长的过程，一蹴而就的减重易反弹，患者可以在呼吸机治疗基础上逐渐减重，真正持续有效减重后再进一步评估。

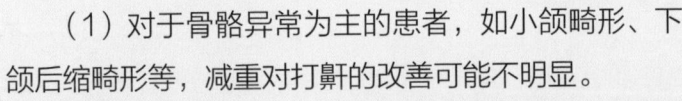

打鼾　减重　肥胖

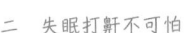

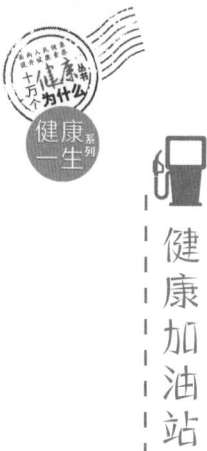
下面一些小常识有助于在科学的减重中获益：

（1）减少摄入：减少能量摄入，尝试膳食中降低碳水化合物摄入，适当增加蔬菜、优质蛋白的摄入。

（2）运动：在减少摄入的同时，配合有氧运动。

（3）药物减重：体重指数高、关节损伤、饮食难以控制的人可以辅助药物减重。

（4）手术治疗：通过手术的方式减少胃容积，限制进食量，重建消化道、控制小肠致营养物质吸收不良，从而达到减重效果。

（5）不能盲目减重导致体重过低。

（张　斌　宋思思）

29. 为什么**打鼾患者使用催眠药**要谨慎

打鼾是一种常见现象，可能会导致睡眠质量下降和疲劳。因此，部分患者会服用催眠药以期改善睡眠。然而，催眠药并不能从根本上解决打鼾的问题，反而可能加重症状并对健康产生负面影响：

（1）呼吸抑制：抑制呼吸，引发呼吸暂停和其他呼吸相关问题。

（2）**增大鼾声：**催眠药可放松喉部肌肉，导致鼾声更大、打鼾更频繁。

（3）**药物依赖：**使人体产生药物依赖，停药时也可能出现戒断症状。

（4）**副作用：**使用催眠药可能会伴随一系列药物副作用，如头痛、思睡、口干、肌肉痉挛等。

因此，打鼾患者不应自行使用催眠药，而应咨询医生，综合评估，选取最适合自己的治疗方案。如果打鼾症状严重，建议及时就医，以减轻症状并提高睡眠质量。

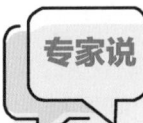

打鼾患者如果必须使用催眠药来帮助入睡，应该遵循以下建议：

（1）应先咨询医生，了解药物类型和剂量。

（2）使用最小有效剂量，以减少副作用。

（3）因长期使用催眠药可能会产生药物依赖和戒断症状，应尽量避免长期使用。

（4）注意药物可能的副作用，如出现严重的副作用，应该立即就医。

总之，打鼾患者如必须使用催眠药助眠，应该在医生的指导下合理使用，严格遵循医嘱，并注意药物可能产生的副作用和风险。同时，应该尽量采取其他方法来缓解打鼾问题，如减重、改变睡姿、使用呼吸机等。

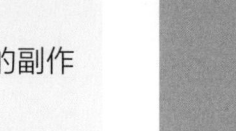

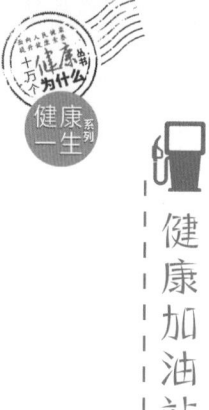

夜间醒来是许多人晚上睡眠中常遇到的问题之一，以下是一些帮助再次入睡的方法：

（1）通过采用深呼吸和正念身体扫描等方法来放松身心。避免过度担心，以免处于高觉醒状态，更难入眠。

（2）远离电子设备，电子设备的蓝光可刺激大脑，使人保持清醒状态。确认时间也易使人更加焦虑。

（3）调整睡眠环境，保持室内昏暗、安静、温度适宜、寝具舒适等。如果睡眠环境不佳，可考虑使用耳塞、眼罩等辅助工具。

需要注意的是，如果醒后无法再次入睡的问题持续存在，建议咨询医生进行诊治。

（张　斌　史一凡）

30. 为什么**打鼾**容易发生在**肥胖患者**

打鼾是阻塞性睡眠呼吸暂停低通气综合征的常见症状，60%~90% 的阻塞性睡眠呼吸暂停低通气综合征患者伴有肥胖，肥胖人群中阻塞性睡眠呼吸暂停低通气综合征的患病率约为 40%。为什么肥胖患者容易打鼾呢？

　　肥胖患者具有特殊的上气道解剖结构——气道周围脂肪堆积，睡眠时咽肌松弛、舌体后坠，使气道受阻、呼吸不畅而发出鼾声。呼吸道周围的脂肪组织堆积减少了上呼吸道的横截面积，增加了气流阻力，吸气时咽喉部塌陷导致上气道狭窄或堵塞，患者在夜间睡眠易出现呼吸气流的完全或部分停止而导致呼吸暂停或低通气。因此，肥胖被视为阻塞性睡眠呼吸暂停低通气综合征的一个重要危险因素。

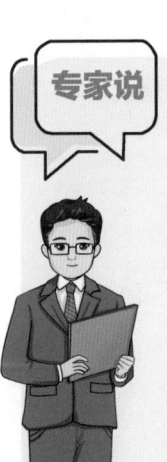

专家说

针对肥胖患者打鼾的治疗，有以下方法：

（1）改变生活方式，如戒烟、戒酒，减少食用辛辣食物，适当锻炼、减轻体重。

（2）改变睡眠习惯，适当抬高床头，采用侧卧睡眠，必要时借助体位仪睡眠。

（3）无创气道正压通气治疗可帮助患者打开气道，降低吸气时气道阻力，改善呼吸暂停、低通气、打鼾等临床症状，从而减少低氧血症的发生。

（4）佩戴口腔矫治器：这是针对气道正压通气治疗不能耐受患者的一种替代治疗方法，可增大气道直径，从而减少上呼吸道阻力。

（5）手术治疗：通过以上措施仍不能缓解症状时，可以选择外科手术治疗，方法包括扁桃体切除术、激光腭成形术、悬雍垂腭成形术、舌根射频消融术或舌骨扩大成形术等，增大上呼吸道面积。

（6）有效的减肥手术：有效的减肥手术可以减少颈部和腹部的脂肪，增大最大通气压力，提高睡眠质量，减少睡眠障碍，改善肺功能，在一定程度上缓解睡眠呼吸暂停症状。

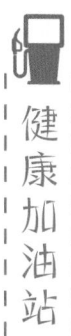
健康加油站

肥胖伴打鼾患者出现哪些情况可能提示患有阻塞性睡眠呼吸暂停低通气综合征呢？

（1）睡眠期间呼吸停止或有窒息感，被憋醒。

（2）不明原因的白天困倦或打瞌睡。

（3）不明原因的晨起头痛或咽干。

（4）记忆减退，认知能力下降，注意力不集中。

（5）患难治性高血压、糖尿病。

（6）患脑血管疾病。

（7）经常发生夜间心绞痛或心律失常。

（8）原因不明的性功能减退。

（9）睡眠时遗尿，夜尿增多。

（10）闭经。

（11）夜间发作哮喘或胃食管反流者。

（张　斌　赖金梅）

31. 为什么**晚上睡眠**充足了白天还犯困

关键词

特发性过度睡眠 睡眠惰性

睡眠不足常常会导致日间疲乏思睡，但有些人即使晚上睡眠时间充足、睡眠质量很高，白天依然感觉昏昏欲睡，似乎晚上睡多长时间或者白天小睡也无法改善这种白天的过度思睡状态。如果遇到这种情况需要考虑特发性过度睡眠。

特发性过度睡眠是一种中枢性过度思睡的睡眠障碍，青春期多见，临床特点是对睡眠的需求明显增加，总睡眠时间长达 12 小时以上，在充足睡眠的情况下仍感到疲乏，睡醒后没有精力体力的恢复感，在早晨或午睡后觉醒困难。基于这种睡眠惯性，用闹钟也难以叫醒，因此常用"睡眠惰性"或"睡眠宿醉"来描述这种现象。特发性过度睡眠有时也可表现为夜间睡眠时间正常或比日常睡眠稍长，一般夜间睡眠时间不超过 10 小时。特发性过度睡眠不会出现猝倒现象，可以与发作性睡病相区别。

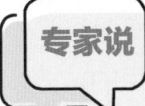

专家说 特发性过度睡眠的病因和发病机制尚不清楚，可能与下列因素相关：

（1）脑内组胺能神经递质水平降低。

（2）不明原因的隐性感染或轻微脑损伤。

（3）有些患者可能伴有其他精神障碍如焦虑、抑郁等。

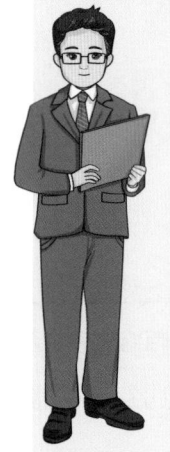

（4）作息不规律、过量服用镇静剂或同时患其他睡眠障碍，如睡眠呼吸暂停或昼夜节律紊乱等。

诊断特发性过度思睡需要通过进行详细的医学和睡眠史询问，做睡眠监测以及排除其他可能的病因来确认。这通常需要由睡眠专科医生进行评估和诊断。治疗也需要采取高度个体化治疗方案，根据患者的需求和病情的严重程度量身定制。治疗方案包括失眠认知行为治疗如睡眠卫生教育，矫正不良睡眠行为，适量户外运动和正念疗法等；药物治疗可以选择促醒药物和抗抑郁药，促醒药物包括替洛利生、莫达非尼、哌甲酯等，如果伴发睡眠障碍如不宁腿综合征，可以选择多巴胺受体激动剂，睡眠呼吸暂停可以采取呼吸机辅助治疗。在药物治疗期间应定期随访，评估药物疗效和不良反应。

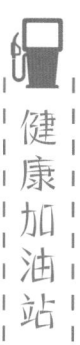

（1）合理安排作息时间：避免熬夜加班，白天可有意识地减少小睡或午睡时间。

（2）积极参加户外运动：走到户外，积极参加各种运动项目，达到促觉醒和有效缓解思睡症状的目的。

（3）积极治疗原发性疾病：对可能伴发的抑郁、焦虑采用正念疗法和抗抑郁治疗，对合并的睡眠呼吸障碍可采取控制体重及无创呼吸机治疗。

（程岳阳　詹淑琴）

32. 发作性睡病
有哪些临床表现和特点

关键词

发作性睡病是睡眠觉醒维持困难的慢性神经系统疾病，主要症状表现为日间过度思睡、猝倒发作、入睡或醒后幻觉、睡瘫这四组核心症状，被称为"四联症"，很多患者也同时存在夜间睡眠紊乱症状，所以又构成了"五联症"。除了上述睡眠症状外，发作性睡病患者还会出现体重增加、性早熟、抑郁、焦虑、情绪易怒、记忆力下降和注意力不集中等症状。

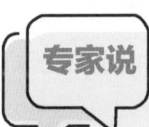

专家说

发作性睡病的每个症状有其突出特点，便于识别：

（1）**日间过度思睡**：通常表现为不分时间、场合随时随地突然睡着，甚至在行走、进餐或与人交谈时也会发生，达到"秒睡"的程度。这种睡眠通常只能持续几分钟或半小时左右，醒后会感到精力恢复，但不久后又会感到困倦。

（2）**猝倒发作**：在大笑或情绪刺激后会突然出现浑身无力，不能站立而跌倒或坐下，一般持续时间很短暂。儿童患者的猝倒症状往往不典型，常表现为低头、吐舌头、面部怪异的表情。

（3）**睡眠幻觉**：通常会看到熟人的影子、听到熟

日间过度思睡 猝倒发作 夜间睡眠紊乱

悉的声音，或者有被触摸的感觉，体验十分真实，无法分辨梦境和现实，常发生在刚入睡或睡醒时，也可发生在午睡时。睡眠幻觉有时候容易被误诊为精神疾病。

（4）**睡眠瘫痪**：从睡眠中醒后意识完全清醒，但身体不能动，好像被什么东西压住了一样，一般持续数秒至数分钟，俗称"鬼压床"。刚发病时会感到恐惧、焦虑或者惊恐，但通常不会对身体造成任何伤害。

（5）**夜间睡眠紊乱**：主要表现为睡眠不安，多梦易醒，醒后再入睡困难，也可以出现睡眠多动、周期性肢体运动，有时出现与梦境相关的快速眼动睡眠期行为障碍。

（6）**其他症状**：很多发作性睡病的患者还会出现体重增加，性早熟，抑郁、焦虑、情绪易怒等精神障碍，记忆力下降和注意力不集中等认知功能损害。

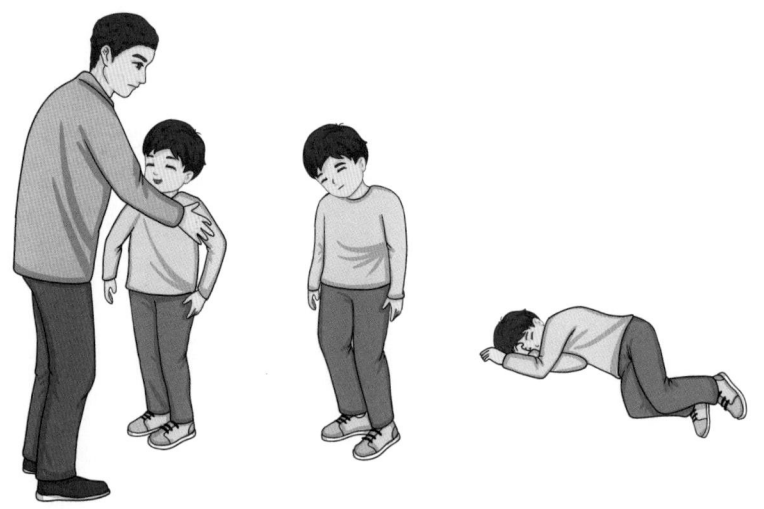

（程岳阳　詹淑琴）

33. 发作性睡病
是什么原因造成的，会**遗传**吗

关键词

发作性睡病的确切病因尚未明确。研究表明这种疾病可能与多种因素有关，包括多基因遗传易感性、免疫系统异常、神经递质异常等。就现有临床研究数据看，大多数发作性睡病的发病是散发的，不会遗传给后代。

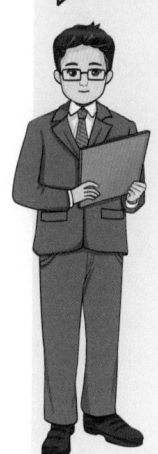

专家说

尽管发作性睡病的病因和发病机制还不完全清楚，但普遍认为与下列因素有关：

（1）促食欲素缺乏： 促食欲素是由下丘脑及丘脑底部区域分泌的一种神经肽。促食欲素在清醒时释放，促进多个促觉醒脑区的活性来保持大脑处于清醒状态。已证实 I 型发作性睡病患者的脑脊液促食欲素水平明显降低，促食欲素水平与发作性睡病症状的严重程度以及猝倒、幻觉、睡瘫、夜间睡眠行为异常等多组症状相关。II 型发作性睡病不伴有猝倒发作，思睡症状也相对较轻，大多数不伴有睡眠幻觉和睡瘫，II 型发作性睡病患者的脑脊液促食欲素水平正常。

（2）自身免疫： 自身免疫异常是导致发作性睡病发病的主要原因之一，甲型 H_1N_1 流感病毒感染、疫苗接种的免疫应答反应，导致机体产生自身抗体攻击下丘脑促食欲素神经元。

促食欲素　人类白细胞相关抗原　自身免疫　遗传易感性

（3）**遗传易感性：**发作性睡病与人类白细胞相关抗原的多个基因存在关联性，携带人类白细胞相关抗原基因的人群更容易患病，其发病概率要高于普通人群 20 倍左右。

（4）**其他：**有些因素也影响发作性睡病的发病，如长时间精神紧张、过度劳累、肥胖、头部外伤和神经损伤、睡眠习惯改变都可能增加发作性睡病发病概率。

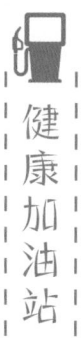

发作性睡病患者日常生活中应注意以下几点：

（1）如出现上课和工作中睡眠多、疑似猝倒现象，尽早就医，争取早诊断、早治疗。

（2）规律作息，保持充足睡眠，不熬夜，不过多地玩游戏机及玩电脑。创造机会午休以减轻白天的困倦症状。避免从事单调的活动可减少睡眠的发生。

（3）洗澡时尽量不采用淋浴，使用澡盆或澡池。病情未得到有效控制者不宜开车、高空作业、游泳及到危险区域，以免发生意外。

（4）保持乐观的情绪，树立信心，避免忧郁、悲伤。亦应避免过度兴奋而诱发猝倒发作。

（5）家人、朋友、老师和单位领导的支持和理解非常重要，能帮助其克服心理障碍。需要为患者制订个性化学习计划或安排相对弹性的工作，做到不取笑、不歧视，为其营造宽松的生活环境。

（程岳阳　詹淑琴）

34. 发作性睡病好发于哪个年龄段，会对患者产生哪些影响

发作性睡病可在任何年龄发病，但以儿童青少年为主，第一个高峰发病年龄段为 8~15 岁，第二个高峰发病年龄段为 36~40 岁，大多数患者在 15 岁之前发病。

专家说

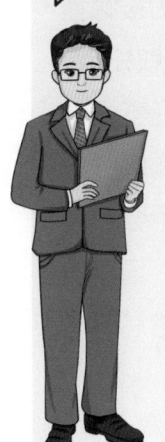

不同年龄、不同场景的患者需要做好相应的应对措施：

（1）**在学校**：对处于学龄期的儿童青少年发作性睡病患者，家长应与老师、学校管理部门和学校医护人员保持密切的沟通交流，分享关于发作性睡病的知识（如宣传页、网页、视频等），对患病学生采用单独的学习评价体系。

（2）**在单位**：上班族和工作人群应告知单位领导或人事部门自己的病情，用人单位应安排患者能胜任的合适的工作岗位。

（3）为病情严重程度不同的儿童青少年制订个体化的学习任务。

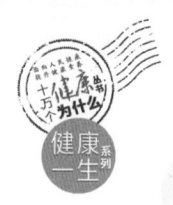

（4）在学校课间主动安排 15~20 分钟小睡或 1 小时午睡，改善上课思睡程度，保持下午上课清醒和注意力。

（5）课堂上或者工作时可以选择站姿或者每 20 分钟起来走动一圈，或采取喝口水、嚼口香糖、回答问题等方式保持觉醒。

（6）保持常规睡眠作息时间，保证充足的夜间睡眠时间，至少 8 小时。

（7）控制体重，避免摄入高热量饮食，尤其避免夜间进食等。

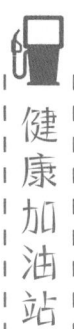

健康加油站

儿童青少年阶段是生长发育、学习知识和接触社会的重要阶段，如果处理不当会影响患者获取知识、升学考试、接触社会；对于成年人而言，处理不当会严重影响患者出行、工作状态发挥，引发工作中的安全隐患等，进一步导致失业。在日常生活中也会影响做饭、驾车出行等，患者会因担心不分时间、场合随时随地不可控制地出现思睡或猝倒发作导致尴尬的局面而避免与人交往。

（王远青　詹淑琴）

35. 哪些患者适合进行 **多次小睡睡眠潜伏时间试验**，在做检查前应该做哪些准备

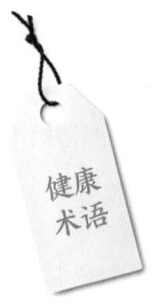

多次小睡睡眠潜伏时间试验（简称"小睡试验"）是诊断发作性睡病的"金标准"，也可以作为睡眠增多性疾病的鉴别诊断，同时也可以用来评价日间思睡的严重程度和药物治疗的效果。

为保证患者在进行小睡试验之前有充足的睡眠以保证检查结果的准确性，小睡试验需在前夜进行多导睡眠监测之后进行。同时在进行小睡试验检查前必须做好相应的准备工作，如检查前患者要记录 1~2 周的睡眠日志以保证规律的作息，在检查前 2 周停用具有兴奋性或镇静作用的药品，也要停用抗抑郁药，检查当天避免运动，避免摄入含酒精和咖啡因的饮品，睡眠监测室环境要保持安静舒适，监测设备运行正常。

多次小睡睡眠潜伏时间试验

多次小睡睡眠潜伏时间试验是利用多导睡眠监测技术来测试患者白天进入睡眠所需时间的一种检查方法，医生习惯简称之为"小睡试验"，通过为患者提供 4~5 次睡眠机会，间隔 2 小时尽量保持清醒，来记录入睡所需要的时间以及入睡后 15 分钟进入睡眠始发的快速眼动睡眠的次数。

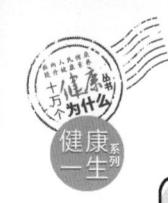

专家说

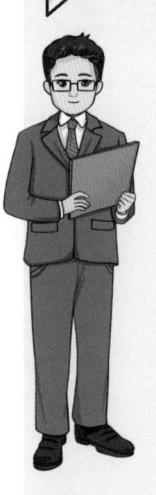

多次小睡睡眠潜伏时间试验的平均睡眠潜伏期 <8 分钟，15 分钟内出现快速眼动睡眠的次数 ≥ 2 次，当小睡试验满足上述两个条件时，则判定为小睡试验阳性。

小睡试验阳性是诊断发作性睡病的重要指标，可以此与特发性睡眠增多相鉴别。发作性睡病患者的平均入睡潜伏期更短，平均在 3~4 分钟，特发性睡眠增多患者的平均睡眠潜伏期在 5~10 分钟，说明发作性睡病患者更易于入睡并迅速进入快速眼动睡眠。

一般小睡试验不作为睡眠呼吸障碍患者睡眠增多的基础评估，当用持续气道正压通气治疗后日间思睡仍不能缓解时需要进行该检查。

（王远青　詹淑琴）

36. 目前**治疗发作性睡病的药物**有哪些，是否需要长期服用

关键词

发作性睡病目前没有根治方法，药物治疗仍然是最有效的治疗手段。治疗发作性睡病的药物主要是针对对日常生活影响最大的症状进行干预，如日间过度思睡、猝倒和夜间睡眠紊乱。治疗日间过度思睡的药物包括莫达非尼、羟丁酸钠、替洛利生、哌甲酯等中枢兴奋药，也称促觉醒药；抗猝倒的药物包括抗抑郁药，如文拉法辛、氯米帕明、羟丁酸钠和替洛利生。莫达非尼、羟丁酸钠被美国睡眠协会推荐作为治疗儿童发作性睡病日间思睡的一线药物，替洛利生也已经获得欧洲药理学会批准治疗儿童发作性睡病。还有一些药物在新药症状研发中，如促食欲素受体激动剂等。

专家说

目前治疗发作性睡病的药物主要是针对影响日常功能最大的日间过度思睡和猝倒症状，治疗方案需要由专业医生制订。由于治疗可能是长期的，因此患者及家人需要了解所用药物的相关知识。

（1）治疗日间过度思睡的药物

1）莫达非尼：中枢兴奋药，通过促进多巴胺释放发挥促进觉醒、增加注意力和警觉度、缓解疲劳和

中枢兴奋剂 抗猝倒药物

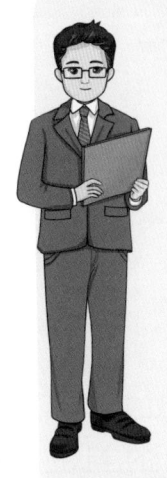

困倦感的作用，有一定的药物依赖，属于第一类精神药品。

2）羟丁酸钠：改善日间思睡、猝倒及夜间睡眠不安等，最适合同时具备发作性睡病三个经典症状的患者，属第一类精神药品。

3）替洛利生：能增强组胺能神经递质的释放来促进觉醒和警觉性，具有减轻白天思睡和抗猝倒双重作用。替洛利生没有药物依赖，也不属于精神药品。

4）哌甲酯：是中枢兴奋药，有促觉醒、增加注意力的功效，有药物依赖，属于第一类精神药品。

（2）抗猝倒治疗：抗猝倒药物包括文拉法辛、氯米帕明等抗抑郁药，一般首选文拉法辛，当发作性睡病同时有日间思睡和猝倒两个症状时，一般首选羟丁酸钠和替洛利生。当单一用药效果不理想时，可能需要联合用药。

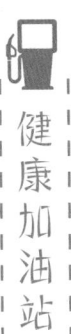

健康加油站

治疗发作性睡病的药物虽然能够帮助患者减轻症状，但部分药品在使用初期可能引起一些不良反应，如头痛、失眠、胃肠道不适等，极少数促醒药物可能激发躁狂症状。因此，在服用药物之前应接受专科医生的全面评估保证诊断的准确性，在医生的指导下采取小剂量逐渐滴定给药。

所有治疗发作性睡病的药物在连续使用后都不能

突然停药或断药以免症状反跳，长期使用文拉法辛抗猝倒治疗时，突然停药会导致猝倒症状反弹，甚至出现猝倒持续状态。

发作性睡病是一种终身性疾病，目前还没有治愈的方法，药物治疗都只是改善患者的症状，不是根治，因此药物治疗可能是持久性的。

（张益萌　詹淑琴）

37. 发作性睡病患者
日常生活中应该注意什么

当被诊断为发作性睡病时，切勿消极悲观，应积极面对。首先可从简单的日常生活习惯着手，如保证夜间充足睡眠，安排规律的午睡来减少白天睡意，戒酒，戒烟，避免过度进食高碳水化合物的食物，避免驾驶及从事高空、水下作业等危险的工作，保持乐观的态度，当存在自卑或抑郁情绪时，应及时寻求心理帮助或治疗，平时不可太过兴奋而诱发猝倒发作。儿童患者的家长应和老师保持沟通，让老师了解发作性睡病的相关知识，对在校期间发生日间思睡及猝倒表示理解。

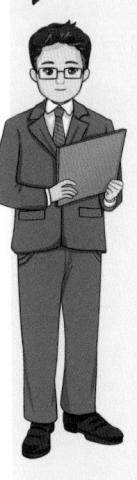
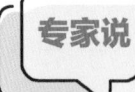

（1）合理安排日常生活，尽量将生活安排得丰富多彩，多做自己感兴趣的事情，避免从事单调的工作。也要注意避免过度兴奋诱发猝倒发作。在白天可适当饮点茶或咖啡以增加大脑兴奋性，而在睡前避免饮用这些饮品。

（2）保持乐观的情绪，树立战胜疾病的信心很重要，多交朋友，多与家人和朋友沟通。

（3）患者最好不要独自出远门，在症状没有得到有效控制的情况下不要从事高空、水下作业，更不要驾驶车辆或从事其他责任重大的工作，以免发生事故。

（4）发作性睡病患者通常会出现体重增加而加重日间困倦，因此应加强饮食控制，减少碳水化合物及脂肪的摄入，尽量保证体重指数在正常范围内。

（5）白天主动安排小睡或午睡以减轻困倦，对于正在上学的青少年，应该取得老师的帮助，在课间或午休时间安排合适的地点进行休息。

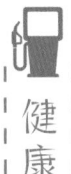

健康加油站

对于发作性睡病患者而言，科学饮食和控制体重也很重要。

（1）食谱结构要合理搭配。在制作食谱时，要尽可能做到清淡和高营养、优质量相结合。

（2）一般应以低脂、少糖的膳食为主，多吃一些含丰富维生素的蔬菜水果和含优质蛋白质的食物，这对人体维持正常功能，保持旺盛精力有积极的作用。

（3）丰富多彩的户外运动：光照和运动可以促进觉醒，运动还有助于控制体重、改善忧郁、增强战胜疾病的信心。

（张益萌　詹淑琴）

38. 什么是
"睡美人综合征"

克莱恩 - 莱文综合征又称睡美人综合征、复发性嗜睡症。英国伦敦一名叫伊玛尔·杜普蕾的美女在 18 岁那年出现了怪病症状，数年后被确诊为该病，并得名"睡美人综合征"。本病常见于青少年男性，呈周期性发病，每次持续睡眠 3~10 天，间期完全正常。患者有时会出现生动的梦境，也容易醒，可自行大小便后再入睡，有些患者会在醒后出现贪食，性欲亢进或性冲动行为、精神行为异常和情绪暴躁。本病的发病机制尚不清楚，可能与间脑特别是下丘脑功能异常或局灶性脑炎有关，患者病前往往有感冒或者精神受到刺激病史。

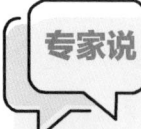

关键词

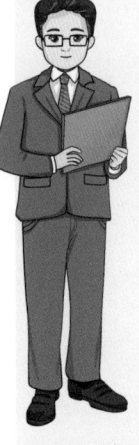

周期性思睡 睡美人综合征

克莱恩 - 莱文综合征的治疗:

(1)药物治疗

1)抗精神病药:克莱恩 - 莱文综合征发作时的症状与双相情感障碍发作的症状有一定的相似性,因此发作频繁的患者可以选择情绪稳定剂,如碳酸锂、卡马西平或拉莫三嗪等。但这类药物的疗效还不确定。

2)中枢神经兴奋药:哌甲酯、莫达非尼等都可以治疗发作期的思睡,但不能改善认知和其他心理症状。

3)雌激素拮抗药:对于与月经周期有关的女性患者可能有效。

(2)发作期的护理

1)基础护理:防止意外发生,发作思睡期要保证周围环境的安全,保证进食、进水等。

2)心理护理:做好心理工作,使患者认识到此病的表现、预后以及与精神疾病的区别,对缓解患者及家属精神压力,促进患者恢复有积极作用。

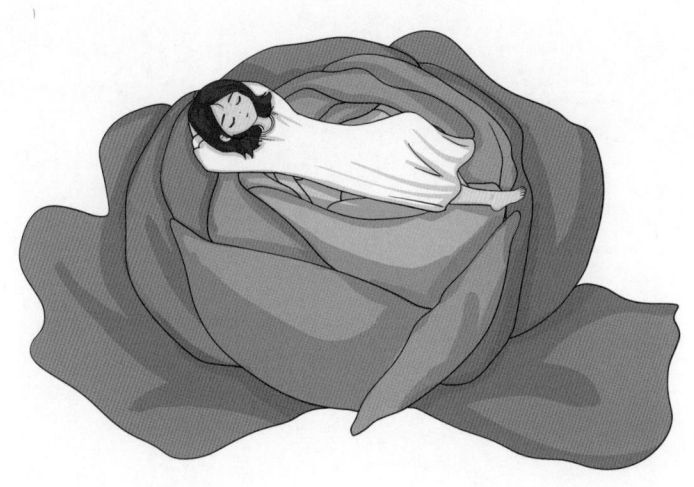

（程岳阳　詹淑琴）

三

腿动磨牙
莫担心

39. 什么是**不宁腿综合征**，发病原因是什么

不宁腿综合征又称不安腿综合征，主要表现为强烈的、几乎难以控制地想要活动腿的感觉，大多发生在傍晚或准备入睡时或夜间，安静不动或休息时加重，按摩、揉搓等活动后好转。不宁腿综合征的发病原因尚不完全清楚，目前多认为与中枢神经系统多巴胺功能紊乱、中枢神经系统铁缺乏和基因变异等因素有关。

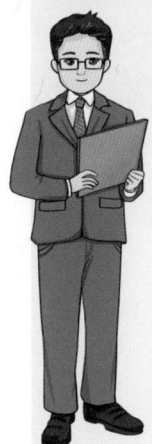

不宁腿综合征的患者常描述身体的不舒服感觉有蚁爬感、蠕动感、灼烧感、触电感、憋胀感、酸困感、牵拉感、紧箍感、撕裂感甚至疼痛。这种不舒服的感觉以小腿多见，也可累及大腿或身体其他部位。患者需要不停地按摩、活动甚至下床行走，一旦停止会再次出现上述不舒服感。临床症状具有昼夜变化规律，也就是腿部不舒服的感觉傍晚或夜间多见，白天相对轻微。此外，60%~90% 的患者存在失眠，包括入睡困难、易醒，常导致白天疲乏、困倦、情绪低落及心急烦躁。

不宁腿综合征的发病机制尚不明确，可能与铁缺乏和多巴胺功能紊乱有关，常常继发于肾功能不全和缺铁性贫血等疾病。目前中国人群的基因学研究证实个别患者有家族遗传倾向。

关键词

不宁腿综合征 昼夜变化规律

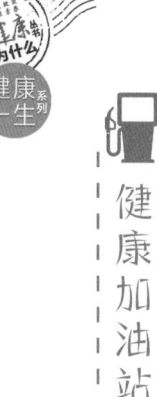

如果出现以下临床特征，应到医院就诊，以明确不宁腿综合征的诊断。

（1）因为腿部出现不适感而产生迫切需要活动腿部的欲望，特别是症状在休息或不活动状态下出现或加重，如躺着或坐着；运动可使症状部分或完全缓解，如行走或伸展腿部，至少活动时症状缓解；症状全部或主要发生在傍晚或夜间。

（2）上述表现不能用其他疾病或行为问题解释（如腿抽筋、姿势不适、肌痛、静脉曲张、下肢水肿、关节炎或习惯性跺脚）。

（3）上述表现导致精神心理感到苦恼、睡眠紊乱，或心理、躯体、社会、职业、教育、行为及其他重要功能障碍。

（宿长军　尚丹清）

40. 不宁腿综合征的临床特征有哪些，需要做哪些检查帮助诊断

关键词

不宁腿综合征的临床特征包括：①迫切活动肢体的欲望、冲动或者是感觉；②多出现在傍晚入睡前或夜间，白天症状相对轻微；③活动后好转，安静或休息时加重。

不宁腿综合征的检查主要包括主观量表、血液生化检查（血常规、铁代谢、肾功能等）、多导睡眠监测、下肢神经电生理和血管超声等。

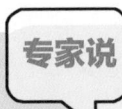

专家说

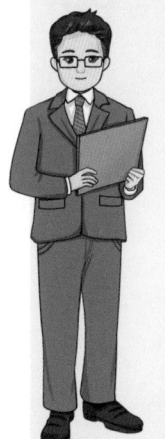

不宁腿综合征的主观量表评估包括对患者症状的严重程度、生活质量和症状恶化的严重程度的评估，其中国际不宁腿综合征评定量表、不宁腿综合征生活质量问卷、症状恶化严重程度评定量表最为常用，相关量表评定建议在医生指导下进行。

血常规、血清铁蛋白、转铁蛋白饱和度等检测有助于排除缺铁性贫血继发的不宁腿综合征；血尿素氮、肌酐等检测有助于排除慢性肾衰竭继发的不宁腿综合征；血糖、糖化血红蛋白、下肢神经电生理及血管超声检查有助于排除糖尿病等疾病继发的周围神经及下肢血管病变。

昼夜节律性　铁代谢　主观量表

多导睡眠监测能客观显示患者的睡眠紊乱，如睡眠潜伏期延长、觉醒指数升高等睡眠结构改变，以及辨别是否伴有睡眠中周期性肢体运动（见于 80% 的不宁腿综合征患者），对判别不宁腿综合征具有一定的意义。

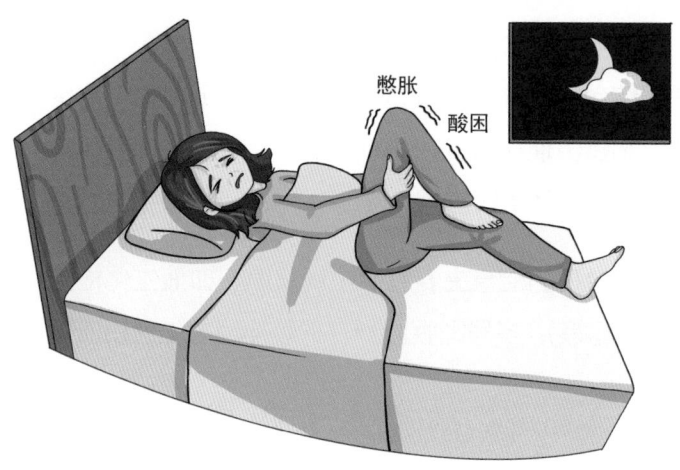

（宿长军　尚丹清）

41. 不宁腿综合征
有哪些治疗药物

不宁腿综合征的治疗首先要避免使用可能会诱发或加重不宁腿综合征症状的药物（如抗精神病药、抗抑郁药、抗过敏药等），保持良好的睡眠卫生习惯。治疗药物包括铁剂、多巴胺受体激动剂、多巴胺能制剂、阿片受体激动剂等。

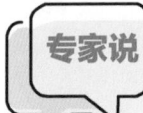

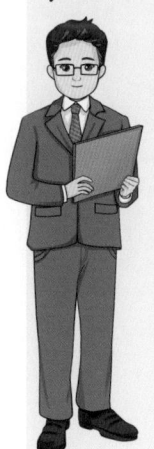

（1）铁剂： 当血清铁蛋白水平<75μg/L和/或转铁蛋白饱和度<45%时，建议补充铁剂。首选口服铁剂治疗。

（2）多巴胺受体激动剂： 普拉克索是不宁腿综合征对症治疗的药物，推荐普拉克索作为中、重度不宁腿综合征的首选治疗药物，以小剂量（0.125mg/晚）起始。

（3）多巴胺能制剂： 左旋多巴是最早用于不宁腿综合征治疗的多巴胺能药物。症状恶化是左旋多巴长期治疗的主要不良反应，可以小剂量（25/100mg片剂，0.5~1片）起始，短期使用。

除药物治疗外，也有一些非药物治疗的方法，如按摩小腿、泡脚、运动、经颅磁刺激等，同时应避免烟、酒、咖啡、茶、能量饮料的摄入。

铁剂 多巴胺受体激动剂

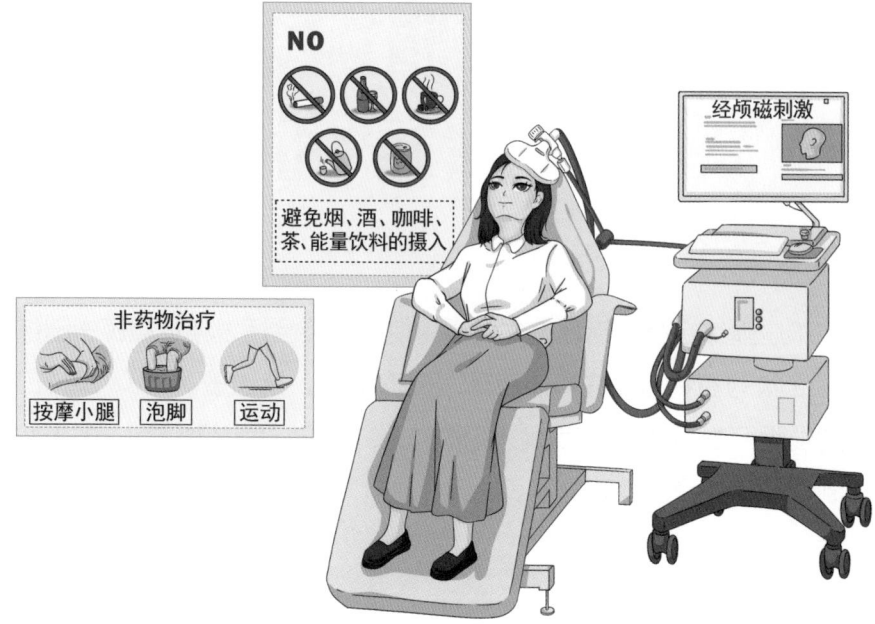

（宿长军　尚丹清）

42. 导致不宁腿综合征恶化的因素
有哪些，如何处理

　　导致不宁腿综合征症状恶化最常见的危险因素包括铁缺乏，高剂量多巴胺能制剂治疗尤其是代谢较快的药物，起病时症状较为严重，长期接受不宁腿综合征药物治疗，高龄和较少咨询专业医生。不宁腿综合征症状恶化的处理首先需要去除可能加重的因素，其次要确定疾病的严重程度，最后根据严重程度选择合适的处理方案。

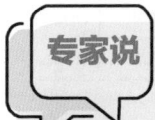

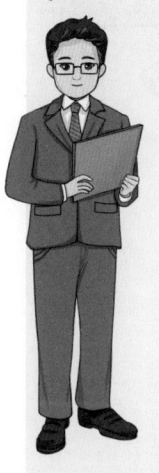

症状恶化是不宁腿综合征严重的并发症之一，其主要特征是既往服用药物可以缓解症状，现服用药物存在反常反应（药物剂量越大，症状越重，剂量减少反而能好转），症状严重程度较前增加，症状可在一天中更早的时间出现。

导致不宁腿综合征症状恶化最常见的危险因素包括：①铁缺乏：部分患者存在血清铁、铁蛋白、转铁蛋白饱和度的异常，伴或不伴贫血，且没有进行相关的治疗；②使用多巴胺能制剂和／或剂量过大，长期服用左旋多巴或普拉克索等药物；③起病时症状更严重的患者；④长期接受不宁腿综合征药物治疗或难治性不宁腿综合征患者；⑤年龄较大的患者；⑥依靠网络查询自行服用药物或自行调整药物剂量的患者；⑦使用诱发和加重症状的其他药物。

若疑似症状恶化，切勿自行调整药物，务必前往医院就诊，在医生指导下进行治疗。

关键词

症状恶化　多巴胺能制剂

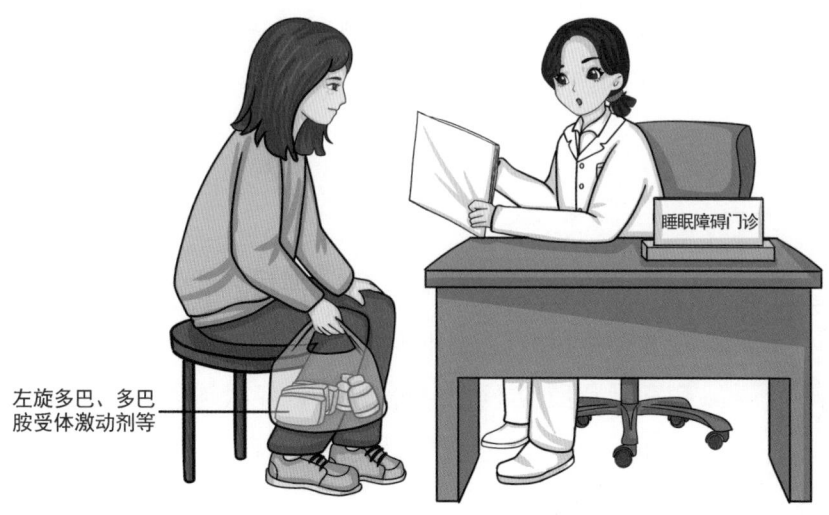

左旋多巴、多巴
胺受体激动剂等

睡眠障碍门诊

（宿长军　尚丹清）

43. 不宁腿综合征可以诱发脑卒中吗

不宁腿综合征及伴发的周期性肢体运动可能是脑卒中的危险因素。

专家说

近年来，不宁腿综合征和周期性肢体运动被认为是脑卒中可能的危险因素，但两项关于不宁腿综合征的研究并未找到不宁腿综合征患者更高脑卒中发病风

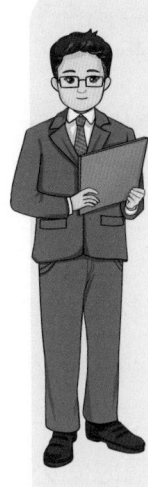

险的依据。研究表明：①不宁腿综合征造成的睡眠质量下降和睡眠时间缩短可激活与心血管疾病相关的细胞炎症因子，增加心血管疾病相关死亡率；②80%的不宁腿综合征患者伴周期性肢体运动，研究认为睡眠中周期性肢体运动和心血管事件发生风险明显相关；③不宁腿综合征可造成脊髓交感神经元过度兴奋，可能导致心血管疾病及脑卒中发病风险增加。

尽管睡眠呼吸暂停继发脑卒中在近年的研究中已得到验证与明确，但其他非睡眠呼吸暂停相关的睡眠障碍和新发脑卒中是否有明确联系尚无定论。目前有学者认为，部分不宁腿综合征患者常合并存在睡眠呼吸暂停且不宁腿综合征和脑卒中有共同的危险因素，鉴于此，不宁腿综合征或可作为脑卒中的危险因素。综上所述，不宁腿综合征和脑卒中的因果关系尚无定论，需要更多的数据和研究支持。

关键词

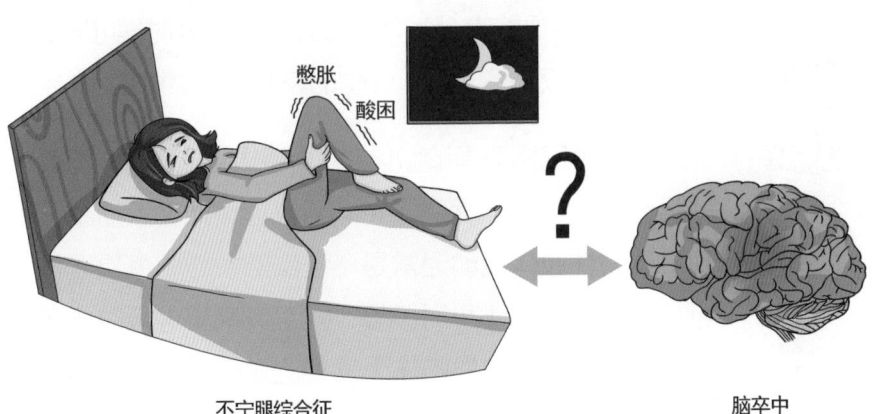

憋胀 酸困

不宁腿综合征　　　　　脑卒中

（宿长军　尚丹清）

44. 周期性肢体运动障碍
在多导睡眠监测上有哪些特点

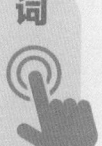

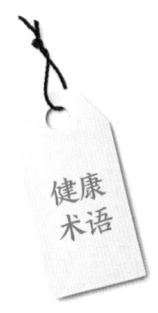

健康术语

周期性肢体运动障碍在多导睡眠监测上主要表现为周期性腿动，定义规则为：①腿动事件至少连续出现4次；②腿动事件之间最短间隔时间为5~90秒。

周期性肢体运动障碍

周期性肢体运动障碍是指在睡眠时出现的周期性、反复发作且每次几乎一样的肢体运动所导致的睡眠障碍，具体病因不明。

目前尚无关于周期性肢体运动障碍药物治疗的充足证据。目前该病的治疗基本上是参考不宁腿综合征的治疗方法。

专家说

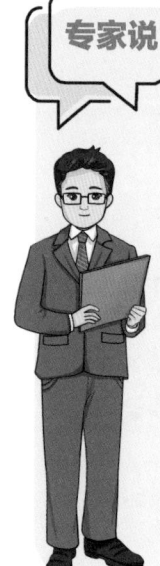

周期性肢体运动常发生在下肢，典型表现是大踇趾背屈，常伴有踝关节、膝关节部分性屈曲，有时候可累及髋部，也可波及单个下肢，相似的表现也会发生在上肢。

多导睡眠监测是诊断该病的"金标准"。周期性肢体运动通常在浅睡眠时多见，而快速眼动睡眠期不出现。周期性肢体运动通常是不连续的发作，每次发作可持续数分钟到1小时不等。双下肢都要进行肢体运动指标的监测，如果临床上发现上肢运动，也需要同期监测上肢肌电活动。

（宿长军　尚丹清）

45. 睡眠相关腿痉挛
有哪些特点，
与不宁腿综合征如何鉴别

睡眠相关腿痉挛主要表现为下肢突发的不自主肌肉紧缩（俗称"腿抽筋"）伴剧烈疼痛，部位通常为小腿和足部。发作时肌肉呈僵硬状态，触痛，足及足趾远端向脚底屈曲，持续数秒至数分钟可自行缓解，但发作后肌肉酸痛或压痛可持续数小时，大多数在夜间发作，可以出现在睡眠的各个阶段。

而不宁腿综合征主要表现为夜间睡眠时出现双下肢难以描述的不适感，少有疼痛和肌肉痉挛，发作持续时间长，可达数小时。安静时症状加重，活动可短暂使症状缓解，多数患者合并周期性肢体运动。且该病用多巴胺能药物治疗有效。

专家说

睡眠相关腿痉挛是一种常见的睡眠运动障碍，影响患者夜间睡眠和日间生活质量。绝大多数发生在夜间，包括入睡前和睡眠中，少数可发生在白天。辅助检查主要为多导睡眠监测。

需要注意睡眠相关腿痉挛与低钙性抽搐的鉴别，后者系各种原因导致血液中钙离子浓度降低，进而出现神经肌肉兴奋性增强，以全身横纹肌、平滑肌不同

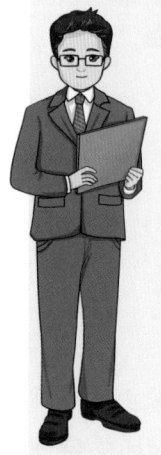

程度的痉挛为临床表现的一组症状。轻者仅表现为口唇或四肢发麻、刺痛，重者则表现为全身骨骼肌及平滑肌痉挛。低钙性抽搐患者面神经叩击试验阳性。

　　治疗首先要针对引起本病的原发病进行治疗，停用可能引起本病的药物。原发性睡眠相关腿痉挛的治疗主要为非药物治疗，推荐物理疗法为一线治疗，如行走、按摩、肌肉伸展等。急性发作时膝盖伸直使足用力背屈（或采取站立位），可以立即减轻症状。

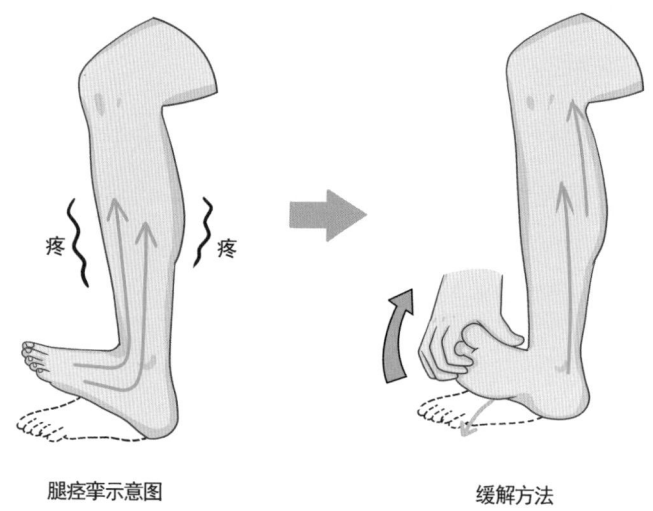

腿痉挛示意图　　　　　　　　　　　　缓解方法

（宿长军　尚丹清）

46. 为什么**睡眠时会出现磨牙**，如何治疗

睡眠磨牙症病因尚不明确，可能与以下因素相关：①口腔局部结构异常：是磨牙最常见的因素，如颌关节畸形、口面部扭转痉挛等；②脑损伤或疾病：如脑缺氧性损伤、癫痫后脑损伤等；③心理因素：如日间或睡前情绪过度紧张、愤怒、焦虑、恐惧等；④其他睡眠障碍：如阻塞性睡眠呼吸暂停；⑤遗传因素：可能通过中枢神经递质发挥作用。

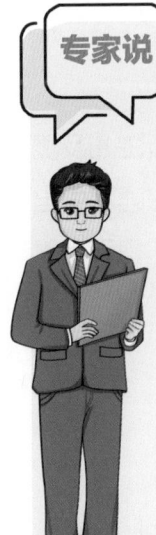

专家说

在睡眠状态下，患者磨牙声通常由旁人发现，表现为牙齿摩擦发出的声音、叩齿声。患者可有牙面磨损，咬肌肌肉肥大，负责咀嚼的肌肉疼痛或压痛，颞下颌关节疼痛或压痛、功能障碍，牙面磨损导致牙本质对冷（有时对热）、刺激性食物和/或冷空气敏感。

临床检查发现：患者可有个性紧张或过度警觉，牙面磨损或折断，舌切迹，自主紧咬时咬肌肥大，颞肌次之，伴有牙周疾病加重、唾液减少或口干、咬舌或咬颊、灼口综合征及相伴的不良口腔习惯。

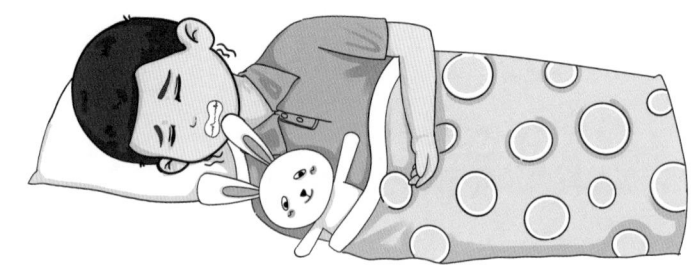

（宿长军　赵显超）

47. **婴儿良性睡眠肌阵挛**
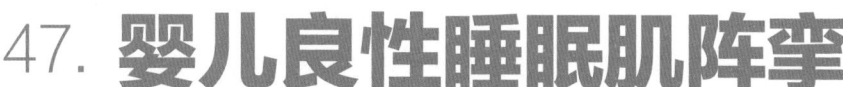

有哪些特点，是否需要治疗

　　婴儿良性睡眠肌阵挛又名新生儿良性睡眠肌阵挛，以新生儿及婴儿非快速眼动睡眠期反复肌阵挛性抽动为特点，肌阵挛仅在睡眠中出现，觉醒后消失。主要累及新生儿和出生后 1 岁以内的婴儿，无明显性别差异。

　　该病多为自限性疾病，一般不需要特殊治疗。

 专家说

　　　　婴儿良性睡眠肌阵挛的患儿在睡眠中出现肌阵挛抽动，每次肌阵挛抽动 4~5 次，间隔 1~15 分钟或更长时间反复发作。肌阵挛抽动可以为全身性肌阵挛，也可以仅累及肢体或躯干。自然觉醒或叫醒后肌阵挛

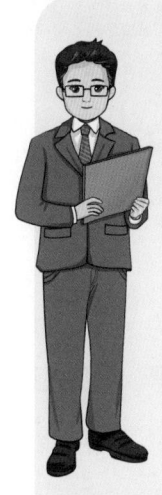

消失。通常在出生后第一周发病，症状可持续几天或几个月，一般在出生后 6 个月内自然消失，几乎所有患儿在 1 岁前自愈，声音刺激或碰触可诱发肌阵挛抽动。安定类药物和抗癫痫药可能会加重本病。

多导睡眠监测显示肌阵挛抽动主要出现于非快速眼动睡眠期（主要在深睡眠期），也可出现于快速眼动睡眠期。肌阵挛抽动多累及全身，包括腹部或近端肌肉、上下肢，多为双侧对称性抽动。视频脑电图检查可见肌阵挛发作时脑电活动正常。脑影像学检查正常。

本病预后良好，仅少数患者会出现轻度语言发育迟滞，或轻度躯干肌肉肌张力异常。

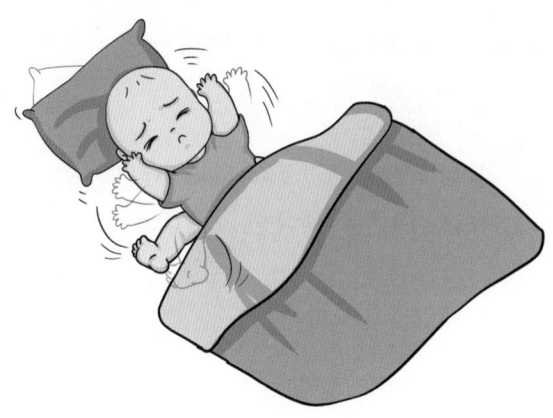

（宿长军　赵显超）

48. 睡眠相关运动障碍
有哪些临床类型，如何鉴别

睡眠相关运动障碍是指一系列干扰正常睡眠的、简单的、无目的、刻板的运动，包括不宁腿综合征、周期性肢体运动障碍、睡眠相关腿痉挛、睡眠磨牙症、睡眠相关节律性运动障碍、入睡期脊髓固有束肌阵挛等。

专家说

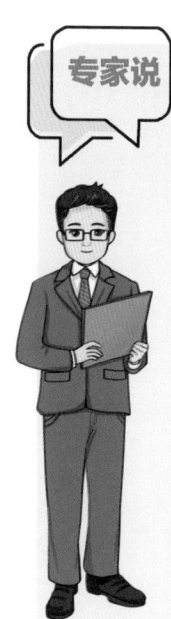

不宁腿综合征表现为夜间睡眠时或处于安静状态下出现双下肢难以描述的不适感，表现为强烈、迫切想要活动肢体的冲动或欲望，少有疼痛和肌肉痉挛，发作持续时间长，可达数小时。活动可短暂使症状缓解，多数患者合并周期性肢体运动。该病用多巴胺能药物治疗有效。

周期性肢体运动障碍是指在睡眠时出现的周期性、反复发作且高度刻板的肢体运动所导致的睡眠障碍，严重的运动会引起觉醒，或导致无效睡眠，且这些运动症状并非继发于其他疾病。常发生在下肢远端，有时可累及髋部，表现为大踇趾节律性伸展、踝关节背屈，偶尔出现膝关节和踝关节的部分性屈曲，相似的表现也会出现在上肢。对多巴胺治疗持续有效可支持本病诊断。

睡眠相关腿痉挛表现为夜间小腿单侧不自主肌肉痛性收缩，可出现短暂的肌肉痉挛，简单的足背屈或伸展可使症状得到缓解（至少是暂时的）。多与缺钙、机体劳损、肌肉受凉等有关。

睡眠磨牙症：在睡眠状态下，患者磨牙声通常由旁人发现，表现为牙齿摩擦音、叩齿音。

睡眠相关运动障碍还包括睡眠相关节律性运动障碍和入睡期脊髓固有束肌阵挛。

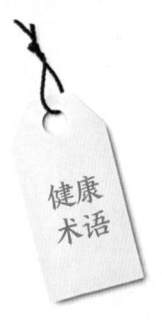

健康术语

（1）睡眠相关节律性运动障碍

睡眠相关节律性运动障碍是一组儿童中常见的、以刻板的节律性动作为特征的运动异常，可以累及身体任何部位，可出现在睡眠的任何阶段，主要发生在睡眠的开始阶段或睡眠过程中，偶见于清醒时。临床表现主要为发作性节律性碰头、摇头或躯干摆动动作，很少累及肢体，以左右节律性摆头和碰头最为常见，亦有人称之为睡中撞头、夜间摇头。多数可自行缓解，无须治疗。

（2）入睡期脊髓固有束肌阵挛

入睡期脊髓固有束肌阵挛是以清醒至睡眠转换过程中反复出现肌阵挛抽动为特点，肌阵挛主要出现于躯干，并沿脊髓固有传导通路向头侧和尾侧进行扩散。该病为罕见疾病，主要累及成年人，未见儿童患病的报道。

（宿长军　尚丹清）

四

睡眠异常了，
身体还好吗

49. 为什么**睡眠呼吸障碍**会引起**脑卒中**

有人出现打鼾、睡眠呼吸暂停、夜间频繁憋醒、晚上睡眠时间很长但白天仍感到困倦，这些情况与睡眠呼吸暂停导致的睡眠中间歇缺氧和睡眠片段化有关。睡眠呼吸暂停引起脑卒中的机制包括：睡眠呼吸暂停会导致交感神经过度兴奋，表现为血压升高、心率加快，会引起血糖、血脂代谢紊乱，进而导致糖尿病和高脂血症的发生；还可以引起血管的免疫性炎症和血管内皮的病变，导致脑组织出现缺血缺氧甚至坏死，从而引发脑卒中。与高血压、糖尿病、高脂血症一样，睡眠呼吸暂停患者脑血栓的发病风险增加 2.24 倍，脑卒中合并睡眠呼吸暂停患者 4 年内死亡率达 21%。

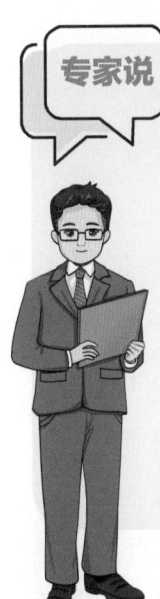

专家说

首先需要积极寻找睡眠呼吸暂停的可能病因，养成良好的生活习惯，平衡饮食、控制体重、戒烟、限酒及进行适当的体育锻炼。睡眠中保持侧卧位，可以使用侧卧位寝具，应用口腔矫治器，佩戴呼吸机，符合手术指征的患者可行耳鼻咽喉科手术或减重手术治疗。同时应关注脑卒中危险因素的防治，控制好血压、血糖、血脂，评估、治疗睡眠呼吸暂停和脑卒中伴发的焦虑、抑郁。

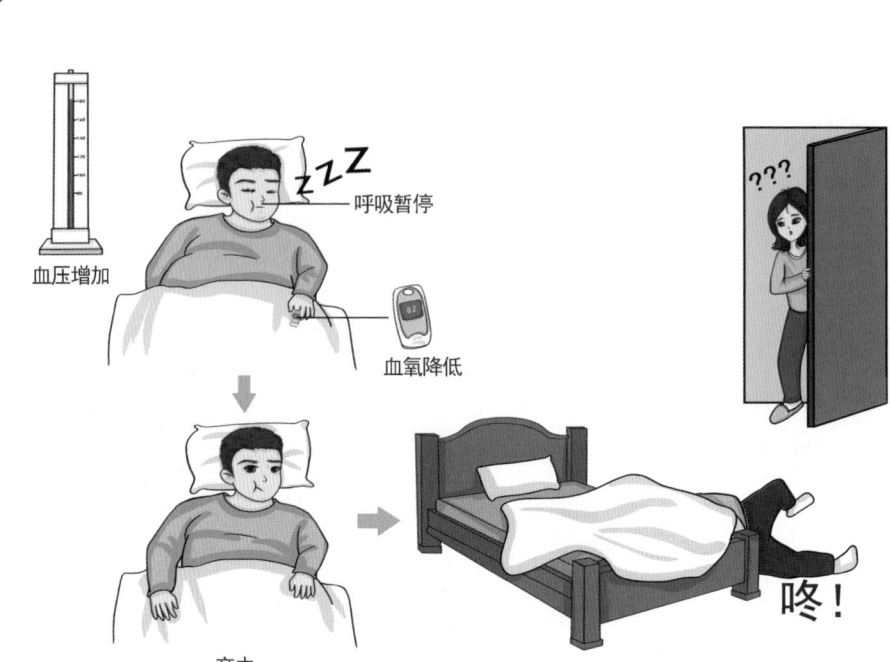

血压增加

呼吸暂停

血氧降低

卒中

咚！

（王　颖　王　赞）

50. 睡眠与癫痫发作
有什么关系

　　睡眠分为快速眼动睡眠期和非快速眼动睡眠期，后者分为浅睡眠期和深睡眠期，癫痫发作常在非快速眼动睡眠期二期即浅睡眠期，也常见于不同睡眠时相转换时，随着深睡眠的增加，癫痫发作的频率明显下降，快速眼动睡眠期的癫痫发作最少见。额叶癫痫常在睡眠中发作，更容易导致睡眠剥夺（睡眠减少）和睡眠结构紊乱（浅睡眠增加、深睡眠减少）。癫痫发作与昼夜节律相关的褪黑素水平变化有关，额叶癫痫发作主要发生于褪黑素水平下降后 6~12 小时（午夜 0 点至中午 12 点），而颞叶癫痫主要发生于褪黑素水平下降前 6 小时（中午 12 点至午夜 0 点），提示癫痫发作与昼夜节律高度相关。睡眠剥夺会增加癫痫发作频率，是临床脑电检查中常见的诱发试验之一。睡眠质量差、昼夜节律紊乱可以降低癫痫发作阈值、增加癫痫发作频率，影响癫痫的康复。

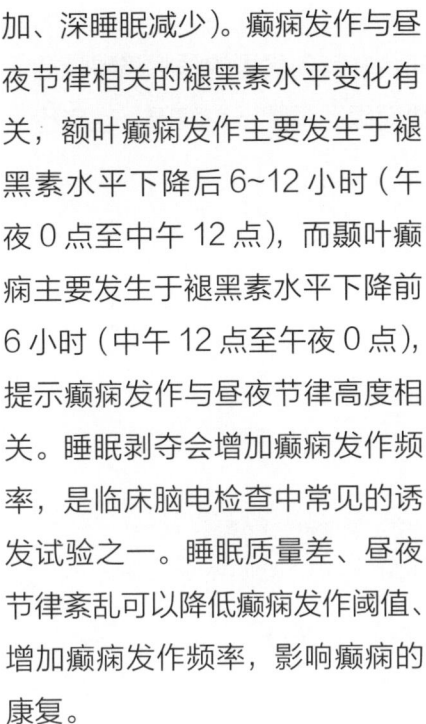

关键词

癫痫发作

癫痫发作是由大脑皮质神经元同步化放电所致，可以表现为意识丧失、抽搐、舌咬伤和尿失禁等，也可以有单纯感觉、运动、自主神经和精神运动性发作，若以上临床表现短暂、反复、刻板发作，需考虑为癫痫，需要去医院进一步诊治。

癫痫 睡眠质量 睡眠剥夺

专家说

癫痫合并睡眠障碍的患者要同时兼顾癫痫和睡眠障碍的治疗，良好的睡眠可以减少癫痫发作的频率和持续时间，也有利于改善癫痫的治疗效果。睡眠障碍的治疗包括非药物治疗和药物治疗，非药物治疗首选睡眠卫生教育和失眠认知行为治疗。睡眠卫生教育包括养成良好的睡眠习惯，避免熬夜、保持良好的情绪等。失眠认知行为治疗包括放松疗法、刺激控制疗法、睡眠限制疗法和认知疗法。必要时给予药物治疗，最好选用既治疗癫痫又改善睡眠质量的药物。选用抗癫痫药物时，不仅要关注癫痫的治疗效果，而且应尽量

减少抗癫痫药对睡眠的影响。癫痫合并其他类型的睡眠障碍包括睡眠呼吸暂停、不宁腿综合征、快速眼动睡眠行为障碍，也应给予相应的治疗。

（王 颖 王 赞）

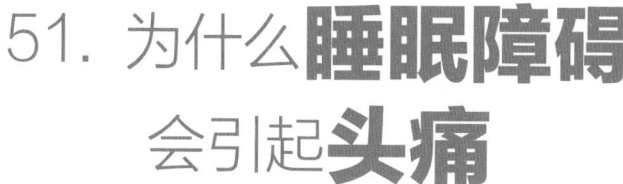
51. 为什么**睡眠障碍**会引起**头痛**

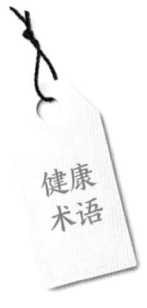

健康术语

头痛

头痛有不同的类型，最常见的3种是偏头痛、紧张性头痛和丛集性头痛。偏头痛通常开始时较轻，随后加重，一般仅累及一侧头部，呈跳痛，行走或爬楼梯等日常活动可使其加重。偏头痛还可引起恶心或呕吐，或对声、光敏感。紧张性头痛表现为头部两侧压迫感或紧缩感。丛集性头痛的特征是重度单侧疼痛发作，伴有同侧头面部自主神经症状及烦躁不安或躁动，自主神经症状包括上睑下垂、瞳孔缩小、流泪、结膜充血、流涕、鼻塞。

睡眠和头痛有着共同的神经传导通路，是可以互相影响的，睡眠障碍可直接诱发头痛发作，各种头痛发作也更容易引起睡眠障碍。严重失眠的患者头痛的发生率会增加2~4倍，55%的头痛患者合并各种睡眠障碍。30%~70%的偏头痛患者存在睡眠呼吸暂停。丛集性头痛尤其是慢性发作的患者，睡眠呼吸暂停发病率更高，以晨起头痛为主要表现，可能与睡眠呼吸暂停导致的低氧血症和高碳酸血症有关。

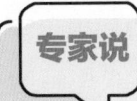

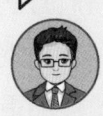

　　充足的高质量睡眠可以有效预防头痛的发生。首先，保持舒畅豁达的心态，养成良好的睡眠习惯。其次，加强有氧运动，睡前不要饮食过饱或油腻刺激性食物，平时少喝含有咖啡因的饮料。严重失眠时可以在医生的指导下应用苯二氮䓬类受体激动剂和褪黑素受体激动剂，偏头痛可以应用曲坦类药物、非甾体抗炎药、氟桂利嗪、养血清脑等药物进行综合治疗。

（王　颖　王　赞）

52. 为什么**睡眠呼吸暂停**会加重**心肌缺血**

　　冠心病是一种常见的缺血性心脏病，主要是由于供应心肌的冠状动脉粥样硬化导致血流供应减少甚至冠状动脉完全堵塞，出现胸闷、

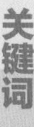
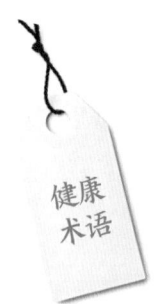

健康术语

关键词

睡眠呼吸暂停 心肌缺血

心肌缺血

心肌缺血是指流向心脏的血液减少，导致心肌无法获得足够的氧气，从而进一步加重缺血。血流减少通常是心脏动脉（冠状动脉）部分或完全阻塞的结果。心肌缺血不仅会降低心肌泵血的能力，而且可能导致严重的心律失常。

胸痛，即医生常说的"心绞痛"，严重者可以出现心肌缺血坏死，即"心肌梗死"。睡眠呼吸暂停在冠心病患者中的发病率非常高，冠心病患者容易在夜间发作心绞痛，可能与睡眠中的呼吸暂停有关。即便没有冠心病的病史，睡眠呼吸暂停也可诱发睡眠中急性心肌缺血。睡眠呼吸暂停加重心肌缺血的机制包括血液中氧含量下降，交感神经活性增加，心肌需氧增加以及血液黏滞度增高，以上均可促进心肌缺血性事件的发生。

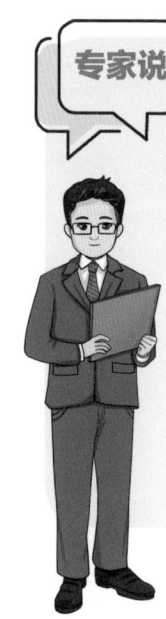

专家说

睡眠呼吸暂停相关心肌缺血患者常因缺氧和交感神经兴奋而觉醒，伴血压增高、心率加快，出现心绞痛甚至心肌梗死。佩戴呼吸机治疗睡眠呼吸暂停，可以逆转睡眠相关心肌缺血的临床症状和心电图改变，但要注意在关注阻塞性睡眠呼吸暂停的持续气道正压通气治疗的同时，也要关注中枢性睡眠呼吸暂停，进行双水平气道正压通气、自主呼吸与时间控制自动切换和伺服模式的治疗。

（王 颖 王 赞）

53. 为什么**睡眠呼吸暂停**会加重**心律失常**

睡眠呼吸暂停患者在睡眠中发生心律失常的情况较多，也是夜间猝死的主要原因。最常见的心律失常是重度窦性心动过缓、窦房传导阻滞及房室传导阻滞；快速型心律失常如持续室上性心动过速、心房颤动或心房扑动、室性心律失常。无论是慢性心律失常还是快速心律失常，都对人们的健康危害特别大，严重者可出现全身供血不足，甚至死亡。睡眠呼吸暂停患者睡眠中发生呼吸暂停次数越多，夜间血液的氧含量越低，导致心率先慢后快，发生心律失常的风险增大。持续气道正压通气在有效治疗睡眠呼吸暂停的同时可逆转或改善失眠中的心律失常。室性心律失常往往是致命的，积极治疗睡眠呼吸暂停可降低室性心律失常的发生风险和改善患者的预后。

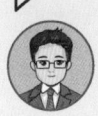

成年人睡眠猝死综合征是导致人无预警死亡的一组离子通道功能障碍病，多发生于睡眠期，表现为不规则深呼吸、濒死样呼吸、呻吟、剧烈抽搐、意识障碍、大汗及急剧心率变化，足以致命。

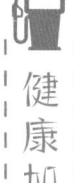

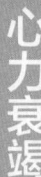

关键词

睡眠呼吸暂停　心力衰竭

心脏的泵功能

　　心脏就像一个水泵，每一次心跳收缩，都将一定量的血液从心室泵入主动脉。但在心脏收缩之前，会先发出一次心电指令，心脏的心房和心室接收到电指令之后才开始收缩。心脏的这种电活动在前、机械收缩在后的工作模式称为电机械偶联。

（王　颖　王　赞）

54. 为什么**睡眠呼吸暂停**会加重**心力衰竭**

　　慢性充血性心力衰竭（简称"心衰"）是一种严重影响人们生活质量及劳动能力的心血管疾病。心衰患者常表现为乏力、气短、活动受限、呼吸困难，而且夜间发病者非常多。充血性心衰及心脏舒张功能受损的患者特别容易合并睡眠呼吸暂停。长期存在睡眠呼吸暂停会导致体内缺氧，心肌收缩力减弱，进而导致左心室收缩功能障碍，不能很好地完成心脏向全身泵血的功能，加重心肌负担，从而引起心衰；充血性心衰引起的局部软组织水肿及随之出现的上气道阻力增加可导致吸气阻力增加及上气道塌陷，从而增加阻塞性睡眠呼吸暂停的发生。

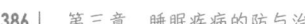

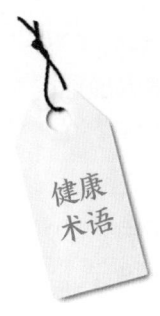

心力衰竭

心力衰竭是指心脏泵血不佳，导致无法充分将血液输送至全身，因此体内会积聚体液，各个器官也无法获得所需的血液量，引起肿胀、呼吸困难和疲倦等症状。心力衰竭患者的心脏实际上并没有停止跳动，只是无法正常工作。

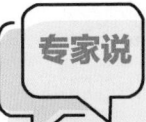

心衰患者的常规评估应包括潜在的睡眠呼吸障碍。对于打鼾、白天过度思睡或夜间睡眠质量差的心衰患者，建议进行标准的多导睡眠监测，及时发现失眠、阻塞性睡眠呼吸暂停、中枢性睡眠呼吸暂停、周期性肢体运动障碍等其他睡眠疾病，并积极接受相应的治疗。

（王 颖 王 赞）

55. 为什么**睡眠呼吸暂停**会引起**高血压**

研究证实，睡眠呼吸暂停是高血压的独立危险因素。血压变化除了受胸腔内压力波动的影响外，还与睡眠呼吸暂停所致的间歇性缺氧、反复微觉醒和交感神经活动增强有关。同时，睡眠呼吸暂停继发

的病理生理变化激活神经内分泌系统，引起炎症介质释放、内皮细胞功能损伤，从而导致动脉粥样硬化的发生，进一步加重高血压。

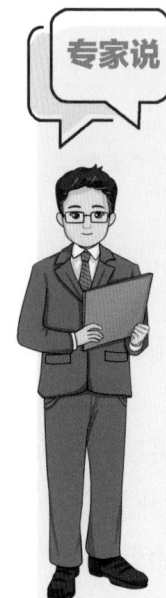

专家说

　　阻塞性睡眠呼吸暂停相关高血压的特点：①反勺型血压：正常人及大多数高血压患者动态血压监测提示昼夜节律周期变化呈"两峰一谷"的勺型变化，即夜间平均血压较白天平均血压下降 10%~20%；而伴阻塞性睡眠呼吸暂停的高血压患者动态血压监测常显示血压昼夜节律周期变化表现为非勺型（24 小时血压持续升高，夜间平均血压较白天平均血压值下降幅度小于 10%），甚至呈反勺型（夜间平均血压不但不降，反而高于白天平均血压水平），此类患者的病死率为勺型血压患者的 4.5 倍。②隐匿性高血压：不易被早期发现，表现为白天血压正常，夜间血压升高。③晨起血压升高：阻塞性睡眠呼吸暂停相关高血压表现为晨起血压升高。④难治性高血压：单一药物降压效果较差，虽经多种药物联合，多次调整降压方案，仍很难将血压降到理想水平，多表现为难治性高血压。血压的控制依赖于对阻塞性睡眠呼吸暂停的治疗，对阻塞性睡眠呼吸暂停进行有效的治疗，在一定程度上可减少降压药的使用量，少数患者甚至可能停服降压药。⑤伴随呼吸暂停的血压周期性升高：结合动态血压和多导睡眠监测，可见夜间随呼吸暂停的反复发生，血压表现为反复发生的一过性升高，血压高峰值一般出现在呼吸暂停结束、恢复通气时，甚至可能由于交感神经兴奋血压升高持续到白天。

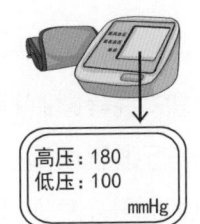

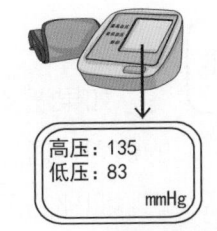

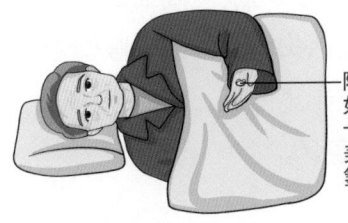

高压：180
低压：100
　　　　　mmHg

高压：135
低压：83
　　　　　mmHg

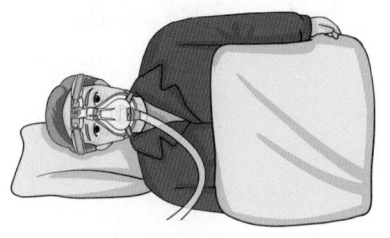

降压药：
如缬沙坦、
卡托普利、
美托洛尔、
氢氯噻嗪等

（王　颖　王　赞）

关键词

失眠　高血压

56. 为什么**失眠**会引起 **高血压**

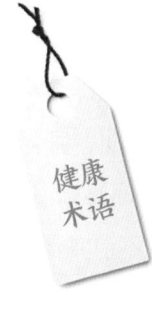

健康术语

难治性高血压

难治性高血压是指同时使用3种不同类别的降压药血压仍高于目标值，或需要使用4种或更多降压药才能控制血压。如果能耐受，其中一种药物应为利尿药，所有药物应给予最大推荐（或最大耐受）降压剂量。

高血压人群失眠的发病率较普通人高，长期失眠患者患高血压的风险增加。失眠导致夜间交感神经兴奋、下丘脑-垂体-肾上腺轴激活、炎症因子增加等，引起内分泌紊乱，肾上腺素分泌增加，从而引起血压升高。血压升高反过来也会影响睡眠的稳定性，导致入睡困难和夜间易醒。

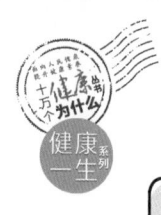

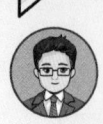
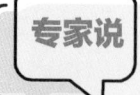

如果遇到难治性高血压，应考虑失眠等睡眠相关的病因，通过睡眠日记等方法积极进行睡眠质量、焦虑、抑郁的评估，甚至进行多导睡眠监测，发现睡眠剥夺、睡眠质量和焦虑、抑郁因素可能对高血压的影响，并积极治疗睡眠障碍，包括失眠、睡眠呼吸暂停和不宁腿综合征等，以协助控制高血压。同时也应该积极寻找导致继发性高血压的原因。

（王　颖　王　赞）

57. 长期失眠的人是否更容易患糖尿病

在如今快节奏的生活方式下，许多人睡眠不规律，带来了一系列的健康问题。胰岛素是人体内唯一降低血糖的激素。研究发现，睡眠不足 4~5 天后，相关细胞对胰岛素的敏感程度下降 25%~30%。长期失眠会扰乱机体对葡萄糖含量的调节，从而对血糖产生不利影响，可能使原本健康的人出现糖调节异常，并显著增加患 2 型糖尿病的风险。

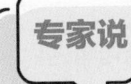

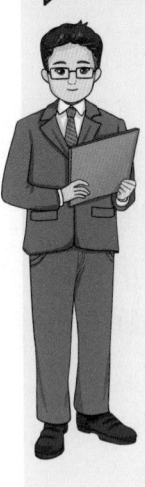

（1）**长期失眠与胰岛素抵抗：** 胰岛素是胰腺分泌的维持血糖水平的激素，胰岛素抵抗是一种机体细胞对胰岛素没有反应的状态。睡眠不足时，细胞对胰岛素不那么敏感，即胰岛素抵抗。随着时间的推移，长期的睡眠不足会使得葡萄糖在血液中积聚，患2型糖尿病的概率上升。

（2）**长期失眠与食欲、肥胖：** 睡眠不足会提高胃促生长激素（刺激饥饿感的激素）的水平，并降低瘦素（让我们有饱腹感的激素）的水平。为了弥补能量不足、缓解压力，睡眠不足的人可能会进食更多的碳水化合物和含糖零食，导致肥胖的风险升高，而肥胖是糖尿病发生的一个重要危险因素。

（3）**长期失眠与皮质醇：** 白天面对各种生活事件，人体会释放一种压力激素——皮质醇，良好的睡眠能够改善体内的皮质醇水平。高水平的皮质醇会减少葡萄糖的正常吸收，使大量葡萄糖积聚在血液内，导致血糖升高，从而增加患糖尿病的风险。

（4）**其他与睡眠、血糖相关的因素**

1）清醒的时候，交感神经占据主导地位，睡眠不足引起交感神经系统过度兴奋，刺激血糖值上升。

2）睡眠不足可能会减少运动时间，对血糖造成影响。

3）睡眠不足时体内的炎症因子数量会增加，可能引发胰岛素抵抗，导致血糖变化。

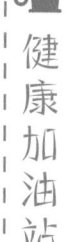

健康加油站

关键词

动脉斑块 血压 血糖 动脉粥样硬化

长期失眠不仅增加糖尿病患病风险，而且可能引起高脂血症。

高脂血症是指血液中脂类或脂肪过量，会增加患心脏病或脑卒中的风险。睡眠质量会影响健康的许多方面，包括血脂水平。长期失眠者血液中对身体不利、易导致动脉血管硬化的总胆固醇、低密度脂蛋白胆固醇和甘油三酯水平较高，而对身体有利、起到保护作用的高密度脂蛋白胆固醇含量较低。如果没有足够的睡眠，关键激素会发生紊乱。身体可能会产生过多的压力激素皮质醇和促进食欲的激素胃促生长素，而调节体重的瘦素却分泌减少，这种激素失衡同样可能导致血脂失衡。

（周新雨）

58. **长期失眠**是否会导致患**脑卒中**的风险增加

脑卒中是指流向大脑的血液被切断，导致脑细胞因缺氧而死亡，这是全世界致死和残的主要原因之一。失眠可能会显著增加脑卒中的患病风险，尤其是对年轻人来说。与睡眠正常的人相比，长期睡眠不足者患脑卒中的风险要高得多。研究显示，18~34 岁被诊断患有失眠症的人，卒中的发病率要高出 8 倍。

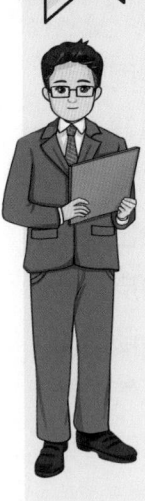

（1）**长期失眠与动脉斑块：** 长期睡眠不足会导致动脉中脂质和坏死组织积聚形成斑块，当向大脑输送氧气和营养物质的血管被斑块阻塞时，大脑的一部分无法获得需要的血液和氧气，引起脑细胞死亡，就会发生缺血性脑卒中。

（2）**长期失眠与血压升高：** 睡眠不足可能导致血压升高，而高血压被认为是脑卒中的主要危险因素之一。除了促进动脉粥样硬化，增加动脉狭窄甚至堵塞的风险外，长期高血压还增加血管破裂的风险，当大脑中的动脉破裂时，血液会涌进大脑，破坏周围的组织，发生出血性脑卒中。

（3）**长期失眠与血糖升高：** 长期睡眠不佳会导致血糖水平升高，高水平的葡萄糖对动脉是危险的，会导致血管硬化，即血管内斑块聚集而发生动脉粥样硬化，增加脑卒中的患病风险。

（4）**脑卒中的 5 个警告信号**

1）胳膊或腿突然麻木或无力，尤指身体的一侧。

2）一只或两只眼睛突然看不清。

3）突然的混乱、说话困难或难以理解讲话。

4）突然行走困难、头晕、失去平衡或缺乏协调性。

5）突然且原因不明的剧烈头痛。

健康加油站

长期失眠加速血管衰老，增加动脉粥样硬化的发生风险。

长期睡眠不足会加速血管衰老。脂肪、胆固醇和其他物质在动脉血管壁上积聚形成斑块，使血管壁出现增厚或硬化，导致其功能和结构发生变化，阻碍血液流动，即动脉粥样硬化。长期失眠时机体会出现内分泌、免疫、氧化、炎症和代谢反应，以及内皮功能障碍，这些是动脉粥样硬化发生的危险因素。随着时间的推移，动脉粥样硬化，血管狭窄，富含氧气的血液流向心脏、大脑和其他器官受限，导致严重的身体疾病，包括心脏病发作、脑卒中，甚至死亡。

（周新雨）

59. 为什么**打鼾**的人容易出现**高血糖**

当睡眠期间的打鼾逐渐加重，并出现呼吸中断、憋气、喘息等现象，或者因此从睡眠中醒来，白天感到疲劳，出现思睡时，说明打鼾已经达到阻塞性睡眠呼吸暂停的程度。

高血糖是指血液中葡萄糖的含量高于正常值。在临床上，空腹血糖高于 6.1mmol/L，餐后 2 小时血糖高于 7.8mmol/L，均可以称为高血糖。阻塞性睡眠呼吸暂停患者高血糖的发生率明显高于无打鼾的正常人群。

高血糖不是一种疾病的诊断，只是一种血糖监测结果的判定。空腹高血糖是诊断糖尿病的重要指标之一，但应注意高血糖不完全等同于糖尿病，糖尿病的诊断需要医生结合多种临床症状与实验室指标进行综合评估。阻塞性睡眠呼吸暂停是诱发与加重糖尿病的重要因素之一。

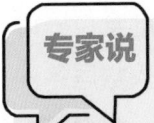
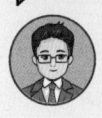

睡眠期间随着打鼾程度的不断加重，尤其是达到阻塞性睡眠呼吸暂停的程度时，机体由于缺氧及其导致的炎症反应而发生一系列代谢异常现象，糖代谢紊乱是常见的异常之一。长期高血糖得不到纠正，会逐渐加重胰腺中负责调节糖代谢的胰岛的负担，导致胰岛素分泌不足，机体内糖代谢缓慢，出现血液中葡萄糖含量增高。

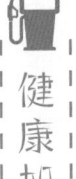

存在睡眠期呼吸中断、白天感到疲劳、存在思睡现象的患者，应该去医院及时评估其严重程度，并且监测血糖变化。如果明确存在阻塞性睡眠呼吸暂停，需要按照治疗原则进行相关的治疗。如果已经出现血糖的异常，需要在医生指导下积极进行针对性的干预，包括饮食的控制和饮食成分的调整，积极运动，预防发展为糖尿病。如果已经达到糖尿病的诊断标准，则需要进行相应的治疗。

（赵翔翔　赵忠新）

60. 为什么**打鼾**是
心脑血管疾病的诱发因素

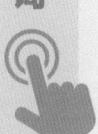

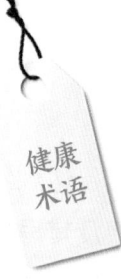

关键词

打鼾 心血管疾病 脑血管疾病

心脑血管疾病

心脑血管疾病是全身性血管病变导致的心脏和大脑组织发生的缺血性或出血性疾病,是严重威胁人类健康的常见多发性疾病,特别常见于中老年人,具有高患病率、高致残率和高死亡率的特点。

心血管疾病和脑血管疾病统称为心脑血管疾病。目前全世界每年死于心脑血管疾病的人数居各种死亡原因的首位。引起心脑血管疾病最常见的原因包括糖尿病、高血压、肥胖、高脂血症等疾病,而阻塞性睡眠呼吸暂停又是诱发与加重这些疾病的共同危险因素。

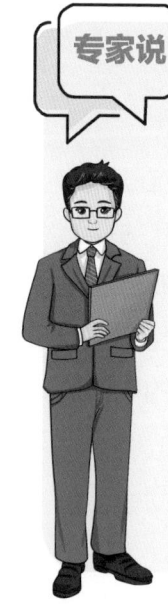

专家说

阻塞性睡眠呼吸暂停患者在睡眠期间,由于反复发生呼吸暂停和低通气,导致血液中氧饱和度下降,机体组织慢性间歇性缺氧和炎症反应,通过多种复杂的机制,引起高血压、糖尿病、高脂血症等,多途径地损害心脑血管系统的调节功能。睡眠期间严重的呼吸暂停可诱发心肌缺血,导致心律失常、心绞痛、心肌梗死或者急性脑血管疾病发作,甚至引发猝死。阻塞性睡眠呼吸暂停越严重,病程越长,发生各种类型心脑血管疾病的概率会增大,且发生并发症的可能性越高。

（赵翔翔　赵忠新）

61. **打鼾**是否会影响**记忆力**

认知功能是指大脑获取外界信息进行加工处理，并用于指导生活、工作和学习的能力。认知功能涉及记忆力、计算力、理解力、判断力、执行力以及语言能力等，上述有关能力出现异常称为认知障碍，其中以记忆障碍最为常见，痴呆是认知障碍的严重阶段。不同程度的认知障碍会导致患者日常生活能力与社会功能大幅下降，甚至无法独立生活，需要有人照顾。认知障碍的病因复杂多样，近年研究发现阻塞性睡眠呼吸暂停与认知障碍存在密切联系。

当打鼾已经达到阻塞性睡眠呼吸暂停的程度时，患者白天常出现记忆力下降，注意力不集中和反应迟钝等认知障碍的临床表现。如果阻塞性睡眠呼吸暂停没有及时得到处理，随着病程延长，认知障碍症状可能会逐步加重。

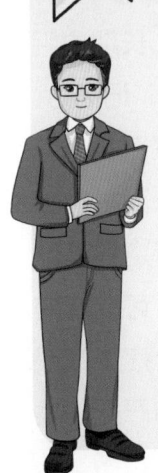

打鼾常被误认为是睡得好、睡得香的标志。越来越多的临床症状和多导睡眠监测结果表明，当打鼾逐步加重，发展到阻塞性睡眠呼吸暂停的程度时，患者的睡眠连续性被频繁发生的间歇性缺氧导致的微觉醒打断，使得连续性睡眠结构断裂，形成片段性睡眠。实验结果表明，片段性睡眠动物模型脑内痴呆相关蛋白增多，动物的认知与行为能力发生异常。此外，反复间歇性缺氧本身也导致动物脑细胞能量代谢发生障碍，影响记忆功能。

打鼾 记忆力下降 认知功能障碍

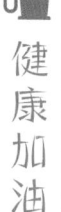

健康加油站

阻塞性睡眠呼吸暂停患者需要到医院有关科室进行认知功能量表检测与评估，以确定是否存在认知功能障碍，并且进一步评价认知障碍的严重程度。从治疗角度看，无论是否已经出现认知障碍，都应该针对阻塞性睡眠呼吸暂停本身进行适当的治疗，如果已经发生认知障碍，则需要同时针对认知障碍积极地进行相应的治疗。

（赵翔翔　赵忠新）

抑郁症　失眠

62. 治疗失眠能不能预防抑郁症

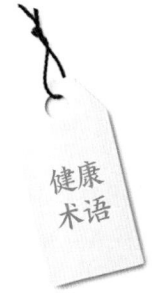

健康术语

抑郁障碍相关性睡眠障碍

抑郁障碍相关性睡眠障碍是指由抑郁障碍引起的睡眠紊乱，多慢性起病，并且与抑郁障碍的严重程度有关系。日常最多见的表现形式有失眠和 / 或过度睡眠。

失眠和抑郁症是相互影响的，且二者的共存较为常见。长期失眠可能会引发抑郁。失眠后，记忆力、专注力以及身体的各个脏器功能等均会发生明显的改变，从而影响大脑情绪的改变，造成患者精神萎靡不振，对外界兴趣减少，可能演变为抑郁症。所以，及时治疗失眠很重要，可避免失眠带来的严重并发症。抑郁症则会将睡眠重新"排序"，通常表现为夜间出现早醒、多梦、入睡困难等睡眠障碍，起床后无法恢复充沛的精力，思维能力不够清晰，容易头昏，疲乏无力，学习能力和记忆力下降，注意力无法集中等，还常伴有头痛、咽喉和胸部紧缩感以及胃肠症状。失眠和抑郁症二者互相影响将导致两者更严重。

专家说　　失眠是抑郁症发生的高危因素，积极地干预失眠可减少抑郁症的发生。治疗失眠合并焦虑、抑郁时，必须在医生的指导下同时正规使用抗焦虑和／或抗抑郁药，进行足疗程治疗。同时建议患者前往正规医院的精神心理科就诊，完成睡眠量表、焦虑抑郁评定量表等，进一步明确病情发展程度。

（贾福军　刘向欣）

63. 失眠与焦虑
有什么关系

　　焦虑与失眠经常同时出现，或者其中一种是原发症状，而另一种随即伴随而来。同时，失眠患者要比正常人群更易出现焦虑症状，比如焦虑程度增加、担心和侵入性思维、紧张等，而焦虑症状也是失眠

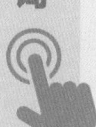

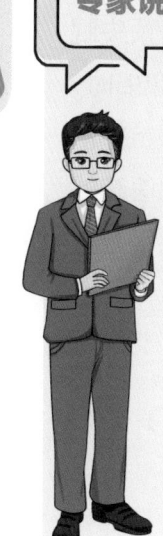

发生的危险因素。因此，焦虑与失眠具有密不可分的关系。焦虑障碍中出现的失眠症状，主要包括入睡困难、睡眠难以维持、早醒等；失眠与焦虑的严重程度没有明显关联，但与躯体性焦虑症状存在关联，比如易激惹、疲乏、注意力难以集中。如果焦虑类型是惊恐障碍，这类患者的失眠表现主要是夜间频繁觉醒。

专家说

应对焦虑与失眠问题，需要由专业人员指导，必要时进行药物治疗。同时，自己也可以配合生活方式调节，提高治疗效果。睡前避免饮用含咖啡因的饮料；创造适宜的睡眠环境，黑暗、安静、舒适的环境均有利于入睡；遵循睡眠时间表，每天在固定时间上床睡觉；睡前洗热水澡，听舒缓音乐，或者尝试进行渐进性放松训练，均对缓解焦虑情绪、放松心情有所帮助；睡前 1 小时内不要观看电脑屏幕或其他电子设备，避免强光照射；白天进行适当锻炼，可以帮助更快入睡，从而改善睡眠质量。

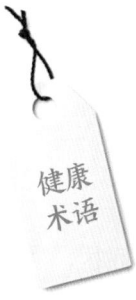

渐进性放松训练

渐进性放松训练是指一种逐渐的、有序的、使肌肉先紧张后放松的训练方法。该训练强调放松要循序渐进地进行，要求训练者在放松之前先使肌肉收缩，继而进行放松。这样做的目的是使训练者通过比较从而细心体验所产生的放松感。同时还要求训练者在放松训练时，自上而下有顺序地进行，放松一部分肌肉之后再放松另外一部分，"渐进"而行。

（贾福军　刘向欣）

64. 镇静催眠药与抗焦虑药有什么不同

老百姓通常所说的"安眠药"包括两类：镇静催眠药和抗焦虑药。常用的镇静催眠药有巴比妥类（如苯巴比妥、司可巴比妥等）与非巴比妥类（如甲喹酮、水合氯醛等）。这类药催眠作用强而有效，但用后可出现头晕、困倦等后遗效应，久用可产生耐药性及药物依赖，多次连用可产生蓄积中毒，使用安全性低，因此，要严格控制用量，以免出现危险。抗焦虑药是一类影响人的精神活动的药物，能稳定人的情绪，减轻焦虑及紧张状态，并能改善睡眠，但无麻醉作用，主要用于抗焦虑和催眠。常用的药物有阿普唑仑、艾司唑仑等。这类药物副作用小，较巴比妥类安全，因此在临床上使用比较普遍。但是长期使用也可产生习惯性，有的亦可产生药物依赖，故也作为精神药品控制使用。药物的使用应慎重，助眠手段有很多，从作息、饮食入手更安全一些。

镇静催眠药 抗焦虑药物

专家说

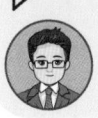

镇静催眠药长期使用可发生药物依赖及停药反弹现象，应坚持最低有效剂量、间断给药、短期用药、缓慢减药和逐步停药的原则。

镇静催眠药属于中枢神经抑制药，其作用因剂量不同而异。一般小剂量使用可产生镇静作用，使患者安静、活动减少和缓和激动，并可诱导睡眠；中等剂量可引起近似生理性睡眠；大剂量使用则产生麻醉作用，过量可发生生命危险。

（贾福军　刘向欣）

五

身体生病了，
睡眠还好吗

65. 为什么**脑卒中**患者会出现**睡眠呼吸暂停**

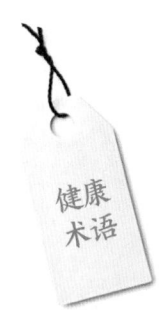

关键词

脑卒中 睡眠呼吸暂停

健康术语

睡眠呼吸暂停

睡眠呼吸暂停分为阻塞性睡眠呼吸暂停和中枢性睡眠呼吸暂停，阻塞性睡眠呼吸暂停由睡眠中鼻腔、咽腔和上气道的病变引起，肥胖、小下颌、绝经后女性、甲状腺功能减退等容易合并阻塞性睡眠呼吸暂停。中枢性睡眠呼吸暂停较少见，常与脑干卒中、心力衰竭和使用阿片类物质有关。

与一般人群相比，脑卒中患者发生睡眠呼吸暂停的概率明显增加，可达 50%~70%。部分脑卒中患者出现咽喉部肌肉松弛，导致气道狭窄；延髓病变可能会影响呼吸调节中枢，造成睡眠时呼吸调节紊乱，从而引起中枢性睡眠呼吸暂停。部分患者先前就有睡眠呼吸暂停，患脑卒中后中枢性或阻塞性睡眠呼吸暂停加重。

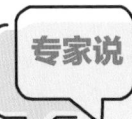

专家说

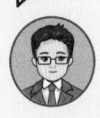

脑卒中患者出现睡眠呼吸暂停后，首先需要进行多导睡眠监测或睡眠中心外监测，评估睡眠呼吸暂停的严重情况。可以对急性脑卒中合并轻、中度呼吸暂停的患者进行体位指导（侧卧位睡眠或依靠寝具做到侧卧位睡眠），体位指导无效时，持续气道正压通气是一线治疗方法。若持续气道正压通气治疗无效，必要时可考虑有创呼吸机辅助通气治疗。对于脑卒中恢复期患者，主要采取生活方式指导，包括减重、戒酒、尽量保持侧卧位睡眠，若多导睡眠监测证实睡眠呼吸暂停持续存在，且呼吸暂停低通气指数≥5次/时，需进行持续气道正压通气治疗和长期随访。

（王　颖　王　赞）

66. 为什么**脑卒中患者**会**失眠**

脑卒中患者失眠的患病率为60%，较普通人群更高，症状包括入睡困难、睡眠维持困难和早醒。脑卒中患者的失眠症状常由多种因素引起。第一，脑卒中病变部位累及与睡眠-觉醒相关的神经核团；第二，脑卒中共患心肺疾病、焦虑、抑郁及病房环境会引起失眠症状；第三，脑卒中会引起一系列应激激素水平升高，如

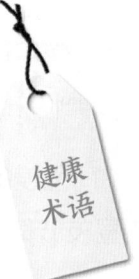

健康术语

脑卒中相关睡眠障碍

脑卒中相关睡眠障碍是指在脑卒中后首次出现或卒中前已经有的睡眠障碍在卒中后持续存在或加重并达到睡眠障碍诊断标准的一组综合征，包括卒中后睡眠障碍和卒中伴发的睡眠障碍。主要包括失眠、睡眠呼吸暂停、不宁腿综合征、中枢性过度睡眠、昼夜节律相关睡眠-觉醒障碍、快速眼动睡眠行为障碍等。

皮质醇、甲状腺激素、儿茶酚胺等，从而引起失眠。

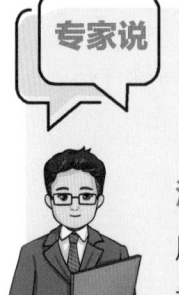

专家说

改善脑卒中患者失眠的措施：

（1）养成良好睡眠卫生习惯，进行失眠认知行为治疗：改变患者的负性观念和不良睡眠态度，建立健康有效的睡眠习惯和进行失眠认知行为治疗，主要包括刺激控制、肌肉松弛疗法、睡眠限制疗法和生物反馈等。

（2）药物治疗：在医生的指导下适当使用药物（苯二氮䓬类受体激动剂、褪黑素受体激动剂、具有催眠作用的抗抑郁药、抗焦虑抑郁药物等）可以最快地改善患者的睡眠。

（3）物理治疗：物理治疗对于改善脑卒中患者的失眠有非常明显的效果。

1）重复经颅磁刺激：使用连续重复的磁脉冲作用于大脑皮质产生刺激，从而改善多种临床症状。

2）光疗法：应用不同强度的光线治疗疾病的方法，主要通过调节褪黑素分泌改善昼夜节律，调整睡眠。

3）运动疗法：适度体育锻炼对改善睡眠质量有一定积极作用，如太极拳、有氧运动。

4）中医及针灸治疗。

（王　颖　王　赞）

67. 为什么**脑卒中患者**睡眠增多

脑卒中患者睡眠增多主要与以下因素有关：第一，部分患者脑卒中病变在丘脑、下丘脑、中脑背盖部等部位，会损伤睡眠觉醒环路，导致觉醒水平降低；第二，脑卒中患者常合并失眠、睡眠呼吸障碍、不宁腿综合征、快速眼动睡眠行为障碍等，导致夜间睡眠的时间减少和质量下降，白天出现睡眠增多。

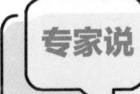

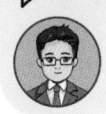

睡眠增多具有两方面含义：第一，睡眠时间的增加，睡眠时长 ≥ 660 分钟被认为睡眠增多；第二，入睡速度过快，指平均睡眠潜伏期 ≤ 8 分钟。

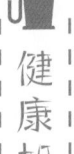

健康加油站

对于脑卒中合并的睡眠增多，目前临床上没有肯定、明确的治疗手段，一般在治疗脑梗死的基础上，必要时在医生指导下加用莫达非尼、哌甲酯等药物进行对症治疗，多巴丝肼对于睡眠量增加的患者有效。有时随着脑卒中得到控制，日间思睡也逐渐好转。

（王　颖　王　赞）

68. 为什么**帕金森病患者**容易患各种类型的**睡眠障碍**

　　帕金森病患者中存在睡眠障碍者占比高达 60%~98%，睡眠障碍可以出现在帕金森病的任何阶段，并且随着病情进展逐渐加重。帕金森病患者出现睡眠障碍的原因包括以下几个方面：第一，帕金森病引起多巴胺能神经元的丢失，导致脑内神经递质的失衡；第二，帕金森病患者夜尿增多、翻身困难、痛性痉挛、肌张力障碍等常导致频繁觉醒；第三，多巴胺能药物可以改善患者的运动症状，但也会影响睡眠质量；第四，帕金森病经常伴随焦虑、抑郁情绪，也会加重睡眠障碍。

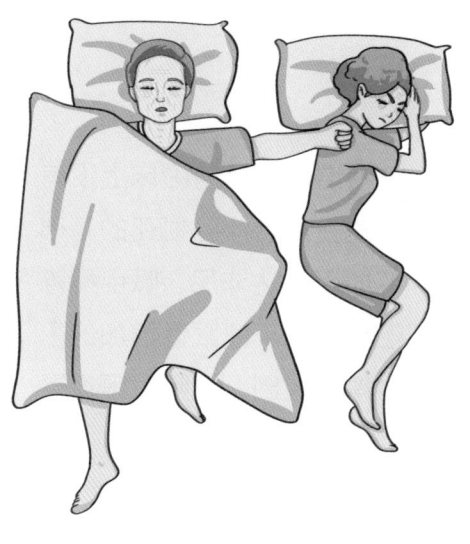

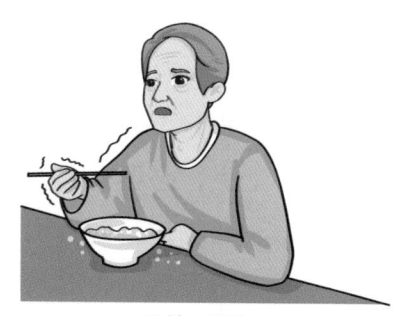

手抖、腿抖

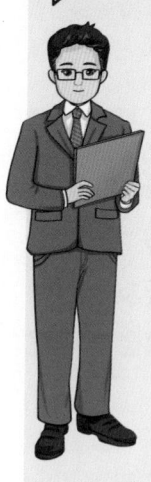

专家说

正常人在快速眼动睡眠期肌张力消失，因此做梦时无论感觉飞上天还是跳到海里，身体却没有动。但有些人做梦时会出现大喊大叫、拳打脚踢甚至会导致伤人或自伤的情况，如果给这类患者做睡眠监测，就会发现快速眼动睡眠期肌张力失迟缓消失现象，临床上把这种异常行为叫作快速眼动睡眠期行为障碍。快速眼动睡眠期行为障碍不仅见于帕金森病，也见于其他突触核蛋白病，如多系统萎缩、路易体痴呆、发作性睡病、各种脑桥病变，以及服用抗抑郁药的患者。一些健康人也会偶尔出现睡眠时大喊大叫、拳打脚踢的异常行为，是否达到快速眼动睡眠期行为障碍的标准，需要通过快速眼动睡眠行为障碍量表和睡眠监测进行评估。所以，快速眼动睡眠期行为障碍可能是帕金森病的前期运动症状。

（王 颖 王 赞）

69. 为什么**癫痫患者**的
睡眠质量差

癫痫影响睡眠的质量与稳定性。夜间发作的癫痫患者睡眠质量会下降，表现为总睡眠时间减少，浅睡眠增加，觉醒次数增加，睡眠时相转换频繁，深睡眠减少，睡眠效率降低。此外，控制癫痫发作的药物可以通过减少发作次数来改善睡眠，但一些抗癫痫药也会影响睡眠结构，加重睡眠障碍。

专家说

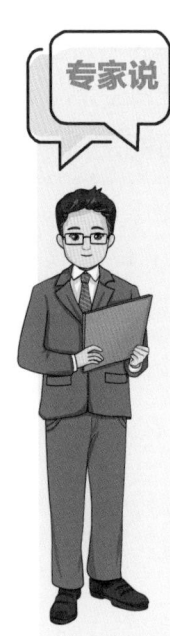

癫痫患者常合并睡眠障碍，特别是药物难治性癫痫发作患者。识别和治疗合并的睡眠障碍很重要，因为睡眠紊乱可能导致癫痫发作控制不良和患者生存质量下降。最常见的三种睡眠障碍是睡眠呼吸障碍、不宁腿综合征和失眠。阻塞性睡眠呼吸暂停见于 20%~40% 的难治性癫痫成年人患者，合并睡眠呼吸暂停与癫痫发作频率增加相关。有白天思睡或睡眠呼吸暂停的患者须接受多导睡眠监测。对于自认为无思睡或打鼾的患者，家用筛查设备有助于更好地识别睡眠呼吸暂停。持续气道正压通气是成年人睡眠呼吸暂停的主要疗法，可以减少癫痫发作和发作间期癫痫样放电，改善主观思睡。超过一半的癫痫患者有失眠，合并抑郁和躯体疾病的患者失眠可能更严重。不宁腿综合征症状可能导致入睡困难，应检测铁代谢，并考虑进行相应的药物治疗。

癫痫患者如何更好地管理睡眠呢？第一，创造良好的睡眠环境：卧室应该清洁、通风、安静，光线明暗度与湿度适宜，床周围不要有尖锐的物品，以免发作时造成伤害，经常睡眠中发作的患者睡眠时应该有家人照护；第二，定时服用治疗药物：不要漏服药物；第三，建立良好的睡眠卫生习惯：白天适当活动，午睡 ≤ 30 分钟，晚上按时上床，不熬夜，保证充足睡眠；第四，调整好情绪：睡前不过于兴奋，睡前避免使用电子产品；第五，药物治疗：选择抗癫痫药时，尽量选择对睡眠影响少的药物，确实存在睡眠障碍时要及时就医，遵医嘱服用睡眠调节药物或进行持续气道正压通气治疗。

（王 颖 王 赞）

70. 为什么得了**哮喘**会**夜里睡不好、白天也犯困**

支气管哮喘是气道的一种过敏反应，主要表现为打喷嚏、流泪，可伴有胸闷气短、咳嗽及喘息，呼吸困难。支气管哮喘引发相关睡眠障碍的原因有：第一，支气管哮喘多出现于夜间，以凌晨 4 点左右多

见，因而导致睡眠维持困难，表现为觉醒次数增加、觉醒时间延长、再入睡困难、睡眠效率下降、日间疲乏和思睡，影响日间功能。第二，支气管哮喘易合并睡眠呼吸暂停，二者均与呼吸道有关，支气管哮喘发生的部位以下呼吸道和/或小气道为主，睡眠呼吸暂停发生的部位以上呼吸道和/或大气道为主。支气管哮喘患者中发生睡眠呼吸暂停的比例高于普通人，而合并睡眠呼吸暂停可增加哮喘急性加重的频率和死亡风险。第三，茶碱、激素等治疗哮喘的药物本身具有兴奋作用，也会导致入睡困难和睡眠维持困难。

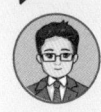

专家说　　支气管哮喘导致或加重睡眠呼吸暂停的危险因素及可能的机制：鼻炎、上气道阻塞与塌陷、吸入糖皮质激素、炎症破坏呼吸控制等。支气管哮喘患者要注意排查是否合并或继发睡眠呼吸障碍。

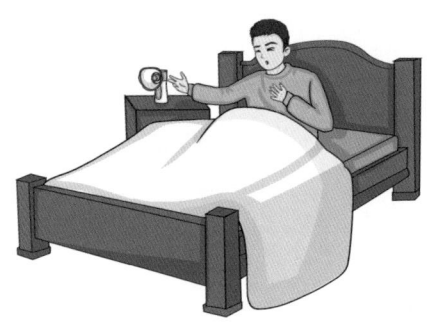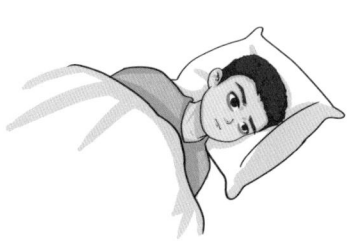

（王　颖　王　赞）

71. 慢性肾病患者
为什么会**失眠**

　　慢性肾病随着肾小球滤过率降低，最终可能会发展为肾衰竭，俗称为尿毒症，慢性肾病是指慢性进行性的肾实质损害，致使肾脏排泄调节功能和内分泌代谢功能严重受损，甚至影响全身各系统功能。慢性肾病患者中睡眠障碍较为常见，主要表现为失眠、不宁腿综合征、周期性肢体运动障碍、睡眠呼吸暂停和中枢性过度睡眠。慢性肾病导致睡眠障碍的原因包括：第一，慢性肾病引起不宁腿综合征和贫血可能与铁代谢有关；第二，慢性肾病患者体内液体大量积聚，随着平卧向上移动，使颈部液体量增加，颈部增粗，促使睡眠呼吸暂停的发生；第三，慢性肾病患者体内代谢产物堆积，再加上夜间睡眠质量差，导致日间过度思睡；第四，慢性肾病患者常存在抑郁、焦虑等情绪反应，加重睡眠障碍；第五，慢性肾病患者可能服用激素、利尿药等影响睡眠的药物。

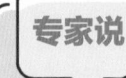

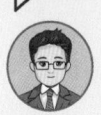

　　慢性肾病合并睡眠障碍的治疗应两方面同时兼顾，既要治疗慢性肾病，同时也要治疗睡眠障碍。治疗中需要注意治疗睡眠障碍的药物对肾功的影响，所以部分药物需根据肾功能的实际情况调整剂量。透析治疗不仅可延缓肾病的发展，还可以改善慢性肾病伴发的不宁腿综合征。对于睡眠障碍的治疗，除给予苯二氮䓬受体激动剂外，必要时需要加用加巴喷丁、普瑞巴

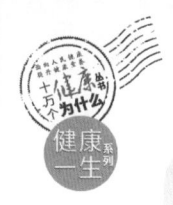

林、普拉克索和铁剂以改善患者的不宁腿综合征症状。铁剂使用的指征包括血清铁蛋白浓度 <75μg/L 和 / 或转铁蛋白饱和度 <45%。针对睡眠呼吸暂停，建议进行多导睡眠监测，以明确睡眠呼吸暂停的类型，若为中枢性睡眠呼吸暂停，则需应用双水平压力滴定模式呼吸机进行治疗。

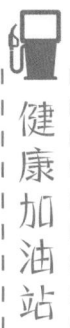

健康加油站

慢性肾病患者如何睡个好觉？首先，激素类药物不能随便停，尽量早上服用，减少对夜间睡眠的影响。其次，保持良好的心态。情绪变化对病情有很大的影响，慢性肾病患者一定要学会自我管理情绪，保持乐观积极的心态，这对改善睡眠质量有很大的帮助。最后，慢性肾病患者使用催眠药，需要在临床医师的指导下，根据具体情况规范合理地应用。

（王　颖　王　赞）

72. 如何改善
胃食管反流病患者的睡眠

胃食管反流病是胃内容物从胃内反流到食管，引起反酸、胃烧灼感、胸骨后疼痛等症状的一种疾病。胃食管反流病导致的睡眠障碍最常见的是睡眠呼吸暂停，二者均好发于肥胖的老年男性。呼吸道和食管在人类发育过程中有共同的起源，因此一个器官的功能失调常常导致另一个器官的功能失调。胃食管反流病的酸刺激会引起咽喉和支气管痉挛，使气道阻力增加，加重睡眠呼吸暂停的症状，表现为打鼾、憋气、易醒、晨起口干、白天思睡等。

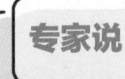

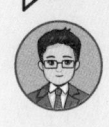

对于同时存在睡眠呼吸暂停和胃食管反流病的患者，单独应用持续气道正压通气治疗或联合抗酸药治疗，均能同时缓解两种疾病的相关症状，减轻病情。一般联合治疗效果优于单一治疗。如果仅仅单独使用镇静催眠药（如地西泮、阿普唑仑）可能会加重胃食管反流症状，所以临床不推荐服用。

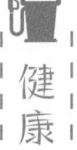

健康加油站

胃食管反流病患者应改变生活方式，包括抬高床头 15~20cm，可利用重力作用加强睡眠时酸的清除能力，减少反流，戒烟戒酒，限制食用脂肪、巧克力、茶、咖啡等，避免睡前 2 小时饱食，也能够减少夜间反流。

（王 颖 王 赞）

73. 为什么**糖尿病患者**
会出现睡眠障碍

糖尿病患者睡眠障碍的患病率高达 50%~60%。糖尿病患者容易发生失眠障碍的原因可能为：第一，糖尿病患者有多饮、多尿、多食的特征，容易起夜上厕所，或半夜低血糖，导致睡眠中断；第二，糖尿病合并自主神经病变，会出现四肢麻木疼痛，影响睡眠质量；第三，糖尿病患者容易出现焦虑、抑郁情绪，引发失眠障碍。此外，糖尿病患者若体重过大，可能会有睡眠呼吸暂停；若合并周围神经病变，可能发生不宁腿综合征，表现为强烈迫切地想活动肢体的冲动，安静状态下或夜间睡眠时出现或加重，敲打肢体或下地行走可缓解。糖尿病合并睡眠呼吸暂停、不宁腿综合征等，会引起睡眠效率进一步下降、深睡眠减少、夜间睡眠片段化等，从而导致睡眠质量下降，影响日间的社会功能。

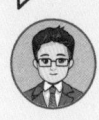

专家说

糖尿病患者容易出现失眠障碍，而长期失眠障碍不但会增加糖尿病的患病风险，也会影响血糖的控制。糖尿病和失眠障碍二者互相影响，易形成恶性循环。糖尿病合并失眠障碍的患者需要应用降糖药、胰岛素治疗，使血糖水平得到良好的控制。除了失眠障碍的常规治疗外，对于糖尿病合并睡眠呼吸暂停，可给予持续气道正压通气治疗，对于符合手术指征者可给予手术治疗。持续气道正压通气治疗不仅可帮助改善夜间血糖水平，长期使用还能降低糖化血红蛋白水平，提高内源性胰岛素的敏感性。糖尿病合并不宁腿综合征及睡眠中周期性肢体运动患者，可使用普拉克索、加巴喷丁、普瑞巴林等药物治疗，铁代谢异常者可进行补铁治疗。

健康加油站

糖尿病患者缓解失眠小妙招：

（1）合理作息，不熬夜，早睡早起，午休不宜过长，30 分钟左右为宜。

（2）睡前不要喝咖啡、浓茶等提神醒脑的饮品，可以用温水泡脚，有助于改善睡眠。

（3）合理用药，将血糖控制在平稳的范围内，预防并发症的发生。

（4）不要有心理压力，保持心情舒畅，培养兴趣，愉快地生活和工作。

（王　颖　王　赞）

74. 为什么**甲状腺功能亢进**会引起失眠

甲状腺功能亢进症，简称"甲亢"，由机体内甲状腺激素产生过多所致，多见于 20~40 岁的女性，临床表现为心率加快、肠蠕动增加、多汗、消瘦、血糖增高、焦虑、易怒。甲亢相关失眠障碍表现为入睡困难，夜间易醒。甲亢患者甲状腺素分泌过多，会刺激儿茶酚胺受体，表现为交感神经兴奋和代谢亢进，脑细胞代谢加快，导致脑细胞相对缺氧与营养障碍，从而出现失眠障碍的症状。甲亢患者易合并焦虑、抑郁情绪，也会加重失眠障碍的程度。此外，垂体分泌的促甲状腺激素会促进甲状腺素的合成和释放。促甲状腺激素的分泌具有昼夜节律性，失眠障碍患者睡眠 - 觉醒周期紊乱，促甲状腺激素和甲状腺素的合成和分泌紊乱，也会对甲状腺功能产生不利影响。

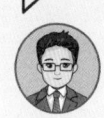

甲亢的治疗主要包括使用抗甲状腺药、放射性核素疗法和手术治疗。失眠障碍的治疗可给予非苯二氮䓬类受体激动剂（如右佐匹克隆、唑吡坦）、褪黑素受体激动剂及抗焦虑抑郁药。但是具体药物的选择和应用，需要在临床医生的指导下进行。

甲状腺位于颈前部，是人体最大的内分泌腺，可产生甲状腺激素。甲状腺激素控制着身体利用和存储能量，过多时，即可发生甲亢，进而引起一系列临床症状，包括：焦虑、易激惹；失眠障碍；颤抖；大量出汗，难以忍受炎热天气；心跳快速或不均匀；即使正常饮食亦有体重减轻；频繁排便；疲倦乏力，尤其是上臂和大腿乏力，这可导致患者难以提举重物或爬楼梯。老年患者可能很少出现典型甲亢表现。与年轻患者相比，老年患者更易出现体重减轻、呼吸急促和心房颤动等症状。

（王　颖　王　赞）

75. 为什么**甲状腺功能减退症**患者会出现睡眠呼吸暂停与睡眠增多

甲状腺功能减退症，简称"甲减"，由机体内甲状腺激素合成减少所致，表现为乏力、疲劳、反应迟钝、记忆力下降、水肿和体重增加。甲减和各种类型的睡眠障碍密切相关，其中最常见的是睡眠呼吸暂停，常表现为打鼾，反复呼吸暂停，夜间频繁觉醒，白天思睡、睡

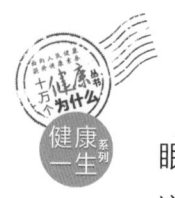

眠增多等。甲减相关睡眠呼吸暂停的病因包括由组织水肿所致上呼吸道通气驱动力降低和气道狭窄。

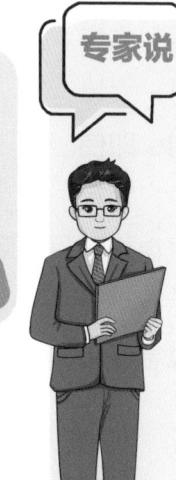

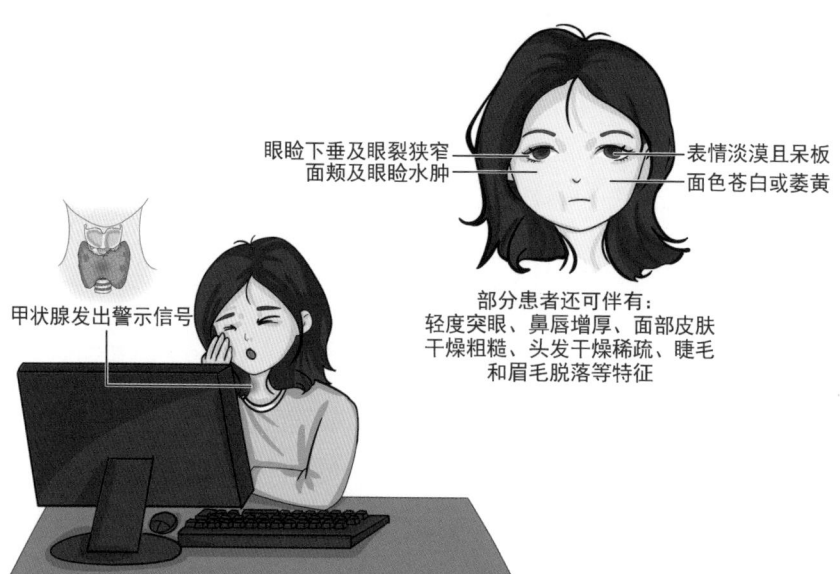

专家说

甲减患者容易合并睡眠呼吸暂停，因此睡眠呼吸暂停患者应行甲状腺功能和多导睡眠监测检查，根据两者的严重程度制订治疗方案。甲减相关睡眠障碍的治疗，首先是甲状腺激素替代治疗，随着甲状腺功能的恢复，部分睡眠障碍可能好转。若长期甲减导致上呼吸道结构发生变化，单纯药物治疗使甲状腺功能恢复正常后，睡眠呼吸暂停仍无法得到缓解，应联合持续气道正压通气治疗。如果睡眠监测显示中、重度睡眠呼吸暂停，建议进行联合治疗。

甲状腺发出警示信号

眼睑下垂及眼裂狭窄
面颊及眼睑水肿

表情淡漠且呆板
面色苍白或萎黄

部分患者还可伴有：
轻度突眼、鼻唇增厚、面部皮肤
干燥粗糙、头发干燥稀疏、睫毛
和眉毛脱落等特征

（王　颖　王　赞）

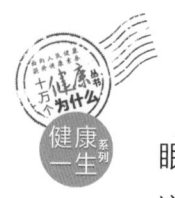

关键词

甲状腺功能减退症　睡眠呼吸暂停　思睡

76. **抑郁症患者**的 **睡眠紊乱**有什么特别之处

关键词

抑郁症　早醒

　　睡眠紊乱常常是抑郁症患者的症状之一，也是具有诊断意义的表现之一。患者常常述说自己的症状有入睡困难，躺下后不容易睡着，常反复思虑，脑子里想着与抑郁心境相关的不开心的事；也有频繁的夜间觉醒，睡眠中间容易醒来，睡得比较表浅；还有一部分患者表现为早醒，严重的抑郁症患者常常有早醒的症状，醒了以后天还未亮，面对黑漆漆的窗外，可勾起伤感的情绪，"独自垂泪到天明"，甚至有可能选择在这个时间段采取消极手段轻生，这需要引起家属的特别关注。当然还有部分抑郁症患者出现睡眠过多，但无论以上何种睡眠问题，都会严重影响患者的社会功能，需要特别关注。

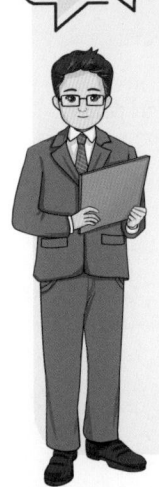

　　抑郁症是一种以心情低落为主要表现的心境障碍，抑郁症患者的失眠也有其自身特点，比如患者的主观失眠障碍更严重，失眠继发的负性情绪更加明显，这可能与抑郁症所导致的认知功能下降有关。所以，解决抑郁症患者的睡眠问题，基本原则是积极治疗抑郁症，同时使用催眠药改善失眠症状。通常情况下，当抑郁症状得到有效缓解时，睡眠障碍也会逐步得到有效的缓解。出现抑郁症状时，应积极寻求专业医生的帮助，在医生指导下尽早开始抗抑郁的规范治疗。在

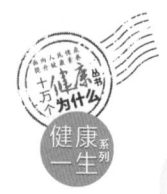

使用抗抑郁药的同时使用催眠药，能够比较快地改善患者的主观感受，提高治疗依从性。

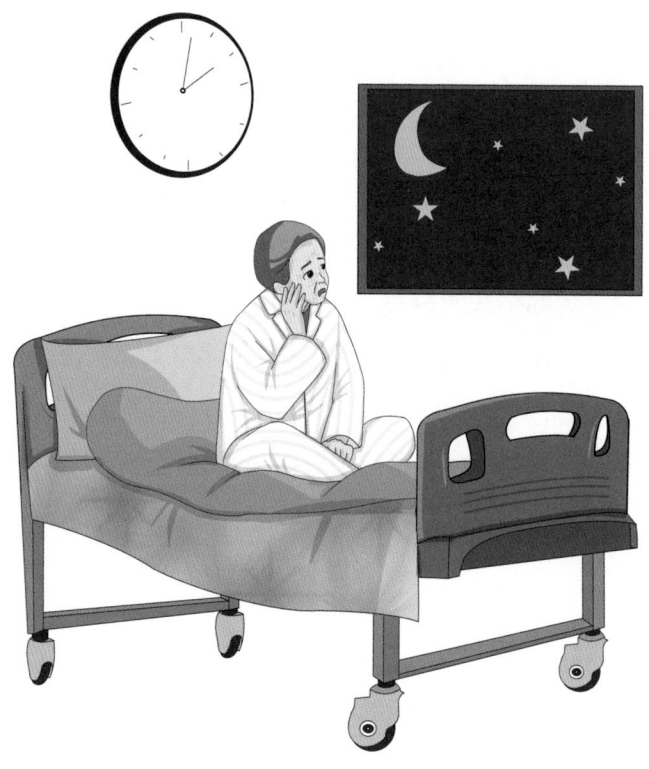

（贾福军　刘向欣）

77. 既有抑郁又有失眠，
该如何治疗

失眠有很多表现，常见的有入睡困难、浅睡、早醒等，而这些在抑郁症患者中都有可能出现。失眠加重了抑郁症患者痛苦的情绪，而抑郁症状缓解以后，失眠也可能随之改善。抑郁症的严重后果是自杀观念和自杀行为，而失眠会增加出现自杀观念或行为的风险。失眠与抑郁交互作用，形成了互为因果的恶性循环。改进其中一个方面，就可能打破闭环，同时减少失眠和抑郁的发生概率。正是由于抑郁和失眠相互依存，所以在治疗的时候需要综合考虑，将失眠和抑郁一起进行治疗。如果是单纯失眠，只需针对失眠进行治疗；而抑郁症患者的失眠仅仅是抑郁症的临床表现之一，本质上还是抑郁，此时需要在治疗抑郁症的基础上，积极对失眠症状进行干预。

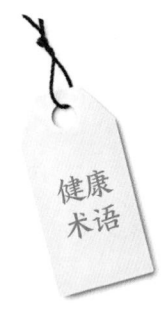

抑郁症　失眠

健康术语

正念冥想

正念冥想是一种心理训练，让人放慢思绪的速度，使消极情绪消失，身心都平静下来。将冥想和正念练习相结合，可以定义为一种精神状态，包括完全专注于"现在"，可以不加判断地承认和接受自己的想法、感受和感觉。

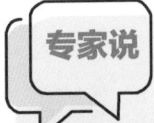

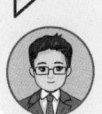

综合干预方法包括：保持规律，即什么时候上床、起床要有规律，形成固定的上床、起床时间；饮食方面避免饮用兴奋性的饮料，戒除酒、烟、咖啡等；不

要在床上看手机、看电视。此外，听一些轻松的音乐、正念冥想都有利于入睡。避免陷入"到底是失眠导致抑郁，还是抑郁导致失眠"的思考中不能自拔。积极求助专业医生，尽早开始抗抑郁治疗。

（贾福军　刘向欣）

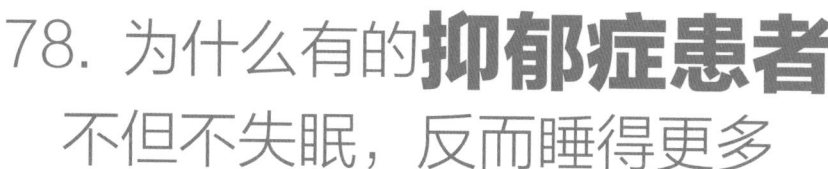

78. 为什么有的**抑郁症患者**不但不失眠，反而睡得更多

　　抑郁症患者除了心情低落、兴趣丧失之外，还有相当比例会有精神萎靡不振、生活懒散、活动减少等表现。在抑郁情绪的影响下，他们或因为对未来丧失信心和方向，产生逃避现实的心理，或因回避社交，主动性下降而整日卧床，甚至睡眠过多。其实多数情况下即使睡着了，但大脑依然没有得到高效的休息，没有进入深睡眠，通常昏昏沉沉 10 多个小时，起来还是感觉很累。还有另外一种情况，服用一些抗抑郁的药物也可能引起思睡，这种情况多出现于治疗早期，或者用药剂量增大时。

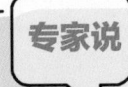

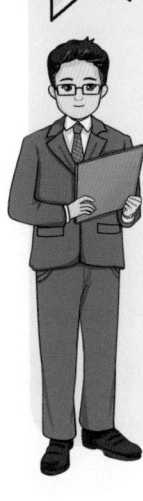

专家说 再次强调，无论睡眠时长如何变化，对于抑郁症患者来说，尽早就医，在专业指导下进行抗抑郁治疗，是解决睡眠问题的有效方法。同时，在治疗期间更应该规律作息，养成良好的生活习惯，日间若有条件应尽量晒晒太阳，多运动。有研究证实，光照和运动都可以调节与抑郁相关的激素等内分泌物质，修复被扰乱的生物节律，有利于情绪恢复。避免不当使用镇静药，戒酒，戒烟，避免过度食用富含咖啡因的食物和饮料。

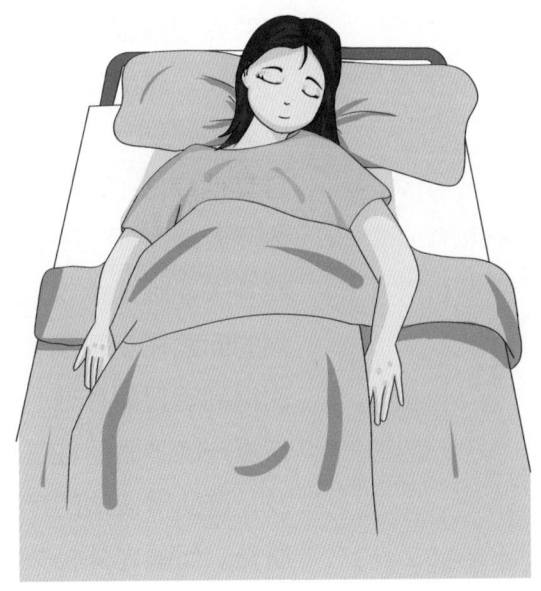

（贾福军 刘向欣）

79. 睡眠剥夺
能不能缓解抑郁

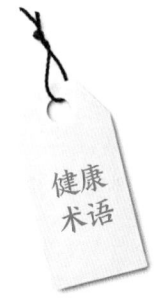

健康术语

睡眠剥夺

睡眠剥夺的概念最早来源于对持续工作状态引起的睡眠缺失的描述，后来逐渐形成了一个独立的概念。睡眠剥夺指的是由环境或自身生理、心理原因导致的正常睡眠部分或全部丧失的过程和状态。睡眠剥夺包括完全睡眠剥夺（如连续保持24~36个小时不睡）、部分睡眠剥夺［可分上半夜睡眠剥夺（如凌晨1:30至早上7:00允许睡眠）和下半夜睡眠剥夺（如晚上8:00至凌晨1:30之间允许睡眠）］及选择性睡眠剥夺（如快速眼动睡眠剥夺）。

睡眠剥夺是一种非药物抗抑郁治疗策略，在部分研究中已被发现对抑郁症患者有治疗效果，尤其是睡眠剥夺疗法常可在24小时内获得显著疗效。国外研究发现，患者对完全睡眠剥夺的总体反应率为50.4%，对部分睡眠剥夺的总体反应率为53.1%，对完全睡眠剥夺联合其他疗法（如药物治疗等）的总体反应率为37.8%。目前，睡眠剥夺并未在临床中得到广泛推广，最大的问题在于睡眠剥夺虽然可以快速得到明显的疗效，但多数患者在恢复一晚睡眠后往往出现症状的复发，这使得该法的疗效维持性受到质疑。而国内外相关的研究所提供的循证医学证据仍显不足。

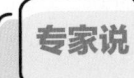

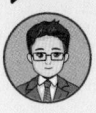

目前有明确的循证医学证据支持的治疗抑郁症的方法包括：药物治疗、心理治疗（支持性心理治疗、认知行为治疗、精神动力学治疗、人际心理治疗、婚姻家庭治疗等）、物理治疗（电抽搐治疗、重复经颅磁刺激治疗、迷走神经刺激等），总之，大家在专业医生的指导下进行规范合理的抗抑郁治疗，才是科学的选择。

（贾福军　刘向欣）

80. **日光照射**
为什么能治疗抑郁症

　　虽然截至目前有关抑郁症的病因和发病机制还不十分清楚，但并不妨碍对抑郁症进行有效治疗。抑郁症的治疗方法很多，其中光照疗法是一种有效的治疗方法。科学研究发现抑郁症的发病可能与褪黑素的分泌密切相关，褪黑素是由松果体分泌的，与日照高度相关。日照较少可引发人体内褪黑素的大量沉积，褪黑素可抑制下丘脑-垂体-性腺轴，使促性腺激素释放激素、促性腺激素、黄体生成素以及卵泡刺激素的含量均减低，并可直接作用于性腺，降低雄激素、雌激素及孕激素的含量，进而抑制分管人体细胞活性和兴奋中枢的激素，导致心情压抑，进而可能发展成抑郁症。科学家们发现，在人的下丘脑内有

关键词

抑郁症　光照疗法

一个神经核团叫"视交叉上核"，这个核团负责人类昼夜节律的调控，也被称为人体的"生物钟"。研究发现，由下丘脑视上核和室旁核分泌的加压素释放环节出现障碍，就可能产生各种精神症状，而光照能促进加压素的释放。据此形成的假说理论是：光照后视交叉上核分泌的加压素增加了，进而抑制了下丘脑促肾上腺皮质激素释放激素的活性，以致外周血中皮质醇水平降低，从而使患者的情绪得到改善。

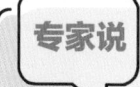

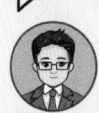

通常情况下，光照疗法需要每天持续照射 30 分钟到 1 小时，疗程一般为数周到数月不等。光照疗法的优点在于，相较于药物治疗无明显副作用，并且对于季节性情感障碍等疾病也有较好的疗效。但需要注意的是，光照疗法也有一些禁忌证，比如白内障、角膜疾病等。因此，在选择该治疗方法时，需要根据自身情况和医生的建议作出选择。

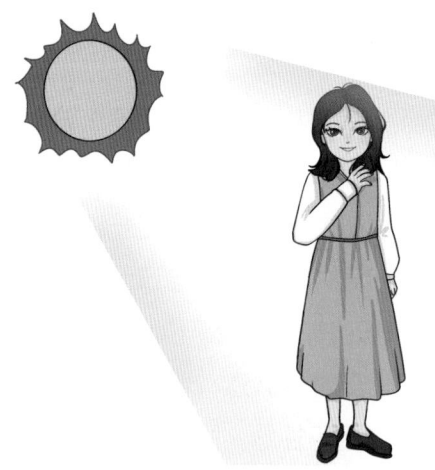

（贾福军　刘向欣）

81. 睡眠时相前移疗法
治疗抑郁症是怎么回事

抑郁症的病因和发病机制复杂，目前尚不能完全阐释，可能是生物因素、心理因素及社会环境因素等共同作用的结果。人们在总结抑郁症外在表现特征的同时，一直没有停止探索其机制和治疗方法的脚步。研究发现，睡眠剥夺结合睡眠时相前移可大大减少睡眠剥夺后抑郁症的复发率。睡眠时相前移疗法是安排接受睡眠剥夺的患者在完成治疗当天从下午 5 点开始睡眠直至晚间 12 点。在此后日子里，安排入睡时间每天推迟 1 小时，照此规律进行下去，一直达到患者可以从晚上 11 点睡到早上 6 点，通常持续 1 周。有研究显示，睡眠剥夺结合 3 天的睡眠时相前移能有效地防止复发。但大多数研究者认为，单纯睡眠剥夺治疗抑郁症效果短暂而且难以预测，特别是对急性抑郁症患者来说，因此不主张单独使用睡眠剥夺治疗抑郁症。

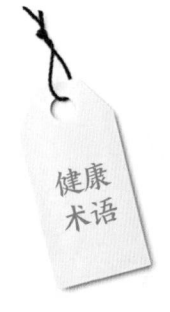

关键词

健康术语

睡眠时相前移疗法
睡眠时相前移疗法指睡眠剥夺完成的当天从下午 5 点开始睡眠，睡到晚上 12 点。以后入睡时间每天推迟 1 小时，1 周后达到从晚上 11 点睡到早上 6 点。

抑郁症　睡眠时相前移疗法

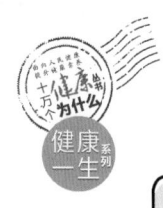

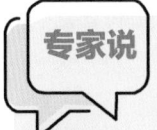

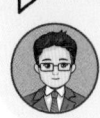

关键词

抗精神病药　镇静催眠药

专家说

由于人的快速眼动睡眠多分布于后半夜，实施睡眠时相前移实际上就相当于对抑郁症患者快速眼动睡眠的剥夺，从而起到抗抑郁的作用。

（贾福军　刘向欣）

82. 精神疾病患者的 "镇静" 治疗与 "安眠" 治疗有什么不同

老百姓口中的"镇静"治疗，主要是指使用抗精神病药进行治疗，而"安眠"治疗主要是指使用镇静催眠药进行治疗。两者的主要区别为：首先，治疗范围不同。抗精神病药主要用于治疗精神分裂症、躁狂发作和其他具有精神病性症状的精神障碍，受到此类药物作用通路影响，产生组胺受体阻断作用，患者服用后可能出现过度镇静的表现；而镇静催眠药主要用于抗焦虑和治疗各种睡眠障碍，通常可以起到镇静催眠以及抗惊厥的药理作用。其次，治疗目的不同。抗精神病药主要用于消除幻觉、妄想等精神病性症状及稳定情绪，而镇静催眠药的治疗目的主要是帮助患者尽快入眠，改善睡眠质量，延长睡眠时间，以及缓解焦虑症状，主要针对有严重睡眠障碍的失眠患者和焦虑患者。

专家说

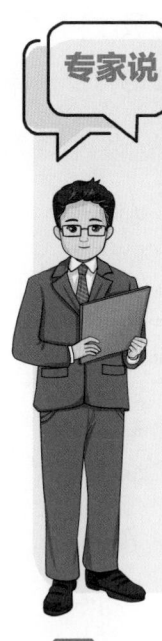

健康加油站

目前抗精神病药主要是指第一代抗精神病药（氯丙嗪、氟哌啶醇等）和第二代抗精神病药（利培酮、奥氮平、氯氮平、阿立哌唑等）。镇静催眠药主要包括苯二氮䓬类药物（劳拉西泮、氯硝西泮等）、非苯二氮䓬类药物（唑吡坦、佐匹克隆等）、褪黑素受体激动剂（雷美替胺、阿戈美拉汀等）以及抗组胺药（苯海拉明、多塞平等）。值得注意的是，以上药物均需要在医师指导下服用，不能随意增减药物剂量或随意停药，否则容易导致病情反复波动。

（1）单一用药原则：以单一药物治疗为主，包括各种精神障碍的急性发作、复发和病情恶化的治疗。如疗效不满意且无严重不良反应，则在治疗剂量范围内适当增加剂量。已达治疗剂量而仍无效者，可考虑换用另一类化学结构的抗精神病药。

（2）足量足疗程原则：当一种药物无效，需要更换另一种药物时，首先应注意该药是否用足量，维持时间是否够长，即所谓治疗中的时间窗问题。盲目换药有害无益，若需换药应换为不同结构的药物，相同结构药物之间的换用常常不能奏效。

（3）小剂量起始原则：抗精神病药的使用一般应从小剂量开始，若无不良反应，可在短时间内（一般一周左右）逐步增加至有效剂量。

（4）**个体化原则：** 由于不同个体对药物的吸收和代谢情况不尽相同，对药物的敏感性和耐受性也有差别，因此有效剂量因人而异。

（贾福军　刘向欣）

83. 为什么
老年精神障碍患者
常常白天晚上睡眠颠倒

　　老年人白天睡觉、晚上睡不着通常属于睡眠颠倒现象，一般是正常的生理反应，但也要警惕精神障碍，如认知障碍、睡眠呼吸暂停综合征等。认知障碍患者晚间爱吵闹的原因一般精神行为异常等。一些认知障碍患者可能有精神和行为异常，这些患者在夜间可能会出现更严重的症状，主要与大脑功能障碍相关。睡眠呼吸暂停综合征引起的老年人白天睡觉、晚上睡不着的现象，属于病理现象，以打鼾、日间睡眠、记忆力下降、疲乏为主要症状。该疾病会使老年人在睡眠状态下反复出现呼吸中断、低通气现象，老年人容易惊醒，进而影响夜间睡眠质量。

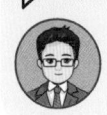

　　昼夜睡眠颠倒的处理方法主要有：

　　（1）**调整生活方式：** 老年人可以通过睡眠干预、适量运动调整睡眠结构。老年人白天应定时起床，不可长时间睡眠；午睡时间尽量不超过 30 分钟，白天睡眠时间缩短后，晚上老年人就会更容易睡觉。晚上睡前，老年人可以根据自己身体情况用热水泡脚或喝一杯热牛奶，提高睡眠质量；也可以适量运动，通过散步、体操等方式舒展筋骨，增加机体疲劳感，老年人感到劳累后晚上就容易睡眠。

（2）**药物治疗：**患有睡眠呼吸暂停综合征的老年人应针对疾病病因选择适当的治疗措施，如鼻腔堵塞引起的疾病，可以采用鼻喷激素或鼻腔手术进行治疗；还可以在医生指导下使用催眠药，如酒石酸唑吡坦片、右佐匹克隆片等，但不可长期使用。如果怀疑是老年痴呆等精神异常表现，要及时就医。

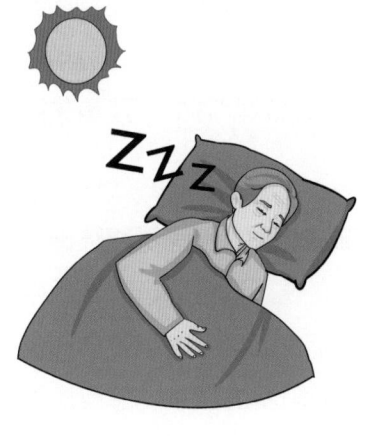
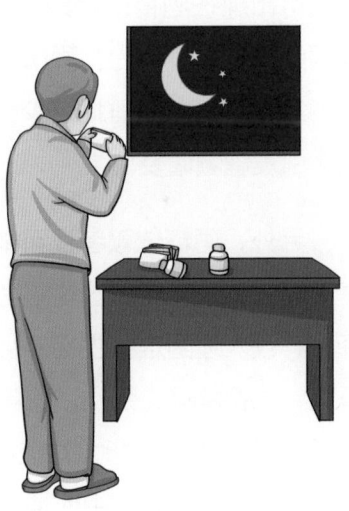

（贾福军　刘向欣）

84. 酒精依赖患者
的睡眠有什么特征

酒精依赖是指长期大量饮酒产生的对酒的强烈渴望和嗜好，进而产生了对酒精的心理及生理依赖性，以致饮酒不能自制，一旦停止饮酒则产生精神和躯体各种症状的现象，表现为：对酒的渴求和经常需要饮酒的强迫性体验，且可连续性或间断性发作；停止饮酒则出现躯体不适、坐立不安或者出现肢体震颤、恶心、呕吐、出汗等戒断症状；恢复饮酒这类症状会迅速消失，从而得到内心的满足。严重者可能出现其他精神神经障碍，如谵妄、攻击性行为、被害妄想等。睡眠问题可出现在酒精依赖期，酒精戒断急性期、戒酒后早期及延迟期。睡眠问题主要表现为：酒精依赖严重程度与睡眠异常相关；酒精依赖患者年龄越大，深睡眠越少；病程越长，睡眠效率越低；严重失眠可能会引发震颤谵妄。

另外，酒精依赖者还可能出现昼夜节律相关睡眠 - 觉醒障碍及阻塞性睡眠呼吸暂停，这是因为酒精依赖患者褪黑素分泌延迟或水平下降，导致入睡困难，生物节律紊乱——酒精依赖导致的昼夜节律相关睡眠 - 觉醒障碍。另外，酒精使个体对气道阻塞的正常觉醒反应能力降低，损害呼吸功能，对上呼吸道肌肉产生松弛作用——出现打鼾、睡眠紊乱呼吸和睡眠中断情况或加剧。

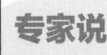

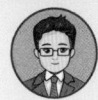

酒精对睡眠尤其是深睡眠有抑制作用。对于酒精依赖患者出现的睡眠问题，首先是治疗酒精依赖，专业方法包括戒酒、睡眠教育、失眠认知行为治疗以及药物治疗，药物需在医生指导下使用，主要用于戒断症状的处理，同时要积极治疗原发疾病和合并症，还要注意加强营养，补充人体所必需的蛋白质、维生素、矿物质、脂肪酸等。

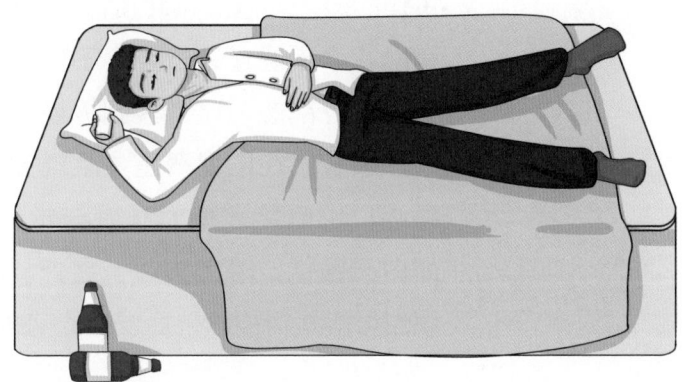

（贾福军　刘向欣）

85. 如何处理
精神分裂症患者的失眠

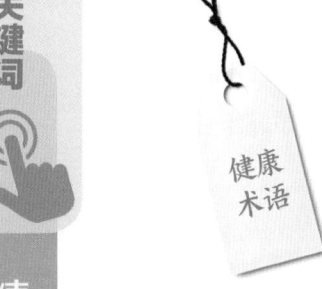

健康术语

精神分裂症
　　精神分裂症是一组病因未明的精神疾病。多在青壮年发病，起病往往较为缓慢。临床上多表现为思维、情感、行为等多方面的障碍，以及精神活动的不协调。

　　失眠是精神分裂症常见的临床症状之一，两者关系密切。在精神分裂症急性期，由于患者思维紊乱，失去自我控制能力，患者头脑中会不时浮现出一些古怪的想法，以致辗转反侧，难以入眠。有时在半夜醒过来，也会不由自主地又开始胡思乱想，直到累到极点才重新入睡。患者往往出现严重失眠或完全丧失睡眠，也可能表现为睡眠与觉醒颠倒，即白天睡觉，晚上失眠。另外，严重失眠也可能是精神分裂症发生的前兆。

专家说

　　治疗精神分裂症患者的失眠问题，主要以治疗原发精神疾病为原则。

　　（1）明确诊断是治疗的前提： 正确的治疗有赖于正确的诊断，对于精神分裂症而言，反复求证的诊断性评估须贯穿于治疗的全过程。一般包括：①初发就诊时进行综合判断；②在此后的治疗过程中，通过观察和再评估反复验证诊断的正确性或修正原来的诊断；

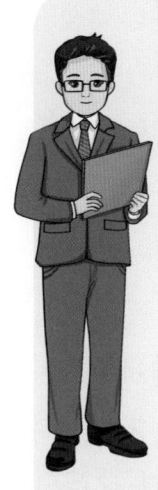

③纵向跟踪随访，在整个治疗过程中要定期评估疾病的严重程度、药物疗效和不良反应，必要时调整治疗方案。

（2）强调早期干预：①早期识别疾病征兆，提高识别能力；②缩短未治期，一旦发现可疑病例应及时救治，以使患者尽快得到治疗；③采用正确的早期干预手段。

（3）及时制订治疗方案并实施：一旦诊断明确，即应制订相应的治疗计划（包括短期和长期计划）并实施。

（4）个体化治疗：每一位患者都是独一无二的个体，在药物种类及剂量的选择上应该采取个体化原则。每一患者治疗计划的拟订，需多方面考虑，并根据患者治疗的反应随时调整。

（5）长期治疗：精神分裂症复发率高，因此经治疗控制症状后，还需继续长期的、规范的巩固和维持治疗，以预防疾病的复发。

（6）综合治疗：精神疾病的发生和发展与具体的生物、心理、社会因素密切相关，近年来，不仅强调针对精神分裂症核心症状的治疗，同时要考虑认知功能和社会功能的恢复。因此，最佳药物治疗、心理行为治疗和社会功能康复治疗是缺一不可的。

（贾福军　刘向欣）

86. 使用**抗精神病药**，
白天犯困怎么办

关键词

抗精神病药 镇静 副作用

　　思睡（即犯困）是抗精神病药常见的副作用之一。对于急性精神病、躁狂、激越及失眠患者而言，这一副作用可能有益，但对于无法耐受及病情稳定的患者则有害。严重思睡可导致意外事故、失业、学业中断及人际问题，同时也是引起双相障碍、重性抑郁症及广泛性焦虑症急性期治疗过早停药的最常见原因之一。正确认识抗精神病药带来的思睡，并对此进行有效管理可减少过早停药，提高治疗依从性，改善患者的生活质量。

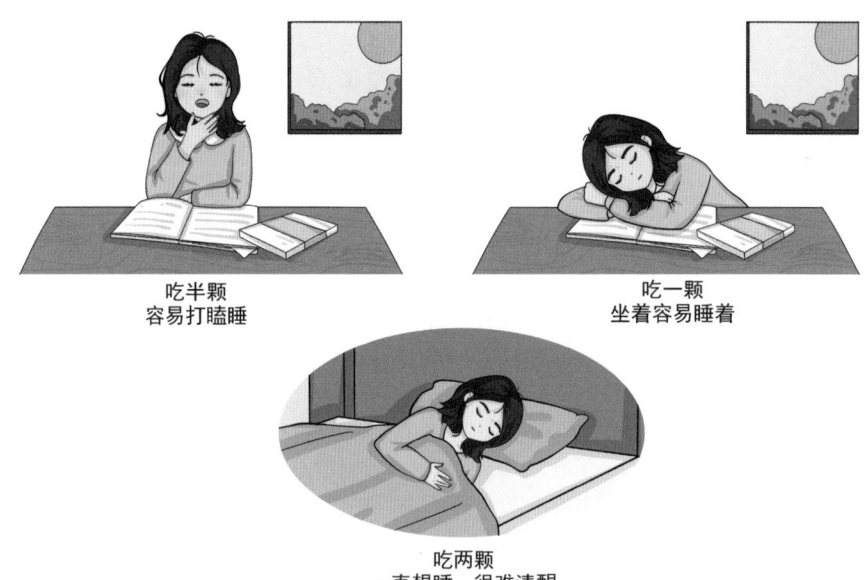

吃半颗
容易打瞌睡

吃一颗
坐着容易睡着

吃两颗
一直想睡，很难清醒

目前认为针对抗精神病药相关思睡的治疗方法包括：睡眠卫生教育，使患者和家属对于日间思睡有科学的认识；选择药物治疗时，首选引起思睡风险较低的抗精神病药；用药原则遵循以低剂量起始治疗并缓慢加量；必要时调整剂量和服药时间，减少可能引发思睡的药物剂量并避开白天服药。

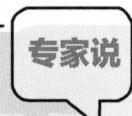
专家说

相关研究对于抗精神病药引起的思睡进行分级如下：

（1）高度思睡：氯氮平。

（2）中度思睡：奥氮平、奋乃静、喹硫平 IR/XR、利培酮、齐拉西酮。

（3）轻度思睡：阿立哌唑、阿塞那平、氟哌啶醇、鲁拉西酮、帕利哌酮、卡利拉嗪。

（4）布南色林、依匹哌唑、氯丙嗪、伊潘立酮、舍吲哚及佐替平引发思睡的风险需进一步研究评估。

以上分类可供参考。

（贾福军　刘向欣）

87. 双相障碍躁狂发作患者睡得少是否属于"失眠"

　　睡眠问题也是双相障碍突出的表现之一，睡眠障碍的严重程度与双相障碍的严重程度相关，主要表现如下：①双相障碍前驱期：患者在双相障碍躁狂发作时失眠症状比抑郁发作更常见，很多患者由失眠阶段缓慢或者突然进入躁狂发作期。此外，睡眠模式的紊乱往往也会预测躁狂发作的发生。②双相障碍急性期：躁狂发作的急性期，主要表现是睡眠需求的减少和总睡眠时间的缩短。③双相障碍缓解期：同样存在生物节律的紊乱。所以，对于双相障碍躁狂发作患者睡眠状态的描述，更加贴切的说法是睡眠需要减少，即患者精力旺盛，不再需要正常时长的睡眠，仍然可以保持旺盛的精神状态。

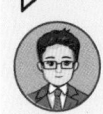

　　解决双相障碍躁狂发作患者的睡眠问题，仍然要从双相障碍的治疗入手。

　　（1）对躁狂要早期识别、早期治疗，足量、足疗程、全病程治疗。

　　（2）采取综合性的治疗方式，包括药物治疗、物理治疗和心理社会干预治疗。

（3）树立长期治疗的观念，躁狂症容易复发，强调患者依从性，长期治疗。

（4）需要家属和周围人的支持、配合，督促患者服药，定期复诊。

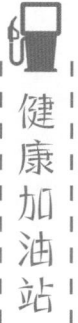

药物治疗以心境稳定剂为主，可以联合抗精神病药、苯二氮䓬类药物。常用的心境稳定剂主要包括碳酸锂、丙戊酸钠、拉莫三嗪、苯妥英钠等。抗精神病药以非典型的抗精神病药为主，包括奥氮平、喹硫平、阿立哌唑等。镇静催眠药以苯二氮䓬类药物为主，如阿普唑仑、氯硝西泮等。患者一定要在医生的指导下使用药物，切勿自行使用。

（贾福军　刘向欣）

88. 为什么创伤后应激障碍患者常做噩梦

创伤后应激障碍是受到异乎寻常的威胁性、灾难性心理创伤事件，导致延迟出现和长期持续的精神障碍。这类事件通常包括但不限于家庭暴力、被强暴、被绑架、地震等。在创伤事件发生后，患者

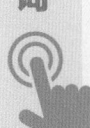

会频繁出现内容非常清晰的、与创伤性事件明确关联的梦境（梦魇），在梦境中，患者会反复看到与创伤性事件密切相关的场景，并同时产生与当时相似的情感体验。创伤事件对当事人的心理造成了巨大的冲击，加上当事人既往的个人经历和成长经验，当事人在面对这些创伤时会采取一定的防御方式，以应对现实生活。而梦境是一个相对安全地释放情绪和感受的地方，做噩梦是其中的一种方式。

专家说

应对创伤后应激障碍可以这样做：

（1）在发生创伤的短时间内，避免接触相关刺激源，以免再次受到刺激。这是至关重要的。

（2）适当和自己最信任的亲人、朋友倾诉，不要憋在心里默默承受。学着适当地表达情绪，获得亲人、朋友的理解，这在一定程度上有利于创伤的治愈。

（3）如果不愿意说出来，那可以尝试写下来，哪怕只有自己能看到，这也是表达情绪的一种比较好的方式。

（4）尽量规律饮食，养成良好的作息习惯，多出门晒太阳、做运动。

（5）日常可以进行冥想练习，听轻音乐，有利于放松紧张的心情，减轻精神紧绷感。

如果一段时间后还是感觉到日常生活被应激事件影响，请立刻寻求专业精神科医生的帮助，进行药物治疗的同时进行心理治疗。

关键词

创伤后应激障碍 噩梦

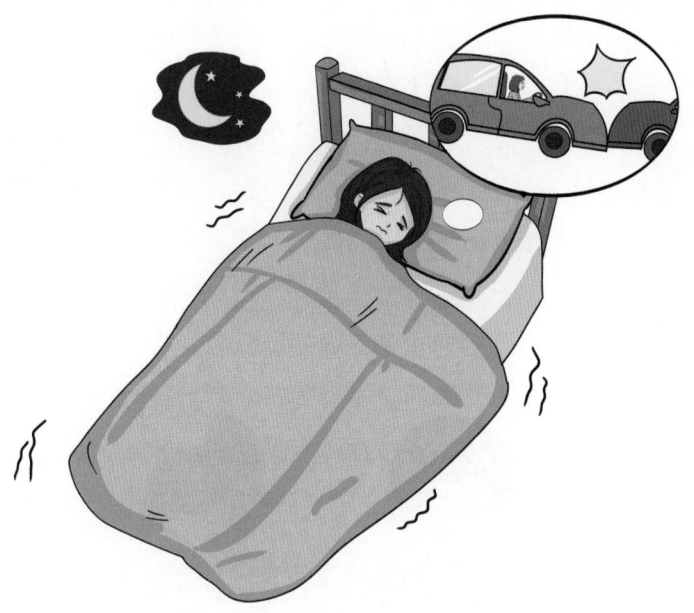

（贾福军　刘向欣）

十万个为什么
健康丛书

人物关系介绍

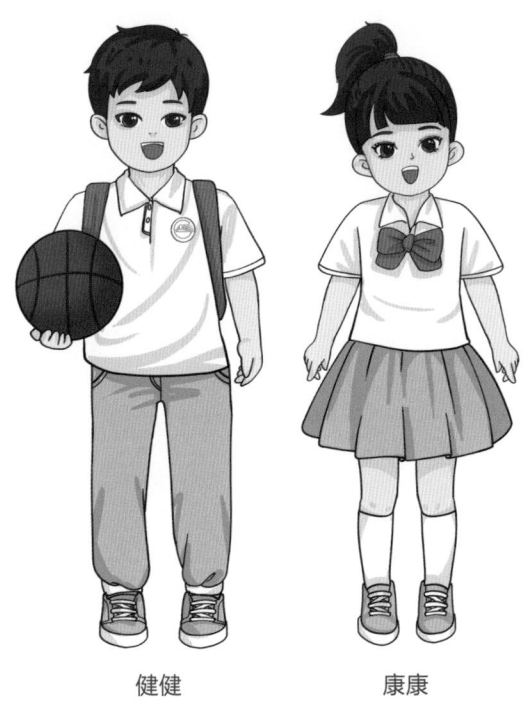

健健　　　　　康康

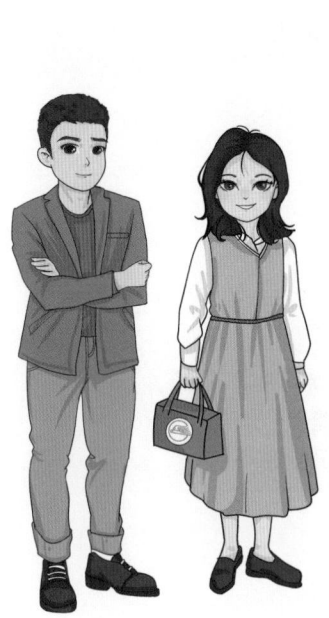

爸爸　　　妈妈

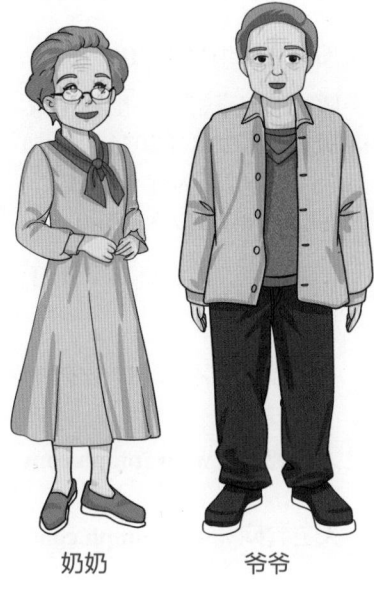

奶奶　　　爷爷

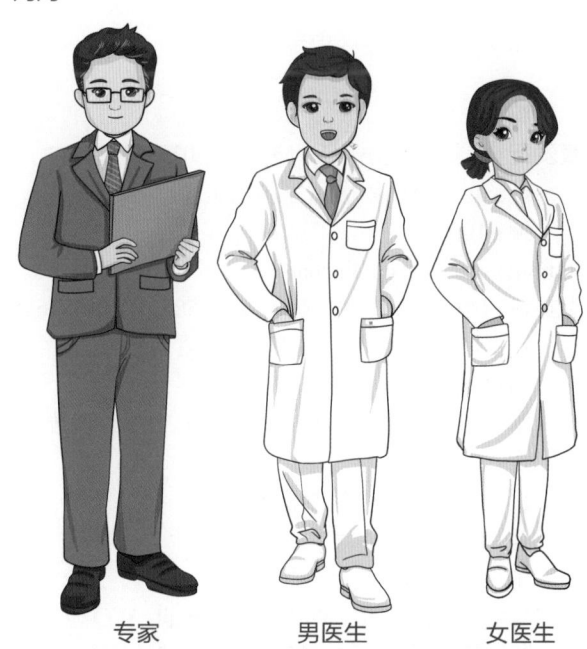

专家　　　男医生　　　女医生

图书在版编目（CIP）数据

睡眠的健康密码 / 陆林主编 . —北京：人民卫生
出版社，2023.8（2024.7重印）
（十万个健康为什么丛书）
ISBN 978-7-117-35086-0

I.①睡… II.①陆… III.①睡眠 – 普及读物 IV.
①R338.63-49

中国国家版本馆 CIP 数据核字（2023）第 138218 号

人卫智网	www.ipmph.com	医学教育、学术、考试、健康，
		购书智慧智能综合服务平台
人卫官网	www.pmph.com	人卫官方资讯发布平台

十万个健康为什么丛书
睡眠的健康密码
Shi Wan Ge Jiankang Weishenme Congshu
Shuimian de Jiankang Mima
经少年儿童出版社授权使用"十万个为什么"标识

主　　编：陆　林
出版发行：人民卫生出版社（中继线 010-59780011）
地　　址：北京市朝阳区潘家园南里 19 号
邮　　编：100021
E - mail：pmph @ pmph.com
购书热线：010-59787592　010-59787584　010-65264830
印　　刷：北京瑞禾彩色印刷有限公司
经　　销：新华书店
开　　本：710×1000　1/16　**印张：**30　**字数：**389 千字
版　　次：2023 年 8 月第 1 版
印　　次：2024 年 7 月第 2 次印刷
标准书号：ISBN 978-7-117-35086-0
定　　价：79.00 元

打击盗版举报电话：010-59787491　E-mail：WQ @ pmph.com
质量问题联系电话：010-59787234　E-mail：zhiliang @ pmph.com
数字融合服务电话：4001118166　E-mail：zengzhi @ pmph.com